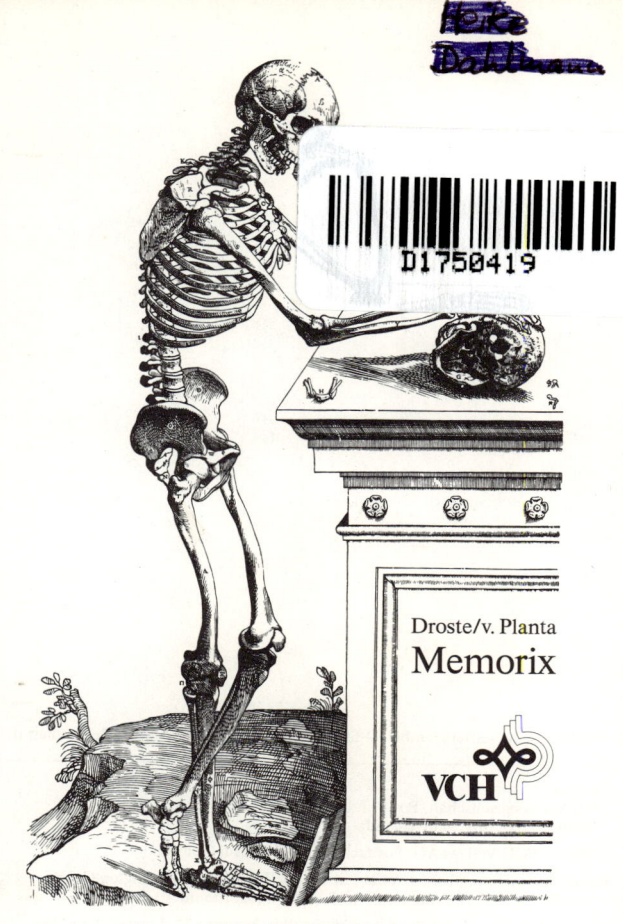

ANDREAS VESALIUS

De humani corporis fabrica Johannes Oporinus, Basel 1543 und 1555

Mit freundlicher Genehmigung der Universitätsbibliothek Basel, Schweiz

© VCH Verlagsgesellschaft mbH, D-6940 Weinheim (Bundesrepublik Deutschland), 1988

Vertrieb
VCH Verlagsgesellschaft, Postfach 1260/1280, D-6940 Weinheim
 (Bundesrepublik Deutschland)

Schweiz: VCH Verlags-AG, Postfach, CH-4020 Basel (Schweiz)

Großbritannien und Irland: VCH Publishers (UK) Ltd., 8 Wellington Court,
 Wellington Street, Cambridge CB 1 1HW (Großbritannien)

USA und Canada: VCH Publishers, Suite 909, 220 East 23rd Street, New York,
 NY 10010-4606 (USA)

ISBN 3-527-15231-8

Memorix

von
Conrad Droste und
Martin von Planta

edition medizin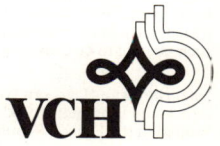

Dr. med. Dr. phil. Conrad Droste
Rehabilitationszentrum
für Herz- und Kreislaufkranke
Südring 15
D-7812 Bad Krozingen

Dr. med. Martin von Planta
Dept. of Medicine
University of Health Sciences
North Chicago, IL 60064
USA

> *In diesem Buch enthaltene Dosierungsangaben wurden mit aller Sorgfalt überprüft. Dennoch übernehmen Autoren und Verlag – auch im Hinblick auf mögliche Druckfehler – keine Gewähr für die Richtigkeit. Dem Leser wird empfohlen, sich vor einer Medikation in jedem Fall über Indikationen, Kontraindikationen und Dosierung anhand des Beipackzettels oder anderer Unterlagen des Herstellers zu unterrichten. Das gilt insbesondere bei selten verwendeten oder neu auf den Markt gekommenen Präparaten.*

Lektorat: Silvia Osteen
Herstellerische Betreuung: Dipl.-Wirt.-Ing. (FH) Myriam Nothacker
Zeichnungen: Jörg Kühn, D-6900 Heidelberg

1. Auflage 1988
1. Nachdruck 1988, der 1. Auflage 1988
2. Nachdruck 1988, der 1. Auflage 1988

CIP-Kurztitelaufnahme der Deutschen Bibliothek:

Droste, Conrad:
Memorix / von Conrad Droste u. Martin von
Planta. – Weinheim : Ed. Medizin, VCH, 1988.
 ISBN 3-527-15231-8
NE: Planta, Martin von:

© VCH Verlagsgesellschaft mbH, D-6940 Weinheim
(Federal Republic of Germany), 1988.
Alle Rechte, insbesondere die der Übersetzung in andere Sprachen, vorbehalten. Kein Teil dieses Buches darf ohne schriftliche Genehmigung des Verlages in irgendeiner Form – durch Fotokopie, Mikroverfilmung oder irgendein anderes Verfahren – reproduziert oder in eine von Maschinen, insbesondere von Datenverarbeitungsmaschinen, verwendbare Sprache übertragen oder übersetzt werden. Die Wiedergabe von Warenbezeichnungen, Handelsnamen oder sonstigen Kennzeichen in diesem Buch berechtigt nicht zu der Annahme, daß diese von jedermann frei benutzt werden dürfen. Vielmehr kann es sich auch dann um eingetragene Warenzeichen oder sonstige gesetzlich geschützte Kennzeichen handeln, wenn sie nicht eigens als solche markiert sind.
All rights reserved (including those of translation into other languages). No part of this book may be reproduced in any form – by photoprint, microfilm, or any other means – nor transmitted or translated into a machine language without written permission from the publishers. Registered names, trademarks, etc. used in this book, even when not specifically marked as such, are not to be considered unprotected by law.

Satz: Hermann Hagedorn GmbH, D-6806 Viernheim
Druck und Bindung: Druckhaus Beltz, D-6944 Hemsbach
Printed in the Federal Republic of Germany

Vorwort

Die meisten Ärzte tragen ein kleines Notizbuch in ihrer Kitteltasche, in dem sie sich wichtige Angaben notiert haben, um bei Bedarf schnell einen Blick darauf werfen zu können.

Wir haben uns viele derartige Bücher angesehen und festgestellt, daß darin überwiegend die gleichen Informationen enthalten sind: gesicherte und verbreitete Tabellen, Schemata und Skizzen, die in den Grundlagen bekannt, aber so komplex sind, daß man sie nicht immer vollständig und exakt im Kopf haben kann.

MEMORIX ist die Idee, systematisch eine solche „Gedächtnisstütze für die Kitteltasche" zusammenzustellen.

Dieses Buch bietet dem Leser wichtige und oft benötigte anatomische und radiologische Skizzen, international gebräuchliche Klassifikationen, Medikamentenübersichten, Behandlungsschemata und Differentialdiagnostiktabellen für den täglichen Bedarf in Klinik und Praxis.

Das Buch, das bewußt nur so groß gehalten wurde, daß es in der Tasche jedes Arztkittels Platz hat, soll am Krankenbett, bei der Erstellung von Arztbriefen sowie beim Bewerten von Befunden, eine rasche Orientierung ermöglichen, als Ideeninitiant, als Check-up, ob nichts vergessen wurde.

Selbstverständlich kann unser Buch persönliche Anmerkungen und Notizen nicht ersetzen, aber es soll eine Hilfe sein, an der entsprechenden Stelle, an der Übersichtsinformation angeboten ist, selbst Gewichtungen, bevorzugte Präparate, hausinterne Normwerte u. a. zu ergänzen. Deshalb auch die Ringbuchform, die es erlaubt, Blätter hinzuzuheften.

Der begrenzte Umfang, die gewählte tabellarische Form und die stichwortartige Aufbereitung der Materie bergen die Gefahr der Unvollständigkeit in sich; dies war den Autoren bewußt.

Uns hat die Idee eines solchen Buches begeistert, und wir hoffen, daß der Leser sich davon etwas anstecken läßt.

Conrad Droste und Martin von Planta

Danksagung

Dieses Buch ist während unserer gemeinsamen klinischen Tätigkeit im Kantonsspital Basel entstanden.
Wir danken unserem Chef, Herrn Professor Dr. W. Stauffacher, Vorsteher des Departements Innere Medizin, für die wohlwollende Unterstützung unserer Arbeit. Die Verwirklichung des MEMORIX wäre nicht möglich gewesen ohne Förderung und großzügige Ausstattung des Buches durch die VCH Verlagsgesellschaft. Wir möchten deshalb allen Beteiligten, der Verlagsleitung, insbesondere Frau Silvia Osteen, die das Konzept MEMORIX von Anfang an mitentwickelt hat, sowie Frau Myriam Nothacker unseren herzlichen Dank aussprechen. Wir danken besonders auch Herrn Jörg Kühn, Heidelberg, für seine hervorragenden graphischen Arbeiten sowie Frau Doris Engel, Biengen, für die oft mühsame sekretarielle Arbeit an den Manuskriptseiten.

Conrad Droste und Martin von Planta

Inhalt

Grundlagen/Varia

Nomogramm zur Bestimmung der Körperoberfläche 1
Techniken intramuskulärer Injektion 2
Infusionsnomogramm (Berechnung der Tropfgeschwindigkeit von
   Infusionen 3
Kathetergrößen (French-Skala/Charrière-Skala)/Nadelgrößen 4
Testcharakteristika (Sensitivität/Spezifität),
   Symbole zu Familienanamese 5
Umrechnung amerikanischer/britischer Maßeinheiten
   in das metrische System 6
SI-Einheiten 7
Chemische Normalwerte 8
Normalwerte der Enzyme 9
Umrechnungsskalen: Eisen/MCH/MCHC/Hb/O_2-Sättigung/Druck 10
Umrechnungsskalen: Glucose/Cholesterin/Triglyzeride/Arbeit/Energie 11
Umrechnungsskalen: Bilirubin/Kalzium/Phosphor 12
Umrechnungsskalen: Kreatinin/Harnstoff/Harnsäure 13
Zahnstatus 14
Gehörprüfungen (Weber/Rinné) 15
Dermatologische Läsionen 16–17
Hautefloreszenzen 18
Hautläsionen 19
Querschnittstopographie zur Orientierung auf
   Computertomogramm (CT)-Bildern 20–23
Röntgenpositionen (Terminologie) 24

Kardiologie/Angiologie

Check-up des kardialen Patienten/Veränderungen des Arterienpulses 25
Hepatojugulärer Reflux/jugulärer Venenpuls 26
Messung des Halsvenendrucks 27
NYHA (New York Heart Association)-Klassifikation 28
Auskultationsareale/Definition der Herztöne 29
Schema zur kardialen Auskultation/Lautstärkegrade 30–31
Herzvitien 32–35
Auskultation künstlicher Herzklappen/Klappendysfunktion 36–37
Endokarditisprophylaxe 38
Normwerte im EKG 39
Lagetyp/Vorkommen und Bedeutung 40
Lagetyp/Bestimmung 41
EKG-Kriterien der Linkshypertrophie 42

INHALT

EKG-Kriterien der Rechtshypertrophie/Vorhofbelastung 43
Reizleitungsblock 44
Reizleitungssystem 45
EKG-Elektrodenpositionen 46
Lown-Klassen 47
Klassifizierung der Antiarrhythmika nach Vaugham-Williams 48
Antiarrhythmika 49
Checkliste zur Überwachung von Schrittmacherpatienten 50
Schrittmacheridentifikationskode/Funktionsschemata 51
Myokardszintigraphie 52
Koronargefäße/Nomenklatur 53
Herzinfarkt 54–55
Sekundärprophylaxe nach Herzinfarkt 56
Checkliste Lungenembolie 57
Kardiomyopathie (Einteilung nach WHO-Kriterien) 58
Echokardiogramm (Meßpunkte/Normwerte) 59
Ergometrie 60–61
Koronare Herzerkrankung/Nitrate/Betablocker/Kalziumantagonisten 62–63
Betarezeptorenblocker 64–65
Herzinsuffizienz/Frank-Starling-Kurve/Preload/Afterload 66
Vasodilatatoren 67
Herzzyklus/Druckkurven 68
Kardiovaskuläre Normwerte 69
Sympathomimetika 70–71
Aortenaneurysma/Klassifikation nach DeBakey 72
Periphere arterielle Verschlußkrankheit (PAVK)/
    Fontaine-Stadien, Ratschow-Test 73
Arterien Abdomen 74
Arterien Becken 75
Beinarterien 76
Beinvenen 77–78
Varikosis/Trendelenburg-Test/Perthes-Test/
    chronisch venöse Insuffizienz 79
Orthostase/Schellong 80–81
Hypertonie/Definition 82
Hypertonie/Abklärung 83
Augenfundus bei Hypertonie 84–85
Hypertonie/Therapie 86–87
Herzklappen und Hilusgefäße 88
Randbildende Herzkonturen in den vier röntgenologischen
    Standardpositionen 89
Beurteilungskriterien für Herzvergrößerung im Röntgenbild 90–91
Pulmonale Hypertonie/Röntgenzeichen 92–93

Memorix   **INHALT**

Pneumologie
Checkliste Röntgen-Thorax 94–95
Häufige Fehlerquellen bei der Beurteilung von
  Röntgen-Thorax-Aufnahmen 96
Lungenlappen 97
Bronchopulmonale Segmente/Bezeichnung/röntgenologisches Bild 98–99
Lungenauskultation/-perkussion, graphische Symbole zur Darstellung
  physikalischer Lungenbefunde 100
Synopsis physikalischer Lungenbefunde 101
Pleuraerguß 102
Pneumothorax-Drainage 103
Haupttypen des Asthma bronchiale 104
Angriffspunkte der Antiasthmatika 105
Lungenvolumina, Tiffeneau-Test 106
Hämoptoe 107
Blutgasanalyse 108–109
Nomogramm Säurebasenstatus (nach Siggaard-Andersen) 110
Nomogramm der Vitalkapazität 111

Notfall
Schock 112
Reanimation 113–115
Informationszentren bei Vergiftungen (Adressen/Telefon) 116–117
Vergiftungen und Antidota 118
Abschätzung der Suizidalität 119
Röntgen-Kontrastmittelzwischenfälle 120

Gastroenterologie
Anatomie der Verdauungsorgane 121
Sonogramm/Normalgröße der Organe 122–123
Akutes Abdomen 124–125
Ileus 126
Obstipation/Ursachen/Laxanzien 127
Gastroenterologische Karzinome/Klassifikationen 128
Gastrointestinale Blutungen 129
Ösophagusvarizenblutung, Child-Klassifikation 130
Portale Hypertension 131
Aszites 132
Ikterus/Blutalkoholbestimmung 133
Cholelithiasis 134

INHALT

Topographie des Pankreas/Pankreatitis (Marseille-Klassifikation) 135
Hepatitis 136–139
Colitis ulcerosa/Crohn/ischämische Colitis 140

Nephrologie

Nierenanatomie 141
Berechnungen zur Nephrologie (Kreatinin-Clearance/
  Serumosmolarität/Anionenlücke/Wasserdefizit/Bikarbonatdefizit) 142
Kreatinin-Clearance 143
Normalwerte des Urins 144
Renale Syndrome 145
Akutes Nierenversagen/Urinbefund 146
Klinische Synopsis der Urämie 147
Management bei Nierenversagen 148
Nephrolithiasis 149
Harnwegsinfekt 150–151
Diuretika 152
Säure-Basen-Störungen 153
SIADH/Proteinurie/Hämaturie 154
Natrium/Kalium 155
Kalzium/Phosphor 156
Hyperkalzämie/Behandlungsmöglichkeiten 157

Infektionen

Fiebertypen 158
Fieber unbekannter Ursache 159
Meldepflicht bei Infektionskrankheiten 160–161
Gram-Färbung (Technik) / die häufigsten Erreger
  in der Gram-Färbung 162
Synopsis wichtiger Infektionskrankheiten 163
Übersicht der bakteriellen Infektionskrankheiten 164
Wichtigste Erreger bei abwehrgeschwächten Patienten/Interpretation
  der Tuberkulin-Hautreaktion 165
Übersicht der viralen Infektionskrankheiten 166–167
Methoden der Labordiagnostik bei Viruskrankheiten 168
Entnahme und Versand von Untersuchungsmaterial bei der
  Virusdiagnostik 169
Erworbenes Immunmangelsyndrom (AIDS) 170–171
Krankheiten bei Tropenreisen 172
Impfungen bei Reisen in Entwicklungsländer 173
Obligatorische Impfungen und verseuchte Gebiete (nach WHO) 174
Synopsis der Immunisierung bei Interkontinentalreisen 175

Impfempfehlungen der ständigen Impfkommission des
  Bundesgesundheitsamtes (BGA) (Stiko), Berlin 176–177
Tabelle gebräuchlicher Vakzine 178
Angriffspunkte der Antibiotika am Bakterium 179
Synopsis antimikrobieller Substanzen 180
Tuberkulostatika 181
Fakultativ-pathogene Infektionserreger, häufige Erkrankungen und
  Antibiotikatherapie 182–183
Übersicht der Antibiotika/Chemotherapeutika/Antimykotika 184–185
Synopsis antiviraler Substanzen 186
Lues-Serologie 187

Hämatologie/Immunologie

Verteilung der Neutrophilen bei verschiedenen Krankheiten 188
Stufen der Blutbildung 189
Normalwerte des Blutbildes 190
Blutersatzpräparate/ABO-System 191
Morphologie des roten Blutbildes 192
Anämie 193–195
Eisenhaushalt/Eisensubstitution 196
Gerinnungsfaktoren/Medikamentenwirkung und deren Antidota
  am Gerinnungssystem 197
Gerinnungsteste 198
Blutgerinnung (Gerinnungskaskade) 199
Störfaktoren der oralen Antikoagulation/
  Medikamenteninteraktion 200–201
Hämorrhagische Diathesen 202
Blutsenkungsreaktion 203
Eiweißelektrophorese 204
Coombs-Test 205
Allergische Reaktionstypen/Immunsystemerkrankungen 206
Klinisch-immunologische Teste 207
Leukämie/FAB-Klassifikation 208

Onkologie

Tumoreinteilung 209
Skalen zur Beurteilung des körperlichen Zustandes von
  Tumorpatienten 210
TNM-System 211
Tumor-Staging 212–213

INHALT

Tumor/Metastasen 214
Hodgkin-Lymphom (Einteilung) 215
Zytostatika 216–221
Tumortherapie/Definition des Behandlungserfolges 222

Endokrinologie

Synopsis des endokrinen Systems 223–224
Hyper-/Hypothyreose 225
Nebennierenkrankheiten 226
Kortikosteroide (relative Potenzen und Äquivalenzdosen) 227
Diabetes mellitus/Einteilung/Indikation für Insulin 228
Interpretation der Blutzuckerbestimmung (nach WHO) 229
Insuline (Wirkungsprofile) 230–231
Orale Antidiabetika 232
Klinisches „work-up" des nicht-entgleisten Diabetikers 233
Erfolgskontrolle der Diabetestherapie 234
Coma diabeticum 235–236
Synopsis der Hyperlipidämien 237
Parenterale Ernährung 238–239
Berechnungen zur Ernährung (Broca-Formel/Energieberechnungen) 240

Bewegungsapparat

Check-up des rheumatologischen Patienten 241
Prüfung der Gelenkbeweglichkeit (Neutral-Null-Methode) 242–243
Übersicht zur Einteilung und Nomenklatur
  rheumatischer Erkrankungen 244–245
Labordiagnostik rheumatischer Erkrankungen 246
Synopsis der Skelettradiologie 247
Röntgenkriterien der Gonarthrose/Koxarthrose 248
Osteoporose/Knochenmetastasen 249
Röntgenologische Beurteilung der Wirbelsäule 250–251
Jones-Kriterien des rheumatischen Fiebers 252
ARA-Kriterien der chronischen Polyarthritis 253
Systemischer Lupus erythematodes (SLE)/Gicht 254
Gelenkpunktat 255

Neurologie

Anatomie der Hirnhäute/
  Abschätzskala zur Beurteilung der Pupillengröße 256
Computertomogramm des Schädels 257
Hirnarterien 258

Memorix · **INHALT**

Sehbahnläsionen und Gesichtsfeldausfall/
  Trigeminusausbreitung/Kornealreflex 259
Klinische Hirnnervenprüfung 260–261
Neurostatus 262
Radikuläre Dermatome 263
Diskushernien 264–265
Periphere Neuropathie (Differentialdiagnose) 266–267
Reflexe/Beziehung zu peripheren Nerven und
  Rückenmarkssegmenten 268–269
Muskelinnervation 270
Glasgow-Koma-Skala 271
Koma unklarer Ätiologie 272–273
Zerebrale Ischämiestadien und Bezeichnungen 274
Synkopen und Ohnmachtsanfälle 275
Epilepsie 276
Antiepileptika 277
Therapie des Parkinson-Syndroms 278
Liquor: Differentialdiagnose bei Meningitis 279
Röntgen-Anatomie des Schädels 280–282

Klinische Pharmakologie

Therapeutische Plasmakonzentrationen von Medikamenten 283
Psychopharmaka/Antidepressiva/Neuroleptika 284–285
Schlafmittel 286–287
Antiemetika 288–289
Analgetika 290–291
Arzneimitteldosierung bei Niereninsuffizienz 292–298
Normale minimale Eliminationsfraktion (bzw. extrarenale Dosisfraktion),
  normale dominante Eliminationshalbwertszeit
  von Medikamenten 299–304
Arzneimittel während der Schwangerschaft 305
Arzneimittelinteraktionen (Drug alert) 306–308

Verzeichnis der verwendeten Symbole

–	nicht vorhanden/nichts bekannt
n	normal (unverändert)
=	unverändert (gleichbleibend)
+ ++ +++	vorhanden (positiv)
– –– –––	nicht vorhanden (negativ)
↑ ↑↑ ↑↑↑	Zunahme (vermehrt, erhöht)
↓ ↓↓ ↓↓↓	Abnahme (vermindert, erniedrigt)
( )	fraglich, Quellenangaben uneinheitlich
<	kleiner als (unter)
>	größer als (über)

Ringbuchblätter zur Ergänzung sind im Schreibwarenhandel erhältlich (Größe DIN A 6, normale 4er Lochung).

Kurzinhalt

- Grundlagen/Varia — 1
- Kardiologie/Angiologie — 2
- Pneumologie — 3
- Notfall — 4
- Gastroenterologie — 5
- Nephrologie — 6
- Infektionen — 7
- Hämatologie/Immunologie — 8
- Onkologie — 9
- Endokrinologie — 10
- Bewegungsapparat — 11
- Neurologie — 12
- Klinische Pharmakologie — 13
- Register — 14

KÖRPEROBERFLÄCHE

Nomogramm zur Bestimmung der Körperoberfläche Erwachsener aus Länge und Masse[a]

[Lentner C (1977) (Hrsg) Wissenschaftliche Tabellen Geigy, 1. Teilbd, 8. Aufl. Ciba-Geigy, Basel]

Körperlänge [cm]   Körperoberfläche [m²]   Körpermasse [kg]

[a] Nach der Formel von Du Bois, Du Bois (1916) Arch intern Med 17:863: $O = M^{0,425} \cdot L^{0,725} \cdot 71,84$
bzw. $\log O = \log M \cdot 0,425 + \log L \cdot 0,725 + 1,8564$.
(O Körperoberfläche [in cm²], M Körpermasse [in kg], L Körperlänge [in cm])

INTRAMUSKULÄRE INJEKTIONEN

Techniken intramuskulärer Injektion mit geringem Risiko für Nerven- oder Gefäßschädigung.
[Nach Müller-Vahl H, Schliak H (1985), Dt Ärztebl 37: 2626-2633]

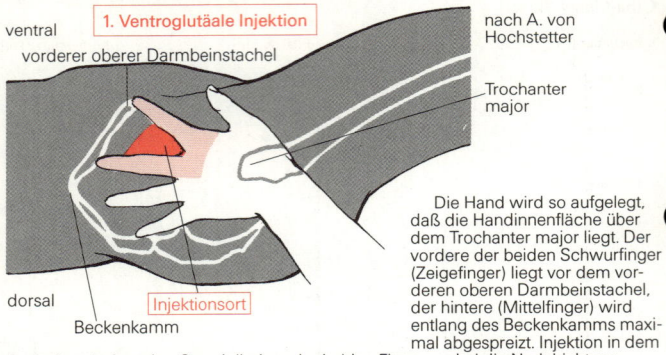

1. Ventroglutäale Injektion nach A. von Hochstetter

ventral – vorderer oberer Darmbeinstachel – Trochanter major – dorsal – Beckenkamm – Injektionsort

Die Hand wird so aufgelegt, daß die Handinnenfläche über dem Trochanter major liegt. Der vordere der beiden Schwurfinger (Zeigefinger) liegt vor dem vorderen oberen Darmbeinstachel, der hintere (Mittelfinger) wird entlang des Beckenkamms maximal abgespreizt. Injektion in dem Dreieck zwischen den Grundgliedern der beiden Finger, wobei die Nadelrichtung diese Finger nicht unterkreuzen soll (Fettgewebe hier bis zu 4 cm (Mittel 1,8 cm), durch Hautfaltung feststellbar).

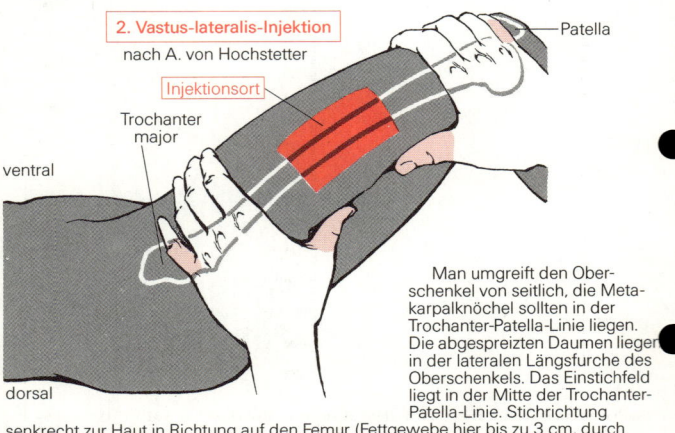

2. Vastus-lateralis-Injektion nach A. von Hochstetter

Patella – Injektionsort – Trochanter major – ventral – dorsal

Man umgreift den Oberschenkel von seitlich, die Metakarpalknöchel sollten in der Trochanter-Patella-Linie liegen. Die abgespreizten Daumen liegen in der lateralen Längsfurche des Oberschenkels. Das Einstichfeld liegt in der Mitte der Trochanter-Patella-Linie. Stichrichtung senkrecht zur Haut in Richtung auf den Femur (Fettgewebe hier bis zu 3 cm, durch Hautfaltung feststellbar).

Memorix **INFUSIONSNOMOGRAMM**

Berechnung der Tropfgeschwindigkeit von Infusionen

Errechnet wird:
Anzahl der Tropfen pro Minute
(Tropfgeschwindigkeit)

Vorgegeben ist:
Gewünschte Infusionsmenge in Litern (l)
Gewünschte Infusionsdauer in Std. (h)

Erklärung zur Darstellung der Kurve:
(Beispiel: Es sollen 1,5 l in 6 h infundiert werden)

1. Suche auf der **unteren waagerechten** Skala den Punkt 1,5 (Infusionsmenge).

2. Fahre nach oben, bis die **Querlinie** „Infusionsdauer 6 Stunden" (Skala oben und rechts) geschnitten wird.

3. Fahre von diesem Schnittpunkt nach **links**, wo das **Ergebnis**: „65 Tropfen pro Minute" abgelesen werden kann.

Kurve gilt für:

| 1 ml Flüssigkeit = 16 Tropfen |

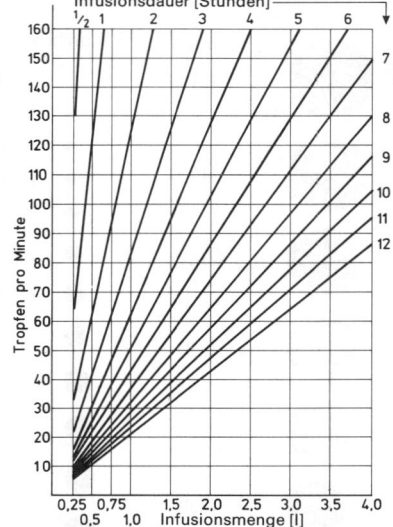

Errechnet wird: Anzahl der Tropfen pro Minute (Tropfgeschwindigkeit)
Vorgegeben ist: Gewünschte Infusionsmenge in Millilitern (ml)
Gewünschte Infusionsmenge in Stunden (h)

Milli-liter	Stunden																		
	0,5	1	2	3	4	5	6	7	8	9	10	11	12	14	16	18	20	24	48
100	66	33	16	11	8	6	5	4	3	–	–	–	–	–	–	–	–	–	–
200	133	66	33	22	16	13	11	10	9	7	–	–	–	–	–	–	–	–	–
250	166	83	42	24	17	16	14	13	11	10	9	–	–	–	–	–	–	–	–
300	200	100	50	33	25	20	17	15	13	12	11	–	–	–	–	–	–	–	–
400	266	133	66	44	33	27	22	19	17	14	13	12	11	–	–	–	–	–	–
500	333	166	83	55	41	33	28	24	21	19	17	15	14	12	10	9	8	7	–
1000	666	333	166	111	83	66	56	48	42	37	33	30	28	24	21	19	16	14	7
2000	–	667	333	222	167	133	111	95	83	74	67	61	56	48	42	37	33	28	14
3000	–	–	500	333	250	200	167	142	125	111	100	91	83	71	63	56	50	42	21
4000	–	–	666	444	333	267	222	190	167	148	133	121	111	95	83	74	67	56	28
5000	–	–	833	555	417	333	278	238	208	185	167	152	139	119	104	93	83	69	35

Tabelle gilt für: | 1 ml Flüssigkeit = 20 Tropfen |

Formel: $\dfrac{\text{Infusionsmenge in Millilitern}}{\text{Infusionsdauer in Stunden} \times K} = \text{Tropfen pro Minute}$

K bei 16 Tr/ml: 3,75
K bei 20 Tr/ml: 3

KATHETERGRÖSSEN/NADELGRÖSSEN

Memorix

French-Katheter-Skala (Charrière-Skala)
1 French = 1 Charrière (Ch) = 1/3 mm

Nadelgröße
(Stubs needle gauge)

rot = French Scale (= Durchmesser in mm)

French	mm	French	mm	Nadelgröße
34	(11,3)			
		3	(1,0)	
		4	(1,35)	13
32	(10,7)	5	(1,67)	14
		6	(2,0)	15
				16
30	(10,0)	7	(2,3)	17
		8	(2,7)	18
28	(9,3)	9	(3,0)	19
		10	(3,3)	20
				21
26	(8,7)	11	(3,7)	22
		12	(4,0)	23
24	(8,0)	13	(4,3)	24
				25
22	(7,3)	14	(4,7)	26
				27
20	(6,7)	15	(5,0)	
19	(6,3)	16	(5,3)	
18	(6,0)	17	(5,7)	

Bei Instrumenten, die **oval** geformt sind:
lege einen Streifen Papier peripher um das Instrument und lese den Wert an der Skala unten ab.

0 5 10 15 20 25 30 35 40

SENSITIVITÄT/SPEZIFITÄT/FAM. ANAMNESE

Patientenkollektiv

		Krank	Gesund
T E S T	Positiv	Richtig positiv Sensitivität	Falsch positiv
	Negativ	Falsch negativ	Richtig negativ Spezifität

Der Charakter eines Tests wird definiert durch:

Sensitivität (%) = $\dfrac{\text{Richtig positive Testergebnisse}}{\text{Richtig positive Testergebnisse + Falsch negative Testergebnisse}}$

In Worten:
Sensitivität eines Tests ist der Prozentsatz Kranker, die durch den Test richtig als krank klassifiziert werden

Spezifität (%) = $\dfrac{\text{Richtig negative Testergebnisse}}{\text{Falsch positive Testergebnisse + Richtig negative Testergebnisse}}$

In Worten:
Spezifität eines Tests ist der Prozentsatz Gesunder mit negativem Test, d.h.: die durch den Test richtig als gesund klassifiziert werden

Falsch positiv	Prozentsatz Gesunder mit positivem Test ohne Krankheit
Falsch negativ	Prozentsatz von kranken Patienten mit negativem Test und vorhandener Krankheit
Vorhersagewert eines Testes (predictive value)	$\dfrac{\text{Richtig positives Testergebnis}}{\text{Richtig positive Testergebnisse + Falsch positive Testergebnisse}}$

Epidemiologische und demographische Parameter für ein bestimmtes Gebiet und einen bestimmten Zeitraum

Mortalität = $\dfrac{\text{Zahl der Gestorbenen}}{\text{mittlere Gesamtbevölkerung}}$

Letalität = $\dfrac{\text{Zahl der Gestorbenen}}{\text{Zahl der beendeten Erkrankungen}}$

Inzidenz = $\dfrac{\text{Zahl der neu Erkrankten}}{\text{mittlere Gesamtbevölkerung}}$

Prävalenz = $\dfrac{\text{Zahl der Erkrankten*}}{\text{mittlere Gesamtbevölkerung}}$

* Anzahl zu einem bestimmten Zeitpunkt

Symbole zur Aufzeichnung einer Familienanamnese

Beispiel:

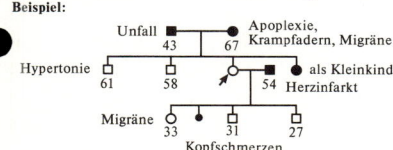

Symbole:
- ↗ Patient/Patientin
- ■ männlich, verstorben/erkrankt
- ● weiblich, verstorben/erkrankt
- □ männlich, lebend/nicht erkrankt
- ○ weiblich, lebend/nicht erkrankt
- ● Abort
- ⊡ Überträger ⎫ einer Krankheit
- ⊙ Überträgerin ⎭
- □─○ Heirat unter Verwandten

UMRECHNUNG IN METRISCHES SYSTEM

Memorix

Umrechnung amerikanischer/britischer Maßeinheiten in das metrische System

U.S. Department of Commerce, National Bureau of Standards: Units of Weights and Measures, Pub. 286, May 1967; National Bureau of Standards Handbook 102, ASTM Metric Practice Guide, 2nd ed., March 1967.

Von	Zu	Multipliziere mit
Längenmaße		
inches	m	0,0254
feet	m	0,30480
yards	m	0,91440
miles	km	1,6093
Flächenmaße		
square inches	m^2	0,00064516
square feet	m^2	0,092903
Volumen		
cubic inches	cm^3	16,387
ounces (U.S. fluid)	cm^3	29,574
ounces (Brit. fluid)	cm^3	28,413
pints (U.S. fluid)	cm^3	473,18
pints (Brit. fluid)	cm^3	568,26
cubic feet	m^3	0,028317
Gewicht		
pounds (avdp.)	kg	0,45359
slugs	kg	14,594
Kraft		
ounces-force (ozf)	N	0,27802
ounces-force (ozf)	kgp	0,028350
pounds-force (lbf)	N	4,4732
pounds-force (lbf)	kgp	0,45359
Druck		
pounds-force/square inch (psi)	N/m^2	6894,8
pounds-force/square inch (psi)	N/cm^2	0,68948
pounds-force/square inch (psi)	kgp/cm^2	0,070307
Arbeit		
foot-pounds-force	J	1,3559
ergs	J	1×10^{-7}
b.t.u.	cal (gm)	252,00
foot-pounds-force	cal (gm)	0,32405

Temperatur

$$°C = \frac{°F - 32}{1,8}$$

Fahrenheit	°F	°C	Celsius
	98,6	37	
	99	37,2	
	99,5	37,5	
	100	37,8	
	100,5	38,1	
	101	38,3	
	101,5	38,6	
	102	38,9	
	102,5	39,2	
	103	39,4	
	103,5	39,7	
	104	40,0	

SI-EINHEITEN

Die internationalen SI-Einheiten in der Medizin*

[Deom A (1986) Die internationalen SI-Einheiten in der Medizin. In: Arzneimittelkompendium der Schweiz. Documed, Basel]

Aufbau des internationalen Systems (SI)

Das SI enthält 3 Arten von Einheiten: Basiseinheiten, abgeleitete Einheiten und zusätzliche Einheiten. Es beinhaltet außerdem eine Reihe von Vorsilben zur Bezeichnung von dezimalen Vielfachen und Teilen der Einheiten.

In der folgenden Liste, die eine Auswahl der in der Medizin meistverwendeten Einheiten darstellt, sind die Symbole der offiziellen SI-Einheiten **fett** gedruckt. Die übrigen aufgezählten Einheiten und Symbole werden außerhalb des SI-Systems bis auf weiteres beibehalten.

Meßgröße	Einheit	Symbol	Äquivalenzen
Länge	Meter	**m**	
Fläche	Quadratmeter	**m^2**	
Volumen	Kubikmeter	**m^3**	
	Liter	l	$= 1000$ dm$^3 = 1000$ l
Masse	Kilogramm	**kg**	
Stoffmenge	Mol	**mol**	
Stoffmengenkonzentration (Molarität)	Mol durch Kubikmeter	**mol/m^3**	$= 10^3 \cdot$ mol/l
Katalytische Aktivität	Katal	**kat**	$=$ mol/s
Kraft	Newton	**N**	$= 0{,}102$ kgp (kgf)
Energetische Leistung	Watt	**W**	$=$ **J/s**
Energie, Arbeit, Wärmemenge	Joule	**J**	$= 0{,}239$ cal$_{th}$
	Kilojoule	**kJ**	$= 0{,}239$ kcal$_{th}$
Thermodynamische Temperatur	Kelvin	**K**	1 **K** $= 1°$C
	Celsius	°C	$0°$C $= 273{,}15$ **K**
Druck	Pascal	**Pa**	$= 0{,}0075$ mm Hg (Torr)
	Kilopascal	**kPa**	$= 7{,}5$ mm Hg (Torr)
	Bar	bar	$= 100$ **kPa** (10^5 **Pa**)
	Physikalische Atmosphäre	atm	$= 101{,}3$ **kPa**
Zeit	Sekunde	s	
	Minute	min	
	Stunde	h	
	Tag	d	
Geschwindigkeit	Meter durch Sekunde	**m/s**	
Beschleunigung	Meter durch Sekunde zum Quadrat	**m/s^2**	
Frequenz	Hertz	**Hz**	
Energetische Leistung	Watt	**W**	
Elektrische Stromstärke	Ampère	**A**	
Elektrische Ladung	Coulomb	**C**	
Elektrische Spannung	Volt	**V**	
Elektrische Kapazität	Farad	**F**	
Elektrischer Widerstand	Ohm	**Ω**	
Elektrischer Leitwert	Siemens	**S**	
Ionisierende Strahlung Radioaktivität	Becquerel	**Bq**	$= 0{,}27 \cdot 10^{-10}$ Ci
	Curie	Ci	$= 3{,}7 \cdot 10^{10}$ **Bq**
Absorbierte Dosis	Gray	**Gy**	$= 100$ rd
	Rad	rd	$= 0{,}01$ **Gy**
Exposition (exposure)	Röntgen	R	$= 2{,}58 \cdot 10^{-4}$ **C/kg**
Lichtstärke	Candela	**cd**	
Beleuchtungsstärke	Lux	**lx**	
Wellenlänge	Ångström	Å	

* SI: Système international d'unités

CHEM. NORMWERTE

Chemische Normalwerte (Serum, Plasma)

Bestimmung	Normalwerte		
	Konventionell	SI-Einheiten	Hausintern
Albumin (vgl. S. 204)	3,5–5,0 g/dl	35–50 g/l	
Azeton/Azetoazetat	0,3–2,0 mg/dl	< 0,3 mmol/l	
Ammoniak	80–110 µg/dl	47–65 µmol/l	
Anionenlücke (vgl. S. 142)	8–12 mval/l	8–12 mmol/l	
Bilirubin: total (vgl. S. 133)	0,3–1,0 mg/dl	5–17 µmol/l	
indirekt	0,2–0,7 mg/dl	3,4–12 µmol/l	
direkt	0,1–0,3 mg/dl	1,7–5,0 µmol/l	
CEA (Carcinoembryonales Antigen)	0–2,5 ng/ml	0–2,5 µg/l	
Chlorid	95–105 mval/l	95–105 mmol/l	
Cholesterin	140–220 mg/dl	3,6–5,7 mmol/l	
Eisen Männer	85–170 µg/dl	15–30 µmol/l	
Frauen	65–155 µg/dl	12–27 µmol/l	
Eiweiß gesamt (vgl. S. 204)	6–8,5 g/dl	60–85 g/l	
Ferritin	15–200 ng/ml	15–200 µg/l	
Glukose	70–110 mg/dl	4,0–6,0 mmol/l	
Harnsäure	3,0–7,0 mg/dl	180–420 µmol/l	
Harnstoff	15–40 mg/dl	2,5–6,7 mmol/l	
Kalium	3,5–5,0 mval/l	3,5–5,0 mmol/l	
Kalzium total	8,5–10,6 mg/dl	2,12–2,65 mmol/l	
ionisiert	4,0–5,0 mg/dl	1,0–1,25 mmol/l	
Komplement CH50	150–250 U/ml	1,5–2,5 g/l	
C3	55–120 mg/dl	0,55–1,2 g/l	
C4	20–50 mg/dl	0,2–0,5 g/l	
Kreatinin (vgl. S. 143)	0,6–1,5 mg/dl	60–130 µmol/l	
Laktat	0,6–1,8 mval/l	0,6–1,8 mmol/l	
Magnesium	1,5–2,1 mval/l	0,75–1,05 mmol/l	
Natrium	135–145 mval/l	135–145 mmol/l	
Osmolarität	285–295 mosm/l	285–295 mosm/l	
Phosphor	3,0–4,5 mval/l	1,0–1,5 mmol/l	
Triglyzeride	50–150 mg/dl	0,6–1,8 mmol/l	
Vitamin B_{12}	40–150 mg/dl	0,45–1,5 mmol/l	
Zäruloplasmin	27–37 mg/dl	1,8–2,5 µmol/l	

Hinweis: Es werden häufig gebrauchte Laborwerte aufgeführt und deren Normalwerte angegeben. Eine Interpretation von Normalwerten muß die folgenden Parameter miteinbeziehen: Entnahmetechnik, angewandte analytische Methode, Transportzeit, Alter und Geschlecht des Patienten

ENZYME

Normalwerte der Enzyme

Wegen der Vielfalt der analytischen Methoden wird auf die Angabe von Normalwerten verzichtet.

Abkürzung	Bestimmung	Normalwert (Hausinterne Werte selbst eintragen)
	Aldolase	
	α-Amylase	
	Cholinesterase	
CK	Kreatinkinase	
CK-MB	Herztyp des Isoenzyms der CK	
γ-GT	γ-Glutamyltransferase	
HBDH	Hydroxybutyratdehydrogenase	
LAP	Leuzinaminopeptidase	
LDH	Laktatdehydrogenase	
	Lipase	
	5'-Nukleotidase	
AP	Phosphatase: alkalisch	
	sauer	
	prostataspezifisch	
	Transaminasen	
SGOT/ASAT	Aspartataminotransferase	
SGPT/ALAT	Alaninaminotransferase	

Vorsilben bei SI-Einheiten

Faktor	Vorsilbe	Symbol	Faktor	Vorsilbe	Symbol	Faktor	Vorsilbe	Symbol
10^{18}	Exa	E	10^{6}	Mega	M	10^{-9}	Nano	n
10^{15}	Peta	P	10^{3}	Kilo	k	10^{-12}	Pico	p
10^{12}	Tera	T	10^{-3}	Milli	m	10^{-15}	Femto	f
10^{9}	Giga	G	10^{-6}	Micro	μ	10^{-18}	Atto	a

UMRECHNUNGSSKALEN I

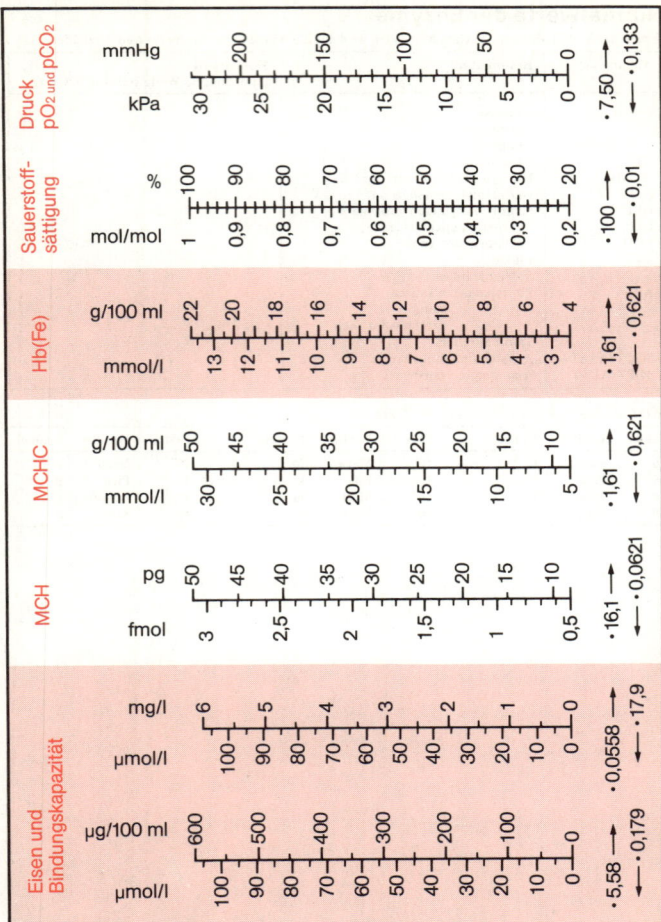

Quelle: Mit freundlicher Genehmigung – DEOM, A., Schweiz. Ges. Klin. Chemie

UMRECHNUNGSSKALEN II

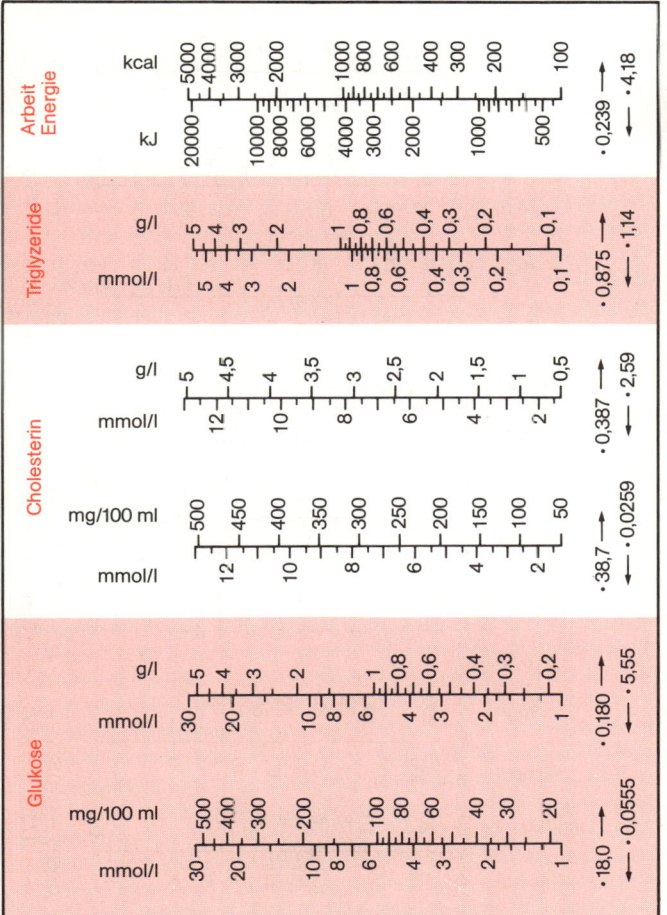

Quelle: Mit freundlicher Genehmigung – DEOM, A., Schweiz. Ges. Klin. Chemie

UMRECHNUNGSSKALEN III

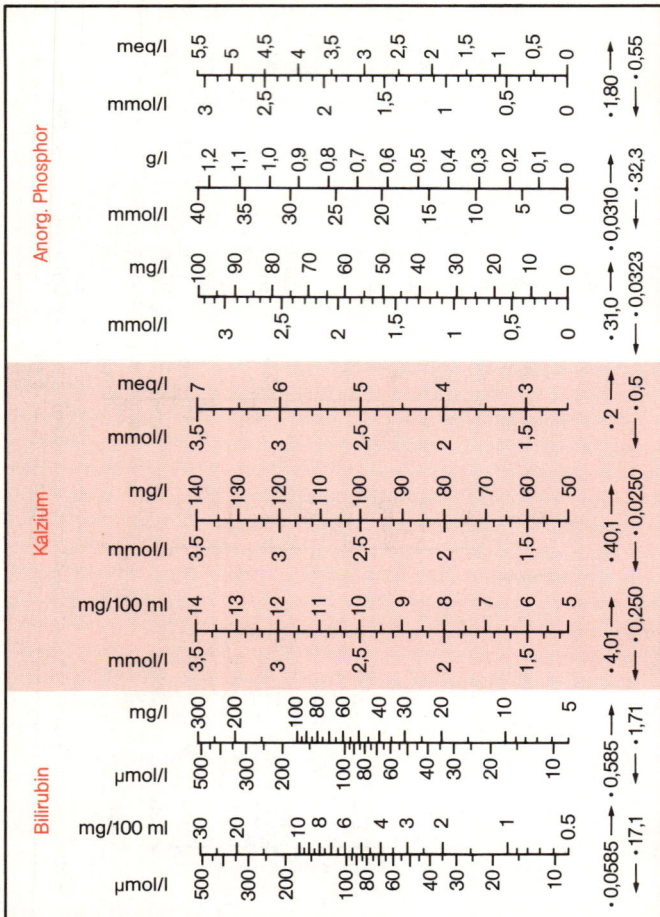

Quelle: Mit freundlicher Genehmigung – DEOM, A., Schweiz. Ges. Klin. Chemie

UMRECHNUNGSSKALEN IV

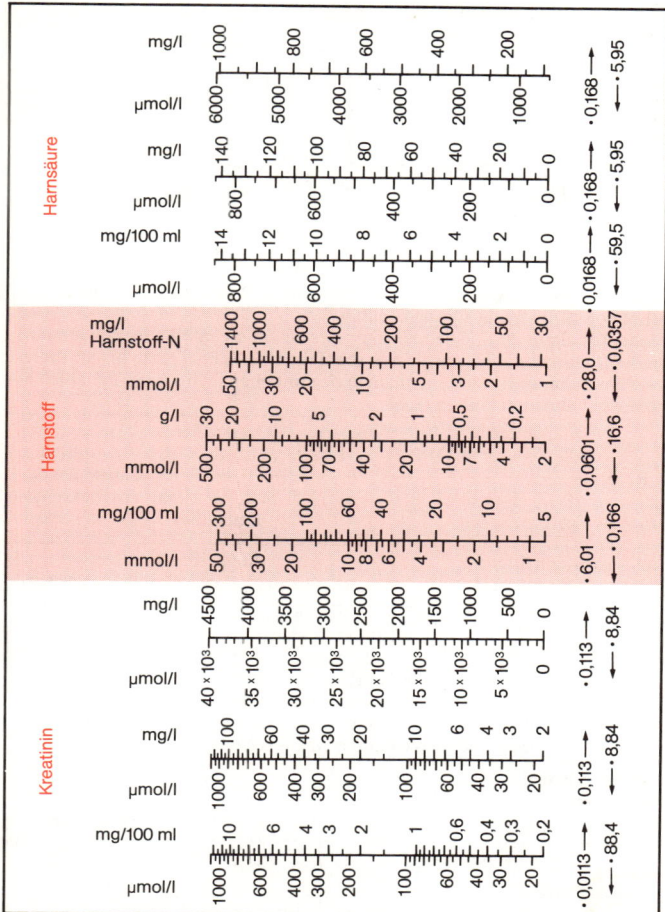

Quelle: Mit freundlicher Genehmigung – DEOM, A., Schweiz. Ges. Klin. Chemie

ZAHNSTATUS

Die Kennzeichnung der Zähne
Immer Blick **auf** das Gebiß des Patienten!

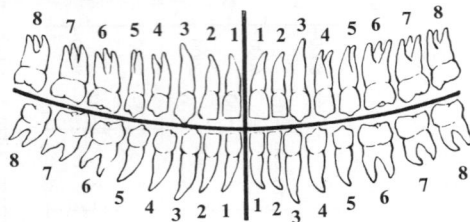

Zweiziffriges Zahnschema nach der Féderation Dentaire Internationale (London 1970); **heute allgemein gültig.**
Jeder Quadrant des bleibenden Gebisses bekommt eine Kennziffer (1 bis 4), jeder Quadrant des Milchgebisses ebenfalls eine Kennziffer (5 bis 8). Dabei verfährt man im Uhrzeigersinn, man beginnt oben rechts (vom Patienten aus gesehen) und endet unten rechts.

Rechts	Kennziffer 1 18 17 16 15 14 13 12 11 —————————— 48 47 46 45 44 43 42 41 Kennziffer 4	Kennziffer 2 21 22 23 24 25 26 27 28 —————————— 31 32 33 34 35 36 37 38 Kennziffer 3	Links	Bleiben- des Gebiß

Rechts	Kennziffer 5 55 54 53 52 51 —————————— 85 84 83 82 81 Kennziffer 8	Kennziffer 6 61 62 63 64 65 —————————— 71 72 73 74 75 Kennziffer 7	Links	Milch- gebiß

Beispiele:
- 8 oben rechts: 18 (sprich: eins – acht)
- 5 oben links: 25 (sprich: zwei – fünf)
- 3 unten links: 33 (sprich: drei – drei)
- 6 unten rechts: 46 (sprich: vier – sechs)

Ältere Systeme:
Winkelsystem

rechts $\frac{8|\ 7|\ 6|\ 5|\ 4|\ 3|\ 2|\ 1|\ \ |1\ |2\ |3\ |4\ |5\ |6\ |7\ |8}{8|\ 7|\ 6|\ 5|\ 4|\ 3|\ 2|\ 1|\ \ |1\ |2\ |3\ |4\ |5\ |6\ |7\ |8}$ links

Haderup-System

rechts $\frac{8+\ 7+\ 6+\ 5+\ 4+\ 3+\ 2+\ 1+\ \ |+1\ +2\ +3\ +4\ +5\ +6\ +7\ +8}{8-\ 7-\ 6-\ 5-\ 4-\ 3-\ 2-\ 1-\ \ |-1\ -2\ -3\ -4\ -5\ -6\ -7\ -8}$ links

GEHÖRPRÜFUNG

Gehörprüfungen (orientierend)

Schalleitungs- (meist Mittelohr) oder **Perzeptions-** (Innenohr) **Schwerhörigkeit?**

A Weber-Versuch:

Aufsetzen einer Stimmgabel auf die Mitte des Scheitels (Stirne). Der Patient gibt an, ob er den Ton in der Kopfmitte oder in eines der Ohren **lateralisiert.**

Schalleitungs- (Mittelohr) Schwerhörigkeit → Lateralisation ins **kranke** (schlechtere Ohr)

Perzeptions- (Innenohr) Schwerhörigkeit → Lateralisation ins **gesunde** (bessere Ohr)

B Rinné-Versuch:

Stimmgabel wird zunächst auf das Mastoid aufgesetzt (Knochenleitung), wenn dort nicht mehr gehört, wird Stimmgabel vor das Ohr gehalten (Luftleitung).

Bewertung:
Rinné-Versuch **normal (= positiv):**   Luftleitung wird ca. doppelt so lang gehört wie Knochenleitung (30 sec. länger)

Rinné-Versuch **pathologisch (= negativ):**   Luftleitung ist kürzer als Knochenleitung

Schalleitungs (Mittelohr) Schwerhörigkeit: Rinné **pathologisch** (negativ)

Perzeptions (Innenohr) Schwerhörigkeit: Rinné **normal** (positiv)

Läsion von	Weber	Rinné
Mittelohr	Lateralisation in krankes Ohr	pathologisch (= negativ)
Innenohr	Lateralisation in gesundes Ohr	normal (= positiv)

DERMATOLOGISCHE LÄSIONEN

Memorix

Schematisierte Darstellung häufiger Hautläsionen (ant.)

Fitzpatrick, Johnson (1971) Fundamentals of dermatologic diagnosis.
In: Fitzpatrick et al. (eds) Dermatology in general medicine. McGraw-Hill, New York

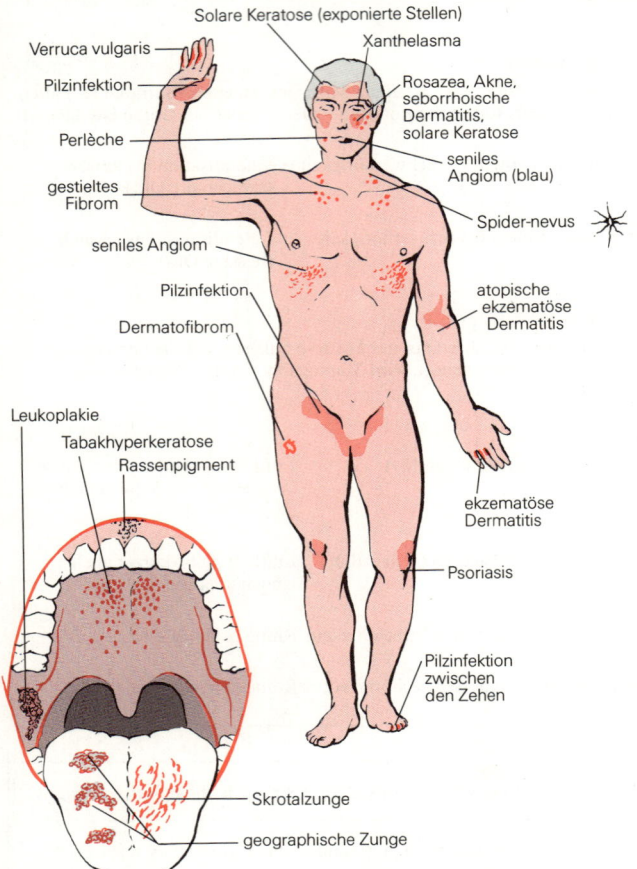

DERMATOLOGISCHE LÄSIONEN

Schematisierte Darstellung häufiger Hautläsionen (post.)

Fitzpatrick, Johnson (1971) Fundamentals of dermatologic diagnosis.
In: Fitzpatrick et al. (eds) Dermatology in general medicine. McGraw-Hill, New York

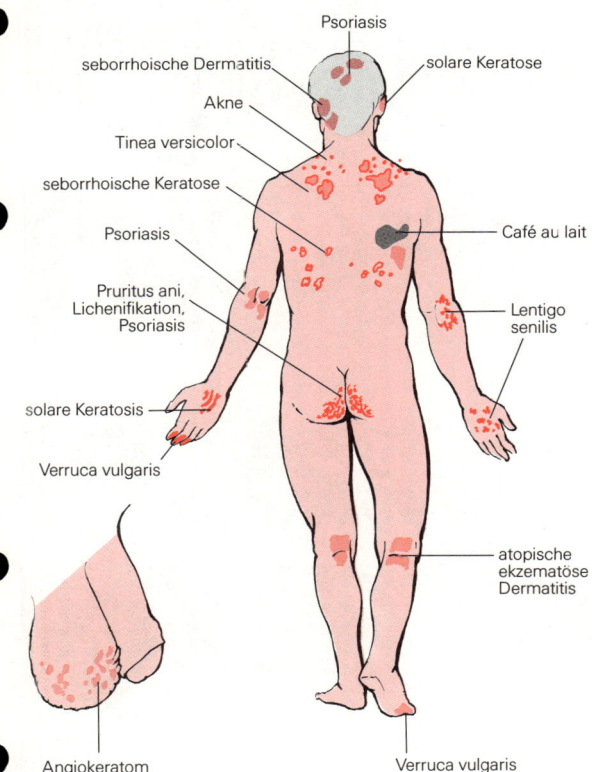

HAUTEFFLORESZENZEN

Primäre Effloreszenzen

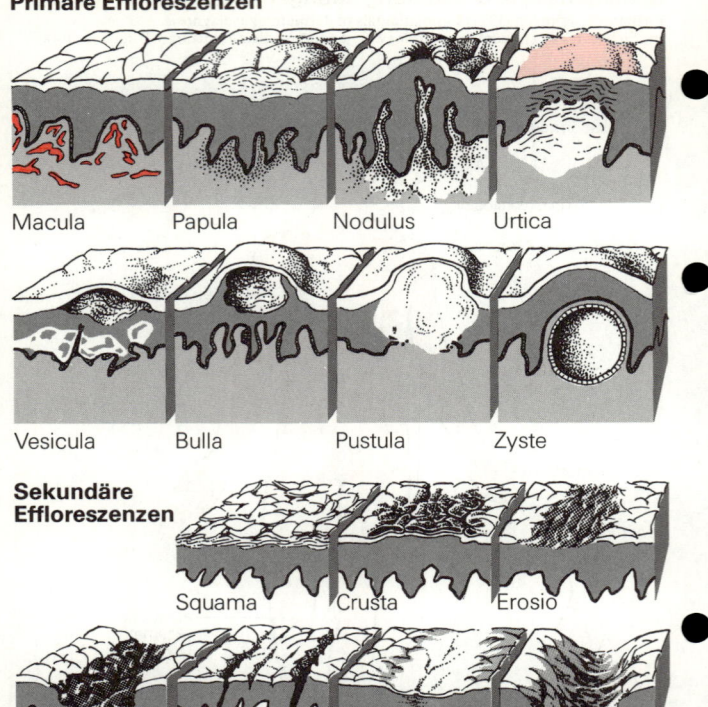

Macula | Papula | Nodulus | Urtica

Vesicula | Bulla | Pustula | Zyste

Sekundäre Effloreszenzen

Squama | Crusta | Erosio

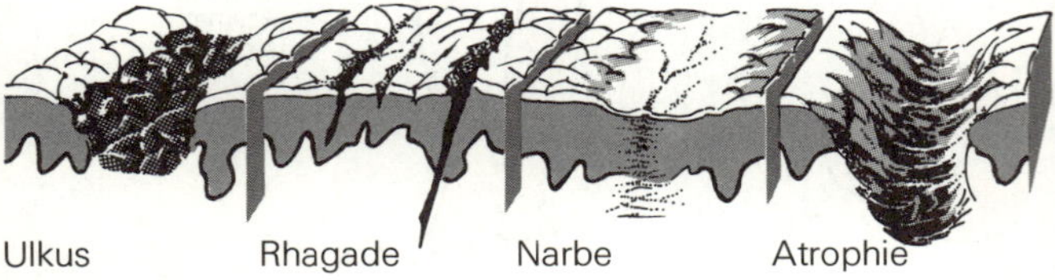

Ulkus | Rhagade | Narbe | Atrophie

HAUTLÄSIONEN

Klinische Klassifikation der Hautläsionen

Hautschicht	In der Ebene der Haut	Über der Hautebene	Unter der Hautebene
Epidermis Melanozyten	Hypomelanot. und hypermelanot. (braune) Makula		
Keratinozyten	Makula	Papula, Vesica, Bulla, Pustula, Plaque, Hyperkeratose, ekzemat. Dermatitis, exsud. (impetiginöse) Läsion	Atrophie Fissur
Dermis Bindegewebe	Atrophie Sklerose	Papula, Nodulus, Ödem	Ulkus, Sklerose, Atrophie, Exkoriation
Gefäße	Teleangiektasie Purpura	Urtika, Erythema multiforme, morbilliform, skarlatiniform	
Panniculus adiposus		Nodulus Erythema nodosum	Atrophie

QUERSCHNITTSTOPOGRAPHIE

Memorix

Querschnittstopographie zur Orientierung auf CT-Bildern

(Nach Wegener OH, Ganzkörper-Computertomographie, mit freundlicher Genehmigung der Autoren sowie der Schering AG Berlin)

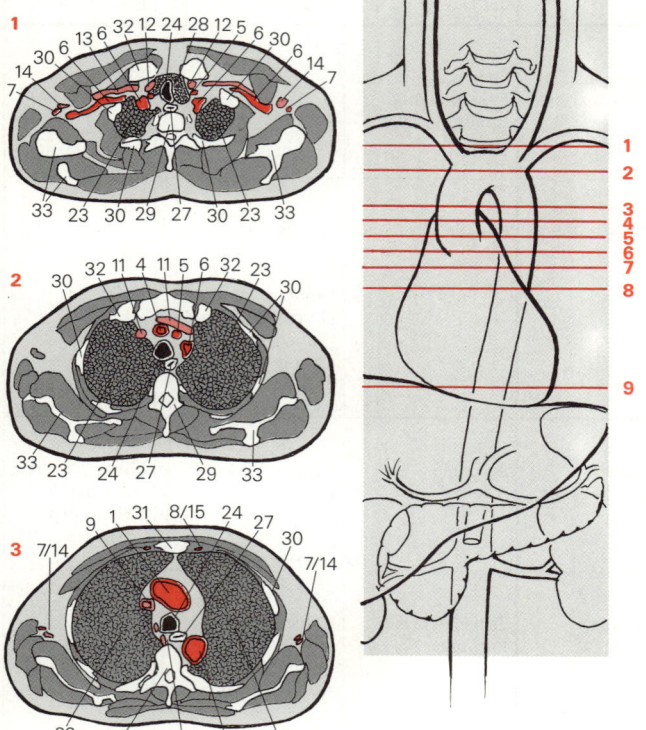

QUERSCHNITTSTOPOGRAPHIE

Querschnittstopographie zur Orientierung auf CT-Bildern
(Nach Wegener OH, Ganzkörper-Computertomographie, mit freundlicher Genehmigung der Autoren sowie der Schering AG Berlin)

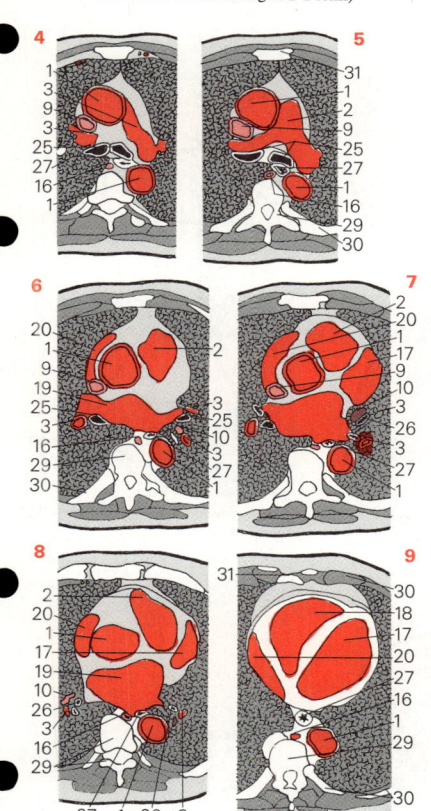

Arterien
1 Aorta
2 Truncus pulmonalis
3 A. pulmonalis
4 Truncus brachiocephalicus
5 A. carotis communis
6 A. subclavia
7 A. axillaris
8 A. thoracica interna

Venen
9 V. cava superior
10 V. pulmonalis
11 V. brachiocephalica (anonyma)
12 V. jugularis interna
13 V. subclavia
14 V. axillaris
15 V. thoracica interna
16 V. azygos

Organe
17 Herz, linker Ventrikel
18 Herz, rechter Ventrikel
19 Herz, linker Vorhof
20 Herz, rechter Vorhof
21 Septum interventriculare
22 Perikard
23 Lunge
24 Trachea
25 Hauptbronchus
26 Lappenbronchus
27 Ösophagus
28 Schilddrüse

Skelett
29 Wirbelsäule
30 Rippe(n)
31 Sternum
32 Clavicula
33 Scapula

QUERSCHNITTSTOPOGRAPHIE

Memorix

Querschnittstopographie

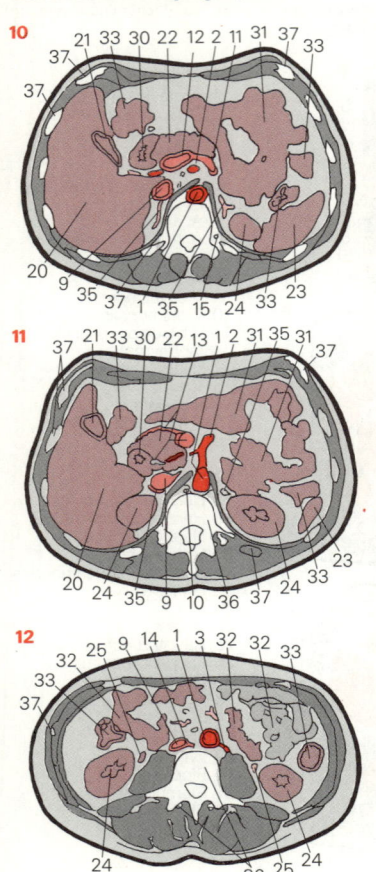

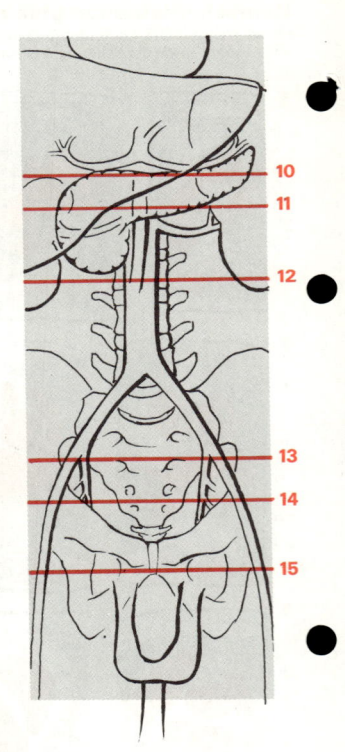

Arterien

1. Aorta abdominalis
2. A. mesenterica superior
3. A. lumbalis
4. A. iliaca interna
5. A. iliaca externa
6. A. femoralis
7. A. pudenda
8. A. penis dorsalis

QUERSCHNITTSTOPOGRAPHIE

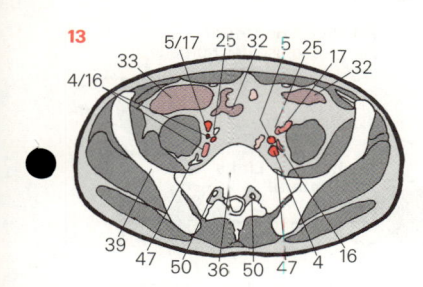

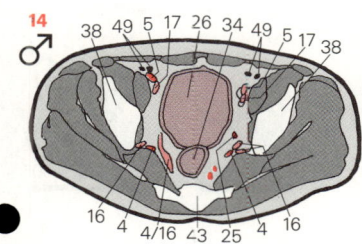

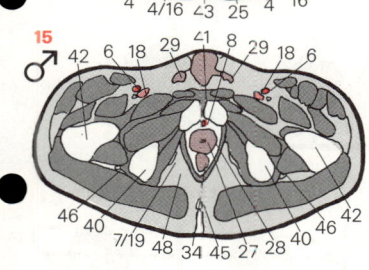

Querschnittstopographie

Venen
9 V. cava inferior
10 V. azygos
11 V. lienalis
12 V. portae
13 V. mesenterica superior
14 V. lumbalis
15 V. vertebralis
16 V. iliaca interna
17 V. iliaca externa
18 V. femoralis
19 V. pudenda

Organe
20 Leber
21 Gallenblase
22 Pankreas
23 Milz
24 Niere
25 Ureter
26 Harnblase
27 Urethra
28 Prostata
29 Funiculus spermaticus
30 Duodenum
31 Jejunum
32 Ileum
33 Kolon
34 Rektum
35 Nebenniere

Skelett u. a.
36 Wirbelsäule
37 Rippe(n)
38 Os coxae
39 Os ilium
40 Tuber ossis ischii
41 Symphyse
42 Femur
43 Os sacrum
44 Sakroiliakalgelenk
45 Os coccygis
46 Nervus ischiadicus
47 Plexus lumbosacralis
48 Fossa ischiorectalis
49 Lymphknoten
50 Spinalwurzel

RÖNTGENPOSITIONEN

Memorix

Allgemeine Röntgendiagnostik (Terminologie)

Patientenposition – *liegend,* Gesicht nach oben (engl. **supine**)
– *liegend,* Gesicht nach unten (engl. **prone**)
– *aufrecht,* stehend oder sitzend (engl. **erect**)

Projektionen bestimmt durch die Richtung, die die Röntgenstrahlen durch den Patienten nehmen (von Röntgenröhre →■ auf Röntgenplatte)

AP Anteroposterior
Die Rückseite des Körpers
liegt dem Film an

PA Posteroanterior
die Vorderseite des Körpers
liegt dem Film an

Röntgenplatte (Film)

Rechts lateral   **Links lateral**

Lat. Lateral (seitlich)
eine Körperseite liegt
dem Film an

Oblique (engl.) jede Position zwischen AP (bzw. PA) und lateral (für spezielle Aufnahmen, z. B. Koronarangiographie wird meist der Winkel festgelegt, das Winkelmaß wird häufig mit angegeben)

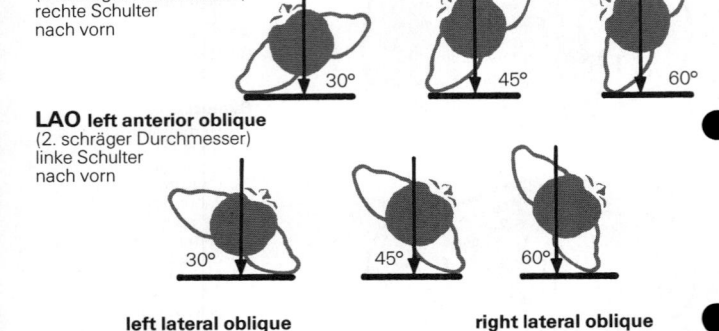

RAO right anterior oblique
(1. schräger Durchmesser)
rechte Schulter
nach vorn

30°   45°   60°

LAO left anterior oblique
(2. schräger Durchmesser)
linke Schulter
nach vorn

30°   45°   60°

left lateral oblique   **right lateral oblique**

20°   20°   20°   20°

CHECK-UP DES KARDIALEN PATIENTEN

Inspektion

- Allgemeinzustand, Ernährungszustand, Adipositas
- Atemrhythmus, Dyspnoe
- Thoraxform (Trichterbrust, Hühnerbrust, flacher Thorax, Voissure, Skoliose)
- Sichtbare Pulsationen
  [A. carotis, Brustwandbewegung, Rücken (Aortenisthmusstenose), epigastrisch (Trikuspidalinsuffizienz)]
- Systolische Einziehung Interkostalraum (Pericarditis adhaesiva)
- Fokussuche (Zähne, Rachen, Tonsillen)
- Obere Einflußstauung, Schilddrüsenvergrößerung
- Atrophische untere Extremität gegenüber Oberkörper (Aortenisthmusstenose)
- Überlange Finger (Marfan-Syndrom)
- Positiver Kapillarpuls (periphere Vasodilatation)
- Abgegrenzte starke Rötung der Wangen (Facies mitralis, Mitralstenose)
- Rheumatische Granulome, Eryhtema anulare, Petechien, Hautembolien
- Ödeme, prätibial, Aszites
- Subikterus (Sklerenfarbe), Anämie

Zyanose

Zentral: Sauerstoffuntersättigung des arteriellen Blutes (samtartige tiefrote Schleimhaut von Zungenunterseite, Mund, Konjunktiven) Haut warm, Trommelschlegelfinger, Uhrglasnägel; Ursachen: z. B. Rechts-links Shunt, alveoläre Hypoventilation (blue bloaters s. S. 104), erschwerte O$_2$-Diffusion der Lunge (Fibrose, Mitralstenose)

Peripher: O$_2$-Ausschöpfung in Peripherie erhöht, O$_2$-Sättigung des arteriellen Blutes normal, besonders Akren kühl, blaß, livide, Haut kalt, Schleimhaut normal; Ursachen: Reduktion Herzminutenvolumen (Aortenstenose), periphere Vasokonstriktion

Veränderungen des Arterienpulses

Pulsus	Kriterium	Interpretation
Durus Altus Celer	Rascher Anstieg, Druck erhöht, verkürzter Gipfel, rascher Abfall	Hyperkinesie (Fieber, Anämie, Angst), schnelles Wegströmen von Blut, z. B. Aorteninsuffizienz, starre Aortenwand, Atherosklerose
Mollis Tardus Parvus	Verzögerter Anstieg, verbreiterter Gipfel, Druck vermindert	Herzzeitvolumen ↓, Obstruktion ventrikuläre Ausflußbahn, z. B. Aortenstenose
Bisferiens	Doppelgipflig	Aorteninsuffizienz, -stenose, hypertrophe obstruktive Kardiomyopathie
Alternans	Wechselnde Amplitude von Schlag zu Schlag	Linksherzinsuffizienz
Paradoxus	Pulsdruckabfall > 10 mm Hg inspiratorisch	Konstriktive Perikarditis, schwere obstruktive Lungenerkrankung

HEPATOJUGULÄRER REFLUX

Hepatojugulärer Reflux

Prüfung: Patient mit 45° geneigtem Oberkörper lagern, mit der Handfläche Druck (ca. 30–60 s) auf Abdomen (re. oberer Quadrant oder Mitte) ausüben; Patient soll informiert sein und ruhig weiteratmen.

Beurteilung:

Volumenbelastung durch Auspressen des Splanchnikusgebiets

Normal: **Korrektur** innerhalb weniger Herzschläge, Halsvenen nicht mehr sichtbar **bzw.** inspiratorisch kollabiert (negativer Intrathorakaldruck → venöser Rückfluß verbessert)

Positiv (pathologisch): Halsvenen ständig sichtbar, bleiben auch inspiratorisch gestaut

Ursachen: **Latente** Rechtsherzinsuffizienz
DD: (konstriktive Perikarditis, Obstruktion Vena cava superior).

Jugulärer Venenpuls (Patient flach lagern)

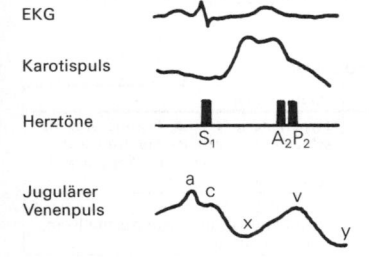

EKG

Karotispuls

Herztöne — S_1, A_2P_2

Jugulärer Venenpuls — a, c, x, v, y

a   Vorhofkontraktion
c ⎫ Ventrikelkontraktion,
x ⎭ AV-Ebene ↓
v   Vorhoffüllung
y   Öffnung der AV-Klappen

Pathologisch:

v-Welle ↑: Trikuspidalinsuffizienz (Regurgitation)

a-Welle ↑: Trikuspidalstenose, (schwere) Formen von Pulmonalstenose, pulmonaler Hypertension

ausgeprägt, irregulär: Kompletter AV-Block, AV-Dissoziation

HALSVENENDRUCK

Halsvenendruck = Kriterium für Rechtsherz(volumen)-belastung

Messung:
45-Grad-Lagerung des Patienten und Beurteilung der Halsvenenfüllung:

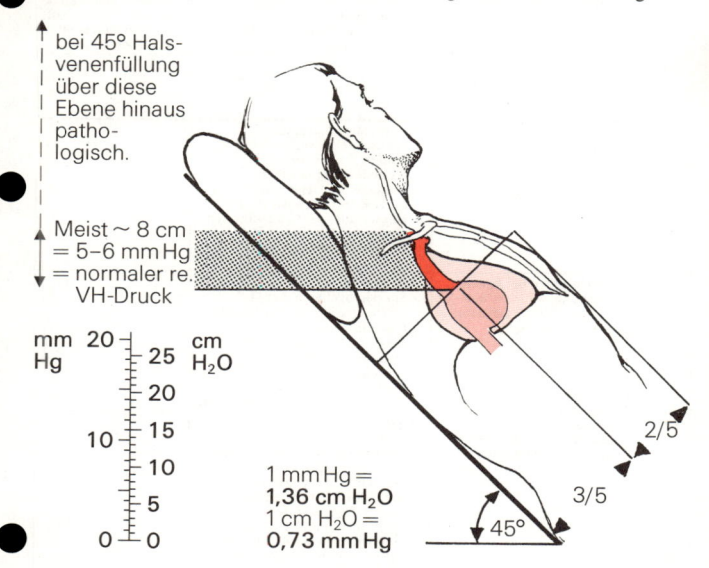

bei 45° Halsvenenfüllung über diese Ebene hinaus pathologisch.

Meist ~ 8 cm
= 5–6 mm Hg
= normaler re. VH-Druck

mm Hg 20 / 25 cm H$_2$O
20
10 / 15
10
5
0 / 0

1 mm Hg = **1,36 cm H$_2$O**
1 cm H$_2$O = **0,73 mm Hg**

2/5
3/5
45°

Normal:
Halsvenen ungefüllt, da Blutsäule bei normalem Druck im rechten Vorhof (5–6 mm Hg = 8 cm H$_2$O) nur bis Klavikula **reicht.**

Erhöht (bei 45 Grad gefüllt).
Ursachen: erhöhter rechter Vorhofdruck = **manifeste** Rechtsherzinsuffizienz
DD: Pericarditis constrictiva. Obstruktion V. cava superior u. a. Durch Vergrößerung bzw. Verkleinerung des Winkels und Bestimmung Distanz Nulllinie bis Höhe der Halsvenenfüllung kann der Druck abgeschätzt werden.

Bestimmung Nullebene (Ebene rechter Vorhof):
4. ICR, senkrecht unter Lot durch den Thorax, Höhe Grenze zwischen 2. und 3. Fünftel des Thoraxdurchmessers.

NYHA-KLASSIFIKATION

NYHA (New York Heart Association)-Klassifikation

Klassifizierung der Herzinsuffizienz oder koronaren Herzerkrankung [Criteria Committee, New York Heart Association. Diseases of the Heart and Blood Vessels; Nomenclature and Criteria for Diagnosis (6th ed.). Boston: Little, Brown, 1964, p. 114].

Klasse	Einstufung nach dem belastungsabhängigen Auftreten von Beschwerden: **Atemnot** und/oder **Angina pectoris** oder auch Erschöpfung, Palpitationen u.a.	Beispiele für Belastungen* * Modifiziert nach: Approach to the cardiac patient. Sci. Am. 1986, p. 11/83	ca. dem Verbrauch von METs entsprechend*; 1 MET (Metabolisches Äquivalent) = 3,5 ml Sauerstoffbedarf/kg/min
(0)	(in dieser Klassifikation nicht vorhanden, keine Klasse für einen Patienten mit normalem Herzen)		> 10
I	große Belastungen ohne Beschwerden (außergewöhnlich anstrengende körperliche Belastungen können zu Beschwerden führen)	**beschwerdefrei möglich:** - sehr schnelles Gehen oder Laufen (ca. 8 km/h) - schnelles Bergaufgehen - Tragen eines Gegenstandes von ca. 12 kg 8 Treppenstufen hoch - Heben eines ca. 40 kg schweren Gegenstandes - Schneeschaufeln - **Kind:** alle Spiele möglich	ca. 7–10
II	Beschwerden bei höheren, nicht ungewohnten Belastungen: leichte Belastungen beschwerdefrei	**Beschwerden bei:** - Spazierengehen mit ca. 4–5 km/h, Spazierengehen **bergauf** - Geschlechtsverkehr - schnelles Treppensteigen mehr als 5 Stufen - Gartenarbeit - **Kind:** bei gewissen Spielen (Mannschaftsspiel, Stafettenlauf)	ca. 5–6
III	Beschwerden schon bei leichteren Belastungen: in Ruhe beschwerdefrei	**Beschwerden bei:** - Bettenmachen - Duschen ohne Unterbrechung - Ankleiden ohne Unterbrechung - langsames Treppensteigen, schnelles Treppensteigen schon nach 5 Treppenstufen - langsames Spazierengehen (3–4 km/h) **in der Ebene**, Begleitperson muß Rücksicht nehmen - **Kind:** alle Spiele mit Beschw.	ca. 2–5
IV	Beschwerden in Ruhe: keine der oben genannten Belastungen möglich	**Beschwerden bei:** - Sprechen (nur kurze Sätze mögl.) - Aufstehen, nach wenigen Schritten - langsames Steigen von weniger als 5 Treppenstufen - **in Ruhe**	≤ 2

Therapeutische Klassifikation nach NYHA (Quelle wie oben)

Klasse A Keine Einschränkungen der körperlichen Belastungen notwendig

B Übliche körperliche Belastungen brauchen nicht eingeschränkt zu werden, Beschränkung von außergewöhnlich schweren oder wiederholt schweren Belastungen

C Übliche körperliche Belastungen sollten mittelgradig eingeschränkt werden, Vermeidung von Dauerbelastungen

D Übliche körperliche Belastungen sollten deutlich eingeschränkt werden

E Patient sollte sich nicht mehr belasten, möglichst Bettruhe oder Lehnstuhl

AUSKULTATION

Auskultationsareale. [Nach Shah PM, Slodki SJ, Luisada AA (1964) A review of the „classic" areas of auscultation of the heart. Am J Med 36 : 293]

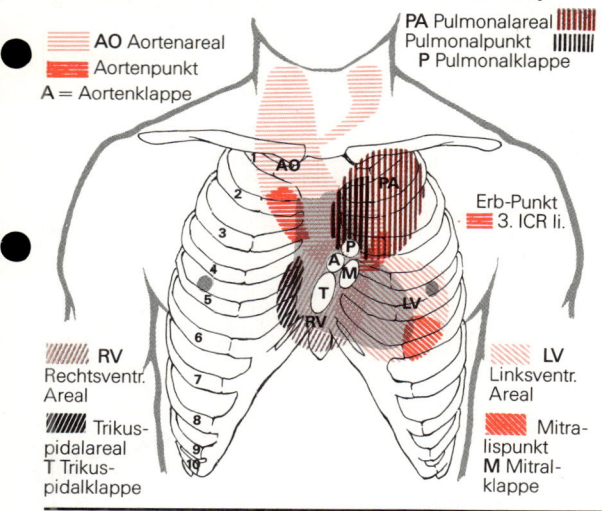

AO Aortenareal
Aortenpunkt
A = Aortenklappe

PA Pulmonalareal
Pulmonalpunkt
P Pulmonalklappe

Erb-Punkt
3. ICR li.

RV Rechtsventr. Areal

Trikuspidalareal
T Trikuspidalklappe

LV Linksventr. Areal

Mitralispunkt
M Mitralklappe

Definition der Herztöne und Extratöne

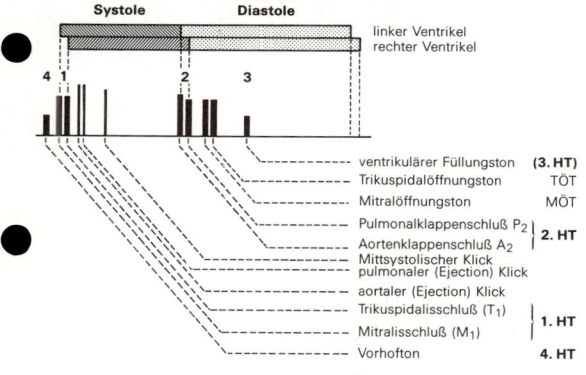

Systole   Diastole

linker Ventrikel
rechter Ventrikel

ventrikulärer Füllungston	**(3. HT)**
Trikuspidalöffnungston	TÖT
Mitralöffnungston	MÖT
Pulmonalklappenschluß P_2	**2. HT**
Aortenklappenschluß A_2	
Mittsystolischer Klick	
pulmonaler (Ejection) Klick	
aortaler (Ejection) Klick	
Trikuspidalisschluß (T_1)	**1. HT**
Mitralisschluß (M_1)	
Vorhofton	**4. HT**

AUSKULTATION I

Memorix

Standart. Schema kardialer Auskultation

Grad 1/6: Ein äußerst leises Geräusch, das **erst nach einem gewissen Konzentrationszeitraum gerade noch gehört** werden kann.
Grad 2/6: Ein leises Geräusch, das aber **sofort bei Beginn der Auskultation** ohne Schwierigkeiten gehört wird/wird nicht durch aufgesetzten Handrücken gehört.
Grad 3/6: Ein mäßig lautes, **deutlich hörbares Geräusch (ohne Schwirren)**/wird durch aufgesetzten Handrücken gehört.
Grad 4/6: Ein **lautes Geräusch von zartem Schwirren** begleitet/wird bis zum Handgelenk fortgeleitet.
Grad 5/6: Ein **sehr lautes Geräusch mit starkem Schwirren,** das jedoch **nur** bei (zumindest teilweise) **aufgelegtem Stethoskopkopf** zu hören ist/wird bis Unterarm fortgeleitet.
Grad 6/6: Ein sehr lautes Geräusch, das noch gehört werden kann, wenn das Stethoskop einige Zentimeter von der Brustwand abgehoben wird (sog. **Distanzgeräusch**).

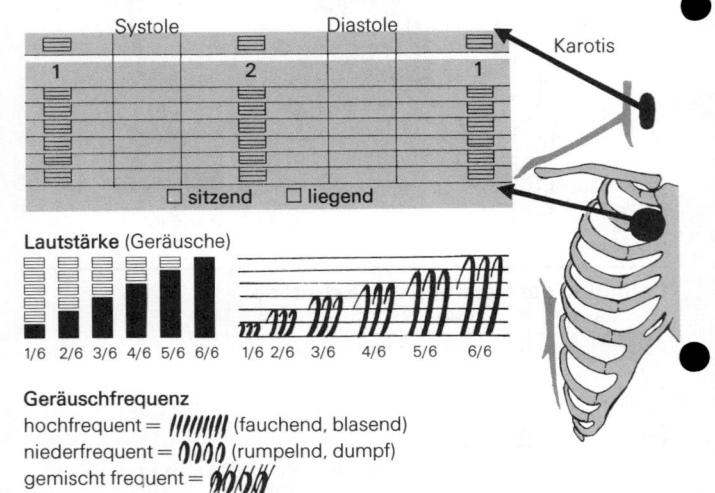

Lautstärke (Geräusche)

1/6 2/6 3/6 4/6 5/6 6/6   1/6 2/6 3/6 4/6 5/6 6/6

Geräuschfrequenz

hochfrequent = ////////// (fauchend, blasend)
niederfrequent = ∩∩∩∩ (rumpelnd, dumpf)
gemischt frequent = ⏀⏀⏀⏀

Symbol für Geräuschcharakter

■ = Herzton, I = Click, kurzer Herzton (MÖT)

◁▭▷ = Austreibungsgeräusch, ▊▊▊▊ = Holosystol. (diastol.) Geräusch

▷▭▭ = Decrescendo, ◁▭▭ = Crescendo

AUSKULTATION II

◄ systolisch ►◄ diastolisch ►

prä-systolisch | proto-systolisch | meso-systolisch | tele-systolisch | proto-diastolisch | meso-diastolisch | prä-systolisch

Karotis

1 — 2 — 1

☐ sitzend   ☐ liegend

☐ sitzend   ☐ liegend

in Axilla fortgeleitet

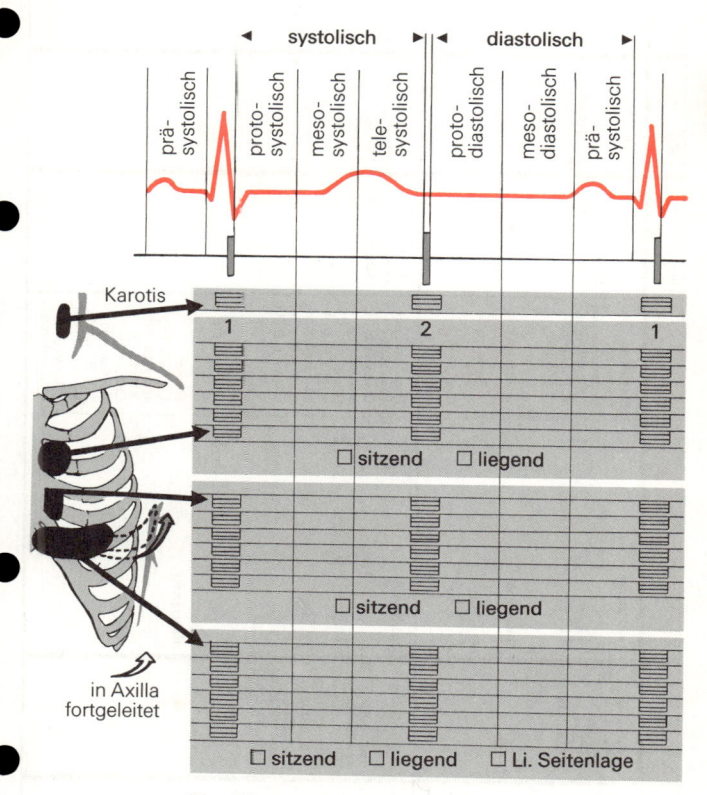

☐ sitzend   ☐ liegend   ☐ Li. Seitenlage

☐ = Körperposition, in der das Geräusch am besten zu hören ist

VITIEN

Vitium	Klinische Untersuchung	Auskultation		Punctum maximum	EKG	Röntgen
Aortenstenose	Pulsus tardus Schwirren (Jugulum, 2. ICR rechts, 4. ICR links)	**Leichtgradig**	**Systolikum Crescendo/ Decrescendo vom 1. HT abgesetzt, oft frühsystolischer Klick. **Je ausgeprägter, desto später Geräuschmaximum A_2 wird leiser, paradoxe Spaltung 2. HT**	2. ICR re. parasternal Herzspitze Jugulum, Erb	Oft unauffällig, Linkshypertrophie, Linksschädigung P sinistrokardiale, selten Linksschenkelblock	Oft unauffällig, Linksherzvergrößerung (linker Ventrikel), Klappenkalk, Lungenstauung
		Höhergradig				
Aorteninsuffizienz	Hohe Blutdruckamplitude, Blutdruck niedriger, Pulsus celer et altus, Kapillarpuls, tastbarer Fingerpuls, sichtbarer Puls der Karotiden	**Leichtgradig**	Hochfrequentes diastolisches Decrescendogeräusch. **Leicht:** 1. HT o.B., evtl. frühsystol. Klick, leises frühsystol. Geräusch, 2. HT normal bis betont, frühdiastol. Decrescendo	Erb, besonders im Sitzen, Neigung nach vorne (Spitze)	Nur höhergradige Formen, Linkslage, P sinistrokardiale, Linkshypertrophie, T-Veränderungen, Linksschädigung	Mit Fortschreiten li. Ventrikel ↑ Aortenektasie, später auch li. Vorhof ↑ (Mitralisation), Lungenstauung, Klappenkalk
		Höhergradig		**Schwer:** 1. u. 2. HT abgeschwächt, frühmesosystol. Crescendo/ Decrescendo 3., 4. HT, an der Herzspitze, evtl. Präsystolikum (Austin-Flint)			

VITIEN

Mitral-stenose	Gelegentlich Schwirren über Herzspitze, spätsystolisch/ frühdiastolisch	(Phonokardiogramm: 1.HT, 2.HT MÖT, A₂ P₂)	**Paukender 1.HT** Systole frei **2.HT o.B. MÖT,** daran anschließend niederfreq. diastol. Decrescendogeräusch, bei SR präsystol. Crescendo; **je früher MÖT, desto ausgeprägter Vitium.** Zeichen für pulmonale Hypertonie: P₂ betont, Pulmonalinsuffizienzgeräusch	Herzspitze (Linksseitenlage)	P sinistrokardiale, Vorhofflattern/-flimmern, Steil-/Rechtstyp, inkompletter Rechtsschenkelblock, selten Rechtsherzhypertrophie, Rückbildungsstörungen	**Linker Vorhof ↑,** Zeichen Lungenstauung s.S. 92, 93 **Zeichen für pulmonale Hypertonie:** Pulmonalbogen ↑, rechter Ventrikel ↑ **Klappenkalk**
Mitral-insuffizienz	Herzspitzenstoß verbreitert, lateralisiert, hebend, systolisches Schwirren über Spitze	**Leichtgradig** (Phono: 1.HT, 2.HT A P) **Höhergradig** (Phono: 1.HT, 2.HT A)	Mit 1.HT einsetzendes Holosystolikum (bandförmig), evtl. 3. HT. **Leicht:** Geräusch früh-/ mittelsystolisch, hochfrequent, hell, blasend, Diastole frei, 1. u. 2. HTnormal. **Höhergradig: 1.HT abgeschw.** Mittel-niederfrequentes Holosystolikum (rauher), breite Spaltung 2.HT; **frühdiast. niederfreq. Crescendo-/ Decrescendogeräusch (relative Mitralstenose) 3., 4. HT**	5. ICR links parasternal. Spitze. Fortleitung → li. lateral in mittlere Axillarlinie	Wenn leicht, meist o.B., Linkslage, P sinistrokardiale, Vorhofflimmern, Linkshypertrophie, gelegentlich Rechtshypertrophie	Wenn leicht, meist o.B.; li. Ventrikel ↑ li. Vorhof ↑ Lungenstauung
			1. HT 2. HT C EC Pulm. EC MÖT TOT		1. Herzton 2. Herzton Klick Ejektionsklick Pulmonaler Ejektionsklick Mitralöffnungston Trikuspidalöffnungston	

VITIEN

Vitium	Klinische Untersuchung	Auskultation	Punctum maximum	EKG	Röntgen
Mitralsegelprolaps	Evtl. systolisches Schwirren 1.–3. ICR links parasternal	**Sehr verschiedenartig**, ein oder mehrere **mittsystolische Klicks**, oft anschließend Systolikum. Änderung mit Körperposition Stehen → Verlagerung in frühe Systole Hocke → Verlagerung in späte Systole	2.–5. ICR links, Herzspitze	Meist normal, ventrikuläre, supraventrikuläre Extrasystolen, gelegentlich T-Negativierung II, III, aVF	Nur bei bedeutsamer Mitralinsuffizienz Veränderungen
Pulmonalstenose		**Leichtgradig** 1. HT o.B., **vom 1. HT abgesetzt, spindelförmiges Systolikum**, pulmonaler Ejektionsklick **Höhergradig** Wenn höhergradig, Systolikum über A_2 herausreichend, Abstand A_2 P_2 größer	1.–3. ICR links parasternal, Fortleitung nach linkslateral	Oft unauffällig, inkompletter Rechtsschenkelblock, Rechtshypertrophie, höhergradig Rechtstyp, überdrehter Rechtslage, P dextrokardia	Schon bei leichten Formen **Pulmonalbogen betont, höhergradig** re. Ventrikel ↑, li., re. Pulmonalarterie erweitert, Pulmonalbogen +++, reduzierte periphere Lungengefäße
Pulmonalinsuffizienz		1. HT o.B., leises Früh-/Mittsystolikum, gespaltener 2. HT, P_2 betont; davon abgesetzt früh-/mittdiastol. Geräusch. **Je höher Stenose, desto näher Systolikum an P_2**	3.–4. ICR links	Inkompletter Rechtsschenkelblock	Rechter Ventrikel ↑, Pulmonalbogen ↑, Pulmonale Hypertonie, Mitralstenose
Trikuspidalstenose (meist begleitend zu anderen Vitien)	**Obere und untere Einflußstauung** (meist gleichzeitig Mitralstenose), Belastungsdyspnoe, präsystolischer **Jugularvenenpuls**	Präsystolisches Crescendo, 1. HT betont. TÖT mit anschließendem Decrescendodiastolikum, bei Inspiration lauter	4.–5. ICR links	Oft Vorhofflimmern, P dextrokardiale	Rechter Vorhof ↑

VITIEN

		Phonokardiogramm	Auskultation	Punctum maximum	EKG	Röntgen
Trikuspidal-insuffizienz (meist begleitend zu anderen Vitien)	Obere und untere Einflußstauung, systol. Leber-/Venenpulse, Aszites, Rechts-herzinsuffizienz		Hochfrequentes Holosystolikum, fehlt bei leichten Formen bzw. Rechtsherz-insuffizienz, bei Inspiration lauter	4.–5. ICR links, bei Dilatation re. Ventrikel bis Herzspitze	Entsprechend begleitendes Vitium, Vorhofflimmern	Rechter Ventrikel ↑, rechter Vorhof ↑, obere Hohlvene ↑, Vena azygos ↑
Vorhof-septum-defekt		**Kleinerer Defekt**	1. HT unauffällig, früh-/mittsyst. spindelförmiges Systolikum, **konstante Spaltung 2. HT.**	2.–4. ICR links	Meist inkompletter Rechtsschenkel-block (kompl. Rechtsschenkel-block), evtl. P dextrokardiale, Rechtshypertrophie, p-biatriale, **Ostium-primum-Defekt: (überdreher) Linkstyp. Ostium-secun-dum-Defekt: meist Steil-/Rechtstyp**	Rechter Ventrikel ↑, erweiterte periph. Lungen-gefäße, Durch-leuchtung: "tanzende Hili"
		Größerer Defekt	Großer Defekt: früh-/mittdiast. spindelförmiges Diastolikum			
Ventrikel-septum-defekt	Höhergradig: Zyanose, Uhr-glasnägel, Trommel-schlegelfinger		1. HT unauffällig, hochfreq. protosyst. Crescendo/Decrescendo. 2. HT nicht fix gespalten. (evtl. relative Mitralstenose)	3.–5. ICR linksparasternal	Linkshyper-trophie, P sinistrokardiale	Bei mittelgradi-gem Defekt: Herzvergröße-rung, re. Ventrikel ↑, li. Vorhof ↑, li. Ventrikel ↑, Durchleutung: "tanzende Hili"
Ductus arteriosus apertus (Botalli)	Diastolischer Blutdruck nied-rig, Trommel-schlegelfinger, Uhrglasnägel		Mittel-/hochfrequentes Systolikum/Diastolikum (**Maschinengeräusch**), höhergradig: betonter P2	1.–2. ICR linksparasternal, links-lateral	Linkshypertro-phie, P sinistro-kardiale, Vorhof-flimmern, **pulmonale Hyperto-nie**: Rechtsbe-lastung, Rechts-hypertrophie	Nur bei großem Shunt: li. Vorhof ↑, li. Ventrikel ↑, periph. Lungen-gefäße erweitert

KÜNSTLICHE HERZKLAPPEN

Auskultationsphänomene verschiedener Herzklappen bei normaler Funktion.

[Modifiziert nach Smith ND, Raizada V, Abrams J (1981) Auscultation of the normally functioning prosthetic valve. Ann Intern Med 95: 594 sowie Vogel W et al (1981) Leben mit künstlicher Herzklappe. Dtsch Ärzteblatt 78:725]

Klappentyp	Kugelklappe	Hubscheibenklappe	Kippscheibenklappe	Doppelflügelklappe	Bioprothese
Abgebildetes Modell	Starr-Edwards	Kay-Shiley	Björk-Shiley	St.-Jude-Medical	Carpentier-Edwards-Xenograft
Verwandte Modelle	Harken, Cooley-Cutter, Smeloff-Cutter, McGovern, Braunwald-Cutter, De Bakey	Cross-Jones, Hufnagel, Kay-Suzuki, Beall, Harken, Cooley-Bloodwell-Cutter, Cooley-Cutter	Wada-Cutter, Lillehei-Kaster, Hall-Kaster, Omniscience		Hancock, Angell-Shiley, Ionescu-Shiley,
Schema der Blutströmung					
Mitralposition	2. HT-MÖT-Intervall 0,07-0,11 (bis 0,15) s MÖT lauter als MST 2-3/6 syst. Austreibungsgeräusch Kein diast. Geräusch	Kugelklappe („Kugel im Käfig"), Hubscheibenklappe („Scheibe im Käfig") auskultatorisch gleich	2. HT - MÖT-Intervall 0,05-0,09 s MÖT selten hörbar 2/6 syst. Austreibungsgeräusch häufig 1-2/6 diast. Durchflußgeräusch „Rumpeln" nicht selten	2. HT-MÖT nur selten hörbar (0,09 ± 0,02 s nach 2. HT) 2/6 syst. Austreibungsgeräusch häufig Leises diastolisches Durchflußgeräusch möglich	2. HT-MÖT-Intervall 0,10 s MÖT hörbar in 50% der Patienten 1-2/6 apikales Austreibungsgeräusch in 50% Diastolisches Rumpeln in 50 bis 70%

KÜNSTLICHE HERZKLAPPEN

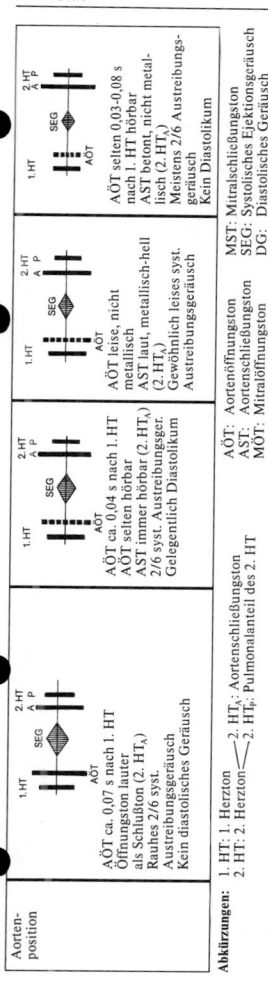

Aortenposition	AÖT ca. 0,07 s nach 1. HT Öffnungston lauter als Schlußton (2. HT$_A$) Austreibungsgeräusch Rauhes 2/6 syst. Kein diastolisches Geräusch	AÖT ca. 0,04 s nach 1.HT AÖT selten hörbar AST immer hörbar (2. HT$_A$) 2/6 syst. Austreibungsger. Gelegentlich Diastolikum	AÖT leise, nicht metallisch AST laut, metallisch-hell (2. HT$_A$) Gewöhnlich leises syst. Austreibungsgeräusch	AÖT selten 0,03–0,08 s nach 1. HT hörbar AST betont, nicht metallisch (2. HT$_A$) Meistens 2/6 Austreibungsgeräusch Kein Diastolikum

Abkürzungen:
1. HT: 1. Herzton
2. HT: 2. Herzton — 2. HT$_A$: Aortenschließungston
— 2. HT$_P$: Pulmonalanteil des 2. HT

AÖT: Aortenöffnungston
AST: Aortenschließungston
MÖT: Mitralöffnungston

MST: Mitralschließungston
SEG: Systolisches Ejektionsgeräusch
DG: Diastolisches Geräusch

Hinweise für Klappendysfunktion:
- **Änderung der zu erwartenden Geräusche** (oft Frühzeichen, meist nur sehr diskret, selten ausgeprägt, s. Tabelle unten)
- Plötzliches Kreislaufversagen, Herzinsuffizienzzeichen
- Embolisation im großen Kreislauf
- Hämolytische Anämie (auch bei normaler Klappenfunktion möglich → Bestimmung von Hämolyseparametern, s. S. 193–195)

Ursachen für Klappendysfunktion	Symptomatik	Mitralposition	Aortenposition
Infektiöse Endokarditis	Beginn meist im Bereich Nahtring Cave: Perforation bei Bioprothesen Abszesse → neu Linksschenkel-Rechtsschenkelblock	Systolikum ↑	Diastolikum ↑ bzw. neu
Paravalvuläres Leck Nahtlösung	→ Regurgitationsgeräusch	Systolikum ↑	Diastolikum ↑ bzw. neu
Klappenthrombose, Verlegung	Embolisation!	Verschwinden bzw. Leiserwerden von Clicks Geräusche verändert, neu	
Klappendeformierung, Bruch, Riß u. a. Mechanische Abnutzung		Änderung des Geräuschcharakters Fehlen von Öffnungs- oder Verschlußgeräuschen bei mechanischen Klappen ist immer auffällig	
„Ballvarianz" bei Kugelprothesen	Änderung von Form u. Größe des Balles		
Einklemmen von Scheibenprothesen	Intermittierend, dauernd	Neue Clickserien, „Ballrattern"	
Perforation, Versteifung, Schrumpfung bei Bioprothesen		Refluxgeräusch	
		Refluxgeräusch	

ENDOKARDITISPROPHYLAXE

Empfehlungen der Schweizerischen Arbeitsgruppe zur Endokarditisprophylaxe
[Mit freundlicher Genehmigung Nachdruck aus Schweiz. Ärztezeitung (1986) 67:348]

Endokarditisrisiko verschiedener Herzvitien

Mäßiges Risiko
- Kongenitale Herzvitien: alle nicht operierten angeborenen Herzfehler (Ausnahme s. unten) alle operierten angeborenen Herzfehler (Ausnahme s. "hohes Risiko"* und unten)
- Rheumatische Klappenvitien
- Mitralklappenprolaps mit Mitralinsuffizienz
- Hypertrophe, obstruktive Kardiomyopathie

Hohes Risiko
- Klappenprothese
- Status nach bakterieller Endokarditis
- Status nach Herzoperation mit „Conduit"

Keine Endokarditisprophylaxe nötig bei:
- Vorhofseptumdefekt (Secundumtyp) ohne Zusatzvitien
- Herzschrittmacher
- Mitralklappenprolaps ohne Mitralinsuffizienz
- Status nach aortokoronarem Bypass
- Status nach Ligatur eines offenen Ductus Botalli
- Status nach Verschluß eines Vorhofseptumdefekts vom Secundumtyp ohne Residualshunt und ohne Zusatzvitien nach dem 1. postoperativen Jahr**

* Im Einzelfall kann ein Status nach chirurgischem aortopulmonalem Shunt als „hohes Risiko" betrachtet werden
** Im Einzelfall kann auch nach einer Operation mit „patch" auf die Endokarditisprophylaxe verzichtet werden

Eingriffe und verursachte relevante Bakteriämie, die einer Prophylaxe bedürfen

a) Oropharynx
- Zahnärztliche Eingriffe (Zahnsteinentfernung, Paradontalkürettage, Paradontalchirurgie, Wurzelbehandlung, zahnchirurgische Eingriffe)
- Tonsillektomie/Adenotomie
- Bronchoskopie mit starrem Instrument
- Chirurgische Eingriffe an den oberen Luftwegen
- Fiberoptische Bronchoskopie, Intubation, Gastroskopie, (Prophylaxe nur bei hohem Risiko empfohlen)

b) Intestinaltrakt
- Chirurgische Eingriffe an Kolon und Gallenwegen
- Ano-, Rekto-, Koloskopie, Holzknechtuntersuchung (Prophylaxe nur bei hohem Risiko empfohlen)

Urogenitaltrakt
- Zystoskopie
- Chirurgische Eingriffe
- Blasenkatheterisierung, Blasenpunktion, Geburt, Kürettagen, IUD-Einlagen/-Entfernung (Prophylaxe nur bei hohem Risiko empfohlen)

c) Andere
Eingriffe an infektiösen Herden, z. B. Hautabszesse (keine Prophylaxe bei Herzkatheteruntersuchung)

Merke: Bei Infekten gleiche Therapie wie bei Herzgesunden, d. h. Antibiotika bei bakteriellen Infekten

---

Prophylaxevorschlag bei Erwachsenen mit mäßigem Infektrisiko

ad a) + b)	Amoxicillin, 3 g p.o. 1 h vor Eingriff
ad c)	Flucloxacillin, 2 g p.o. 1 h vor Eingriff

Bei Penicillinallergie

ad a) + c)	Clindamycin, 600 mg p.o. 1 h vor Eingriff
ad b)	Vancomycin, 1 g i.v. in einstündiger Infusion, Beginn 1 h vor Eingriff

Bei hospitalisierten Patienten
Es wird empfohlen, die parenterale Gabe von Amoxicillin (ad a + b) bzw. Flucloxacillin (ad c) mit Gentamicin, 120 mg i.m. (i.v. bei Antikoagulation) ½ h vor Eingriff, dann 80 mg i.m. (i.v.) alle 8 h (5 Dosen) zu kombinieren

Bei Penicillinallergie: Gentamicin wie oben in Kombination mit Vancomycin, 1 g i.v. in einstündiger Infusion, Beginn 1 h vor Eingriff, dann 1 g i.v. alle 12 h (3 Dosen)

Prophylaxevorschlag bei Erwachsenen mit hohem Infektrisiko

ad a) + b)	Amoxicillin, 3 g p.o. 1 h vor Eingriff dann 750 mg p.o. alle 6 h (7 Dosen) oder Amoxicillin, 1 g i.v. ½ h vor Eingriff, dann 1 g i.v. alle 8 h (5 Dosen)
ad c)	Flucloxacillin, 2 g p.o. 1 h vor Eingriff, dann 500 mg p.o. alle 6 h (7 Dosen) oder Flucloxacillin, 1 g i.v. ½ h vor Eingriff, dann 1 g i.v. alle 8 h (5 Dosen)

Bei Penicillinallergie

ad a)	Clindamycin, 600 mg p.o. 1 h vor Eingriff, dann 300 mg p.o. alle 6 h (7 Dosen)
ad b) + c)	Vancomycin, 1 g i.v. in einstündiger Infusion, Beginn 1 h vor Eingriff, dann 1 g i.v. alle 12 h (3 Dosen)

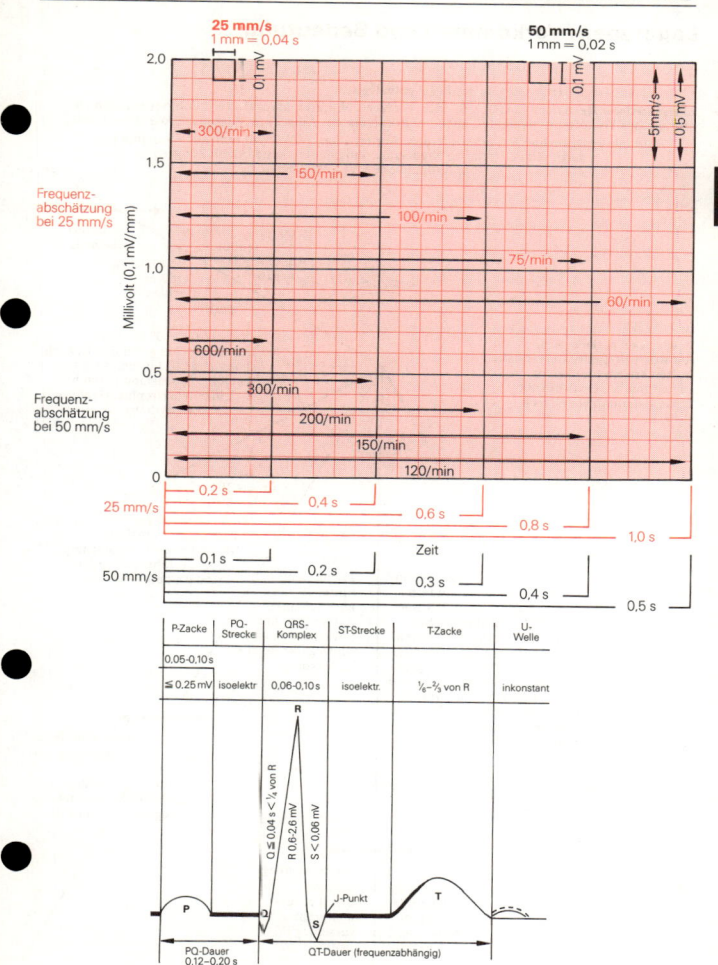

Memorix

NORMWERTE EKG

25 mm/s
1 mm = 0,04 s

50 mm/s
1 mm = 0,02 s

0,1 mV

5 mm/s / 0,5 mV

Frequenzabschätzung bei 25 mm/s

Millivolt (0,1 mV/mm)

- 300/min
- 150/min
- 100/min
- 75/min
- 60/min

Frequenzabschätzung bei 50 mm/s

- 600/min
- 300/min
- 200/min
- 150/min
- 120/min

25 mm/s: 0,2 s — 0,4 s — 0,6 s — 0,8 s — 1,0 s

Zeit

50 mm/s: 0,1 s — 0,2 s — 0,3 s — 0,4 s — 0,5 s

P-Zacke	PQ-Strecke	QRS-Komplex	ST-Strecke	T-Zacke	U-Welle
0,05–0,10 s					
≤ 0,25 mV	isoelektr.	0,06–0,10 s	isoelektr.	1/6 – 2/3 von R	inkonstant

R

Q ≤ 0,04 s < 1/4 von R
R 0,6–2,6 mV
S < 0,06 mV

P, Q, S, J-Punkt, T

PQ-Dauer 0,12–0,20 s

QT-Dauer (frequenzabhängig)

EKG-LAGETYP

Memorix

Lagetypen / Vorkommen und Bedeutung

Überdrehter Linkstyp ($\alpha > -30°$), **in der Regel pathologisch:**
Linksanteriorer Hemiblock (LAH), z. B. nach Vorderwandinfarkt, Myokarditis, Diphtherie, Foramen primum des Vorhofseptumdefektes, auch bei Pyknikern mit Adipositas, Aortensklerose, Hypertonie.
Linkshypertrophie: Erworbene Vitien, Aortenvitien, WPW-Syndrom, auch Variante des Sagittaltypes (relative Niederspannung in den Standardableitungen), bei Asthenikern bzw. Leptosomen.

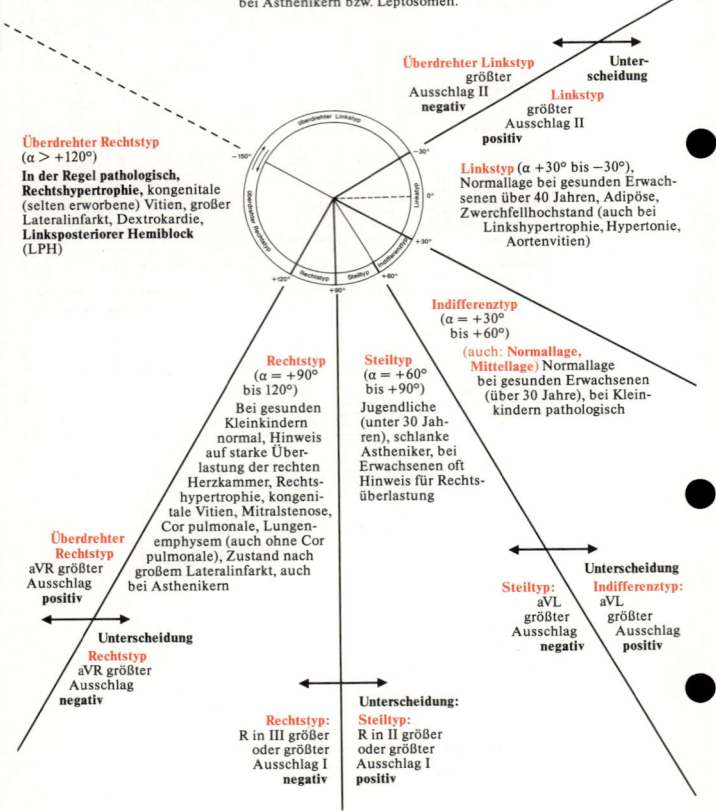

Überdrehter Linkstyp
größter Ausschlag II
negativ

Unterscheidung

Linkstyp
größter Ausschlag II
positiv

Überdrehter Rechtstyp
($\alpha > +120°$)
In der Regel pathologisch,
Rechtshypertrophie, kongenitale (selten erworbene) Vitien, großer Lateralinfarkt, Dextrokardie, **Linksposteriorer Hemiblock (LPH)**

Linkstyp ($\alpha = +30°$ bis $-30°$), Normallage bei gesunden Erwachsenen über 40 Jahren, Adipöse, Zwerchfellhochstand (auch bei Linkshypertrophie, Hypertonie, Aortenvitien)

Indifferenztyp
($\alpha = +30°$ bis $+60°$)
(auch: **Normallage, Mittellage**) Normallage bei gesunden Erwachsenen (über 30 Jahre), bei Kleinkindern pathologisch

Rechtstyp
($\alpha = +90°$ bis $120°$)
Bei gesunden Kleinkindern normal, Hinweis auf starke Überlastung der rechten Herzkammer, Rechtshypertrophie, kongenitale Vitien, Mitralstenose, Cor pulmonale, Lungenemphysem (auch ohne Cor pulmonale), Zustand nach großem Lateralinfarkt, auch bei Asthenikern

Steiltyp
($\alpha = +60°$ bis $+90°$)
Jugendliche (unter 30 Jahren), schlanke Astheniker, bei Erwachsenen oft Hinweis für Rechtsüberlastung

Überdrehter Rechtstyp
aVR größter Ausschlag
positiv

Unterscheidung
Rechtstyp:
aVR größter Ausschlag
negativ

Unterscheidung

Steiltyp:
aVL größter Ausschlag
negativ

Indifferenztyp:
aVL größter Ausschlag
positiv

Unterscheidung:
Rechtstyp:
R in III größer oder größter Ausschlag I
negativ

Steiltyp:
R in II größer oder größter Ausschlag I
positiv

EKG-LAGETYP

Bestimmung der elektrischen Herzachse in der Frontalebene (Lagetyp)

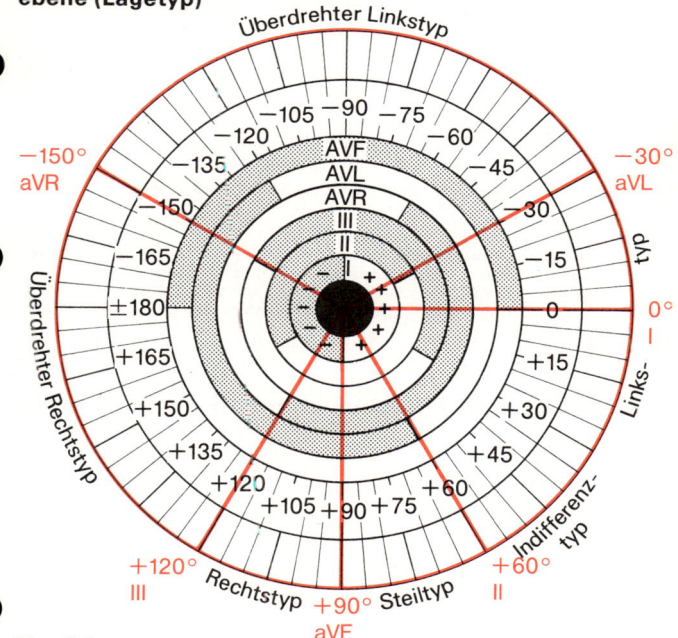

Cabrera-Kreis:
Die Ableitung, die mit der elektrischen Herzachse am meisten übereinstimmt zeigt die höchste Amplitude der R-Zacke.
Praktisches Vorgehen: die (oder die beiden) Ableitungen mit der größten R-Zacke heraussuchen; α liegt auf der der entsprechenden Achse des Kreises (bzw. zwischen den beiden entsprechenden Achsen des Kreises).
Elektrische Herzachse ausgedrückt durch den Winkel α (QRS).

Schema zur raschen Identifizierung des QRS-Vektors in der Frontalebene: Man beginnt im Zentrum der Kreise, indem man in Abl. I feststellt, ob der größte Ausschlag positiv oder negativ ist. Indem man nach außen fortschreitet, wird der Bereich für den Vektor immer mehr eingeengt. (Modifiziert nach H.W. Bucher, Klinische Diagnostik erworbener und angeborener Herzfehler, Schwabe Basel/Stuttgart 1969).

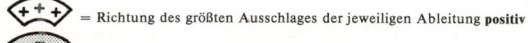

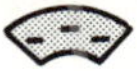

= Richtung des größten Ausschlages der jeweiligen Ableitung **positiv**

= Richtung des größten Ausschlages der jeweiligen Ableitung **negativ**

EKG/LIHYPERTROPHIE

EKG-Kriterien der Kammerhypertrophie
[Nach Csapo G (1980) Konventionelle und intrakardiale Elektrokardiographie. Documenta Geigy, Basel]

Kammerhypertrophie links

1. Amplitudenkriterien — 3 Punkte
a) größte R- oder S-Zacke
 in den Extremitätenableitungen ≥ 2 mV (20 mm; typisch ist eine R-Vergrößerung in I und/oder in aVL)
b) größte S-Zacke in V_1, V_2 oder $V_3 \geq 2,5$ mV (25 mm)
c) größte R-Zacke in V_4, V_5 oder $V_6 \geq 2,5$ mV (25 mm)

Die Anwesenheit von **einem** oder mehreren Kriterien erfüllt die **3 Punkte**.

2. ST-T-Kriterien
Bei Patienten *ohne Digitalis*behandlung oder — 3 Punkte
bei Patienten *mit Digitalis*behandlung — 1 Punkt
Zum QRS-Komplex diskordante ST-Segment- und T-Welle (in typischen Fällen: ST gesenkt in I, aVL oder aVF, V_{5-6}; ST-Hebung in V_{2-3}, weiterhin T flach, biphasisch oder negativ in I, aVL, V_{5-6}, evtl. aVF; QT-Distanz verlängert).

3. Axiskriterien
Linkstyp über $-15°$ — 2 Punkte

4. QRS-Kriterien
a) **Linksverspätung:** Oberer Umschlagpunkt (OUP) $> 0,055$ sec in V_6 — 1 Punkt

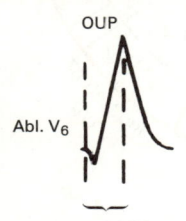

Abl. V_6

$> 0,055$ sec

b) QRS-Dauer $> 0,09$ sec — 1 Punkt

Maximale Punktzahl: 10	10 Punkte
Linksventrikuläre Hypertrophie	≥ 5 Punkte
Verdacht auf linksventrikuläre Hypertrophie	4 Punkte

Bei Patienten mit Sinusrhythmus ergibt P sinistroatriale 3 zusätzliche Punkte (Mitralstenose soll ausgeschlossen werden).

Gebräuchliche Indizes für linksventrikuläre Hypertrophie (alle Amplituden als positive Zahl verrechnet)

Sokolow-Lyon-Index: S in V_1 bzw. V_2 (dort wo am größten) + R in V_5 bzw $V_6 >$ **3,5 mV**
Lewis-Index: R in I + S in III $> 2,5$ mV

EKG/REHYPERTROPHIE, VH-BELASTUNG

Kammerhypertrophie rechts

1. Amplitudenkriterien — 3 Punkte
a) V_1: R hoch ($> 0{,}7$ mV), S klein ($< 0{,}2$ mV);
   bei unvollständigem Rechtsschenkelblock V_1: R $> 1{,}0$ mV;
   bei vollständigem Rechtsschenkelblock V_1: R $> 1{,}5$ mV
b) V_{5-6}: R klein, S tief ($> 0{,}7$ mV)

2. ST-T-Kriterien — 3 Punkte
Zum QRS diskordante ST-T in V_{1-3}: ST-Strecke gesenkt, T-Welle negativ oder biphasisch

3. Axiskriterien — 2 Punkte
Rechtstyp: QRS $> 120°$ (wenn $> 150°$, II überwiegend negativ)

4. QRS-Kriterien
a) Rechtsverspätung: OUP $> 0{,}03$ sec in V_1 — 1 Punkt
b) QRS-Dauer zwischen $0{,}09$ und $0{,}11$ sec — 1 Punkt

Maximale Punktzahl: 10 — 10 Punkte

Rechtsventrikuläre Hypertrophie	≥ 5 Punkte
Verdacht auf rechtsventrikuläre Hypertrophie	4 Punkte

Sokolow-Lyon-Index: (SLJ) für rechtsventrikuläre Hypertrophie: R in V_2 bzw. V_1 und S in V_5 bzw. V_6 (dort wo am größten) $> 1{,}05$ mV

EKG bei Vorhofbelastung

	Veränderungen der P-Welle		
	Konfiguration	Repräsentative Abl. (hier bes. deutlich)	Abl. V_1
links (P mitrale = P sinistroatriale)	Verbreitert, doppelgipfelig ($> 0{,}11$ sec)	I, II, aVL, V_4–V_6	negativer 2. Anteil
rechts (P pulmonale = P dextroatriale)	spitz, hoch (> 3 mm)	II, III, aVF	positiv
beide Vorhöfe (P cardiale = P biatriale)	verbreitert und / oder spitz, hoch	I, II, III, aVL, aVF, V_4–V_6	biphasisch (spitz **und** verbreitert)

REIZLEITUNGSBLOCK

Blockbilder im EKG	Diagnostische Kriterien
AV-Block = atrioventrikulärer Block	
I. Grades	PQ-Dauer > 0,20 s
II. Grades Typ I (auch Mobitz I, Wenckebach-Periodizität)	PQ-Dauer verlängert sich zunehmend bis Höchstwert, dann Ausfall AV-Überleitung
Typ II (auch Mobitz II)	einmaliger/mehrfacher Ausfall AV-Überleitung (z. B. 2:1, 3:1 usw.) bei Überleitung bleibt PQ-Dauer gleich
III. Grades (totaler AV-Block)	AV-Überleitung vollständig unterbrochen

unifaszikulär

RSB = Rechtsschenkelblock vollständig – **QRS ≥ 0,12 S** unvollständig – **QRS < 0,12 S**	Verspätung der größten Negativitätsbewegung (> 0,03 S) in V1 (V2) Breite positive Kammerkomplexe in III, aVF, aVR, V1, V2 (R < R' in V1)
LAH = Linksanteriorer Hemiblock (sehr häufig)	Überdrehter Linkstyp (α −30° bis −90°) qR in I, aVL rS in II, III, aVF, V6 QRS normal bis gering verlängert
LPH = Linksposteriorer Hemiblock (selten, prognostisch schlecht)	qR in II, III, aVF rS in I, aVL überdrehter Rechtstyp, α > +110° QRS < 0,12 S (rechtsventrikuläre Hypertrophie ausschließen)

bifaszikulär

LSB = Linksschenkelblock vollständig – **QRS ≥ 0,12 S** unvollständig – **QRS < 0,12 S**	Breite, positive Kammerkomplexe I, aVL, V5, V6 größte Negativitätsbewegung in V5, V6 > 0,055 S
LAH + RSB (relativ häufig)	RSB-Bild in V1, V2 = breite, positive Kammerkomplexe + überdrehter Linkstyp qR in I, aVL, rS in II, III, aVF
LPH + RSB (sehr selten, schlechte Prognose)	Rechtstyp, α > +90°, rS in I, aVR, qR in II, III, aVF (Rechtshypertrophie ausschließen)

REIZLEITUNGSSYSTEM

Reizleitungssystem des Herzens

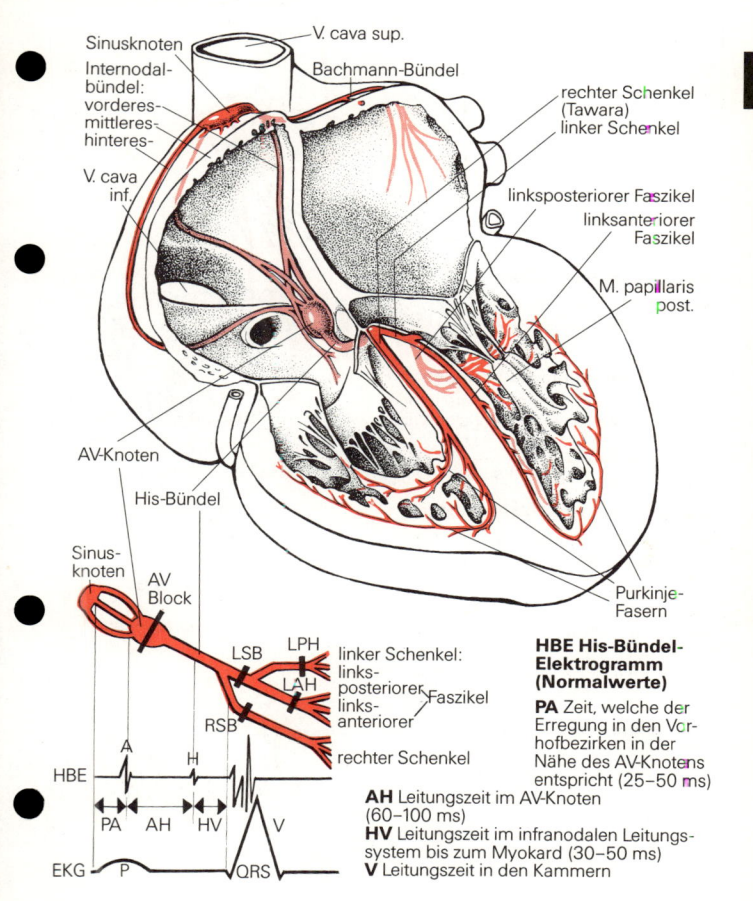

Labels (Herzdiagramm):
- Sinusknoten
- Internodalbündel: vorderes-, mittleres-, hinteres-
- V. cava sup.
- Bachmann-Bündel
- V. cava inf.
- rechter Schenkel (Tawara)
- linker Schenkel
- linksposteriorer Faszikel
- linksanteriorer Faszikel
- M. papillaris post.
- AV-Knoten
- His-Bündel
- Purkinje-Fasern

Schema (EKG/HBE):
- Sinusknoten
- AV Block
- LSB, LPH, LAH, RSB
- linker Schenkel: linksposteriorer / linksanteriorer Faszikel
- rechter Schenkel
- HBE: A, H
- PA, AH, HV, V
- EKG: P, QRS

HBE His-Bündel-Elektrogramm (Normalwerte)

PA Zeit, welche der Erregung in den Vorhofbezirken in der Nähe des AV-Knotens entspricht (25–50 ms)

AH Leitungszeit im AV-Knoten (60–100 ms)

HV Leitungszeit im infranodalen Leitungssystem bis zum Myokard (30–50 ms)

V Leitungszeit in den Kammern

EKG-ELEKTRODENPOSITIONEN

Brustwandableitungen

(unipolar nach Wilson)
- V_1 – 4. ICR parasternal re.
- V_2 – 4. ICR parasternal li.
- V_3 – zwischen V_2 und V_4
- V_4 – 5. ICR in der Medioklavikularlinie li. (normalerweise Herzspitze)
- V_5 – vordere Axillarlinie in Höhe von V_4 li.
- V_6 – mittlere Axillarlinie in Höhe von V_4 li.

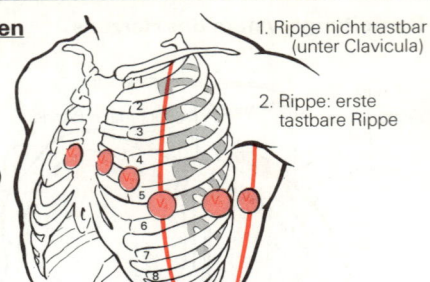

1. Rippe nicht tastbar (unter Clavicula)
2. Rippe: erste tastbare Rippe

Spezielle Brustwandableitungen:

- V_7 – hintere Axillarlinie in Höhe V_4
- V_8 – linke mittlere Skapularlinie in Höhe V_4
- V_9 – linke Paravertebrallinie in Höhe V_4

Rechtspräkordiale Ableitungen:

(nützlich bei rechtsventrikulärem Infarkt, Rechtshypertrophie, kongenitalen Vitien)

V_{3R} V_{4R} V_{5R} V_{6R}

an den entsprechenden Orten wie linksseitige Ableitungen

Extremitätenableitungen:

- rechter Arm: rot (oder 1 Ring)
- linker Arm: gelb (oder 2 Ringe)
- linkes Bein: grün (oder 3 Ringe)
- [rechtes Bein: schwarz (Erde)]

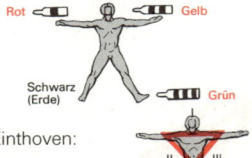

Bipolare Extremitätenableitungen nach Einthoven:

Ableitung I   linker Arm → rechter Arm
Ableitung II linkes Bein → rechter Arm
Ableitung III linkes Bein → linker Arm

Unipolare Ableitungen nach Goldberger:
[a (augmented): verstärkt]

- aVR – Potential rechter Arm
- aVL – Potential linker Arm
- aVF – Potential linker Fuß

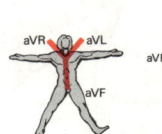

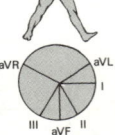

LOWN-Klassen

LOWN-Klasse	Definition	typisches EKG-„Bild"
0	Keine ventrikulären Extrasystolen (VES)	
1 a	Gelegentliche VES (< 1/min., < 30/h)	
1 b	Gelegentliches VES (> 1/min., < 30/h)	
2	Häufige VES (> 30/h)	
3	Multiforme (oder polytope) VES (Einige Autoren bezeichnen einen Bigeminus als 3 b)	
4	Repetitive VES	
4 a	Paarweise VES (Couplets)	
4 b	Salven von VES (3 und mehr aufeinanderfolgende VES) (auch Kammertachykardie, -flimmern, in Original-Lown-Klassifikation nicht enthalten)	
5	Früh einfallende VES (VES stößt an/unterbricht T-Welle des vorherigen, normalen Kammerkomplexes)	

ANTIARRHYTHMIKA I

Klassifizierung der Antiarrhythmika nach Vaugham-Williams

[Vaugham-Williams, E. M.: Pharmacol. Ther. B 1 (1975), 115]

Klasse	Hauptsächlicher Wirkungsort				EKG-Veränderungen			Extrakardiale Nebenwirkungen
	Sinus-knoten	Vor-hof	AV-Knoten	His-/Purkinje-Kammern	PQ-Zeit	QRS-Dauer	QT-Zeit	
I „Membranstabilisierer" (auch „Lokalanästhetika", „Antifibrillantien"), direkter Membraneffekt mit spezifischer Hemmwirkung auf den raschen Natriumeinstrom („fast response"), dadurch Verminderung der maximalen Anstiegsgeschwindigkeit des AP (Aktionspotentials), daneben auch in unterschiedlicher Form Beeinflussung des Kaliumausstroms in Repolarisation; nach letzterem Punkt Unterteilung in ↓ Verlangsamung ↑ gelegentlich auch Frequenzsteigerung								
IA: Verlängerung des Aktionspotentials								
– Chinidin	↓/↑	→	=↑	↓↓	↑	↑	↑↑	Gastrointest. Beschwerden, Ohrensausen, Synkopen, Blutbildschädigungen
– Procainamid	→	=↑	→	↓/↓↓	=	↑	↑	Durchfälle, Erbrechen, Psychosen, Leukopenie, hämolyt. Anämie
– Disopyramid	↓/↑	→	=/↑↑	(=)/↓(↓)	=	↑	↑↑	Mundtrockenheit, gastrointest. Beschwerden, Sedierung, Cholestase, Miktionsstörungen
– Ajmalin	↓/=	→	↓/=	↓/↓↓	=/↑	↑	↑	Übelkeit, Kopfschmerzen Appetitlosigkeit, Cholestase, Leberschädigung
IB: Verkürzung des Aktionspotentials								
– Lidocain	=	=	=	=/↓	=	=	=/↓	Benommenheit, Schwindel, zentralnervöse Symptome
– Mexiletin	=	=	=	=/↓	=	=	=	Zentralnervöse Beschwerden, Hypotension, gastrointest. Beschwerden, Tremor, Doppelsehen
– Diphenylhydantoin	=/↑	=	=/↑	=/↓(↑)	=	=	↑↑	Gingivahyperplasie, Nystagmus, Ataxie, Lymphadenopathie
– Tocainid	=	=	=	(↓)	=	=	=/↓	ZNS-Störungen: Tremor, Benommenheit, Halluzinationen, Übelkeit, Agranulozytose, Lupus erythematodes

ANTIARRHYTHMIKA II

							Nebenwirkungen
IC: Keine signif. Wirkung auf die Aktionspotentialdauer							
- Flecainid	=/↑						Doppelsehen, Schwindel, Kopfschmerz, Alkoholtoleranz ↓
- Propafenon	↓	→	=/↓↓	↓↓	←	↑↑	Mundtrockenheit, salziger Geschmack, Kopfschmerzen, gastrointest. Beschwerden, Orthostase
- Lorcainid	=/↑	→	=/(↓)	=/(↓)	=/↑	←	Schwindel, Parästhesie, Übelkeit, Alpträume, Tremor, Erbrechen
- Aprindin	=↓	→	↓(↓)	↓↓	←	↑↑	Tremor, Doppelsehen, Psychosen, Leberschädigung, Agranulozytose
II Betablocker – Blockierung der Katecholaminwirkung auf Reizbildung und Erregungsleitung, daneben z.T. unspezifische Membranwirkung – z.B. Propranolol (weitere Betablocker s.S. 64, 65)	→	=/↓	↓↓	=	=/↑	=	Schwindel, Nausea, Diarrhö
III Aktionspotential- und Refraktärphasenverlängerter Ruhepotential und Phase 0 des AP bleiben unbeeinflußt							
- Amiodaron	→	(↓)	↓↓	→	←	↑↑	Hyper-, Hypothyreose, Korneaablagerungen, Photosensibilität, Lungenfibrose
- Sotalol (Betablocker)	→	(↓)	↓↓	(↓)	=	←	Nausea, Diarrhö, Schwindel, Durchblutungsstörungen, Alpträume, Hypotonie
IV Kalziumantagonisten – spezifische Hemmwirkung auf langsamen (Natrium-) Kalziumeinstrom in die Myokardzelle							
- Verapamil	↓↑	↓/=	↓↓	=	=/↑	=	Hypotonie, gastrointestinale Beschwerden, s.S. 63
- Diltiazem	=/↓	=	↓↓	=	←	=	Übelkeit, Müdigkeit, Schwindel
- Gallopamil	↓↑		↓↓	=	←	=	Schwindel, gastrointestinale Beschwerden

Bretylium (in D nicht auf dem Markt), Gruppe III (II): präsynaptischer Betablocker (Verhinderung der Noradrenalinfreisetzung)

SCHRITTMACHERÜBERWACHUNG Memorix

Checkliste zur Überwachung von Schrittmacherpatienten

Schrittmacher-patient selbst	- Inspektion der PM-Region (Rötung, Nässen) - Palpation (Schwellung, Druckschmerz, abnorme Batterieverschiebung) - **tägliche Pulskontrolle** (Frequenzabfall) - bei Symptomen → Arzt

Verlaufsunter-suchungen (Hausarzt)	- **Anamnese** (Schwindel, Pulsationen am Hals (Skelettmuskel-, Nerven-stimulation) Schlafstörungen, Angina pectoris)
	- **Inspektion/Palpation** von PM-Region und subkutanem Elektrodenverlauf (Subklavia-) Venenthrombose, Thromboembolie
	- **Auskultation** (bei Schrittmacher oft Präsystolikum)
	
	- **Pulskontrolle peripher und zentral**
	- **EKG** (evtl. Langzeit-EKG)
	  Eigenrhythmus, PM-Rhythmus, PM-Impuls partiell/total effektiv (Stimula-tionsverlust), PM-Periodendauer konstant (wenn nicht → Sensingdefekt) Frequenzabfall, Frequenzschwankungen (**Batterieerschöpfung**) Parasystolie, Extrasystolie (→ zu hohe Eigenfrequenz bei fixfrequentem Schrittmacher, medikamentöse Korrektur notwendig?)
	  (beachte: Hysterese = festgesetzte Verlängerung des Basisintervalls nach einer spontanen Herzaktion)
	- **evtl. Röntgen** bei Verdacht auf Dysfunktion: Batterielage, Elektrodenverlauf, Kontinuität, Bruch, Knick, Dislokation, Adapterdiskonnektion, Myokardpenetration, transseptale Penetration

Spezielle Funktionsunter-suchungen (PM-implantie-rende Klinik, Spezialist)	- nach Klinikentlassung
	- 3 Monate nach Implantation (Sonde eingewachsen, chronische Reizschwellen und Detektionswerte erreicht)
	- ca. 1 mal/Jahr in vom Hersteller angegebenem Garantiezeitraum, danach Zeichen von Batterieerschöpfung: kürzer (ca. 3monatig)
	
	- wenn Eigenfrequenz über PM-Frequenz:
	  - Carotisdruckversuch, β-Blocker (cave: Nebenwirkungen)
	- **Magnet-EKG:** Umschaltung von Demand auf fixfrequente Arbeitsweise (cave: gelegentlich Kammerflimmern → Defibrillator)
	- **Funktionsanalysen:** (spezielle Überwachungsgeräte):
	  a - Impulsintervall (= Stimulationsintervall, = Periodendauer, = Impuls-abstand) = zeitlicher Abstand zwischen zwei PM-Impulsen in ms (Zunahme = Frequenzabfall → **Batterieerschöpfung**)
	  b - Konstanz des Impulsintervalls (Inkonstanz → **Batterieerschöpfung**)
	  c - Impulsdauer (= Impulsbreite, meist 0,3–1,5 ms, Verlängerung → **Batterie-erschöpfung**)
	
	- **Spezialuntersuchungen:** Stimulationsschwelle, Sensingschwelle, Impuls-amplitude, Impulsform (Oszillogramm), antegrade, retrograde Leitung, atrio-ventrikulärer, ventrikulo-atrialer „Crosstalk", Störsignalbeantwortung)
	- evtl. Belastungstest
	- evtl. Langzeit-EKG

PM = Pacemaker

SCHRITTMACHERKODE

Schrittmacher-Identifikationskode nach ICHD

(Intersociety Commission for Heart Disease, nach Parsonnet V. et al., A Revised Code for Pacemaker Identification. Circulation 64, 60 A, 1981)

Buchstabe:	stets angegeben			evtl. Zusatzangaben	
	1	2	3	4	5
Kode	Ort der Stimulation	Ort der Impulswahrnehmung (wo sensierend?)	Stimulationsart (wie gesteuert?)	Programmierbare Funktionen	Besondere Tachyarrhythmiefunktionen
Bedeutung der Buchstaben lt. Kode	**V**= (ventricle) (re.) Kammer	**V**= (re.) Kammer	**T**= (triggered) getriggert	**P**= programmierbar (Frequenz und/oder Stimulationsleistung)	**B**= (bursts) Salven
	A= (atrium) (re.) Vorhof	**A**= (re.) Vorhof	**I**= (inhibited) inhibiert	**M**= multiprogrammierbar (mehr als 3 Funktionen)	**N**= (normal rate competition) kompetitive Stimulation mit Normalfrequenz
	D= (double) (re.) Vorhof + Kammer	**D**= (re.) Vorhof + Kammer	**D**= Vorhof getriggert und Ventrikel inhibiert	**C**= (communicating) Möglichkeit nichtinvasiver Unterbrechung	**S**= (scanning) Abtastfunktion
		O= (none) diese Funktion nicht vorhanden	**O**= diese Funktion nicht vorhanden	**O**= diese Funktion nicht vorhanden	**E**= (external) Externe Steuerung
	S= (single chamber) nur eine Kammer, spezielle Herstellerangabe	**S**= (single chamber) nur eine Kammer, spezielle Herstellerangabe	**R**= (reverse) Funktionsumkehrung (Stimulation reagiert eher auf Tachyarrhythmie als auf Bradyarrhythmie)		

B.O.L. = (begin of life) Betriebsbeginn des Schrittmachers

Funktionsschemata häufig gebrauchter Schrittmacher

AAI (AAT)
Vorhofstimulation nach Bedarf. Vorhof inhibiert (triggert).

VVI (VVT)
Kammerstimulation nach Bedarf. Kammer inhibiert (triggert).

VAT
Vorhofgesteuerte Kammerstimulation. Kammer nicht inhibiert.

VDD
Vorhofgesteuerte Kammerstimulation nach Bedarf. Kammer inhibiert.

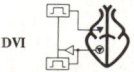

DVI
Sequentielle Vorhof- und Kammerstimulation nach Bedarf. Kammer inhibiert.

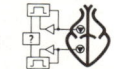

DDD
Nach Bedarf automatischer Funktionswechsel zwischen reiner Vorhofstimulation, Vorhof- und Kammerstimulation, vorhofgesteuerter Kammerstimulation. Vorhof und Kammer inhibiert.

MYOKARDSZINTIGRAMM

Memorix

Kardioszintigraphie

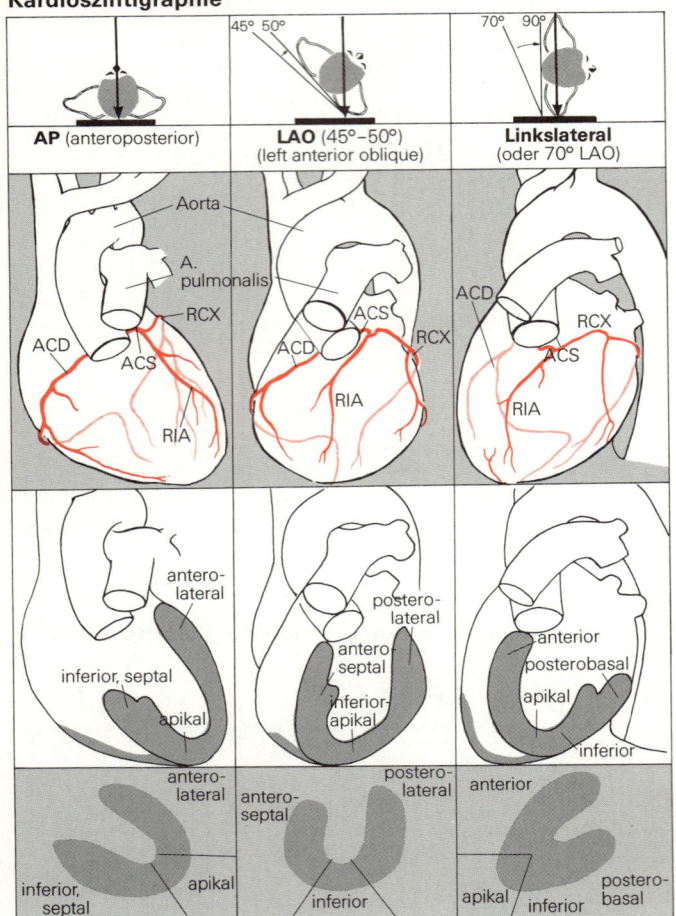

AP (anteroposterior)	LAO (45°–50°) (left anterior oblique)	Linkslateral (oder 70° LAO)
Aorta, A. pulmonalis, ACD, ACS, RCX, RIA	ACD, ACS, RCX, RIA	ACD, ACS, RCX, RIA
antero-lateral; inferior, septal; apikal	postero-lateral; antero-septal; inferior-apikal	anterior; posterobasal; apikal; inferior
antero-lateral; inferior, septal; apikal	postero-lateral; antero-septal; inferior	anterior; apikal; inferior; posterobasal

52

KORONARARTERIEN

Nomenklatur der Koronararterienäste

[(Internationale Nomenklaturkommission, Leningrad 1970) nach Kaltenbach M, Roskamm H (Hrsg.) Vom Belastungs-EKG zur Koronarangiographie, Springer Berlin Heidelberg New York 1980]

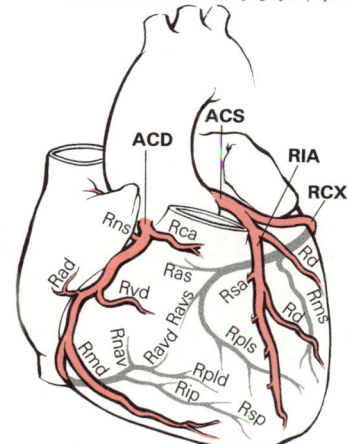

Ausgeglichener Versorgungstyp

Abkürzung

ACD A. coronaria dextra

Rca	R. coni arteriosi
Rns	R. nodi sinuatrialis
Rad	Rr. atriales dextri
Rvd	R. ventricularis dexter (ant.)
Rmd	R. marginalis dexter
Rip	R. interventricularis posterior
Rsp	Rr. septales post.
Rnav	R. nodi atrioventricularis
Rpld	R. posterolateralis dexter
Ravd	R. atrioventricularis dexter

ACS A. coronaria sinistra

RCX R. circumflexus

Ras	R. atrialis sinister
Ravs	R. atrioventricularis sinister
Rpls	R. posterolateralis sinister
Rip	R. interventricularis posterior
Rms	R. marginalis sinister
Rsp	R. septalis posterior
Rls	R. lateralis sinister
Rnav	R. nodi atrioventricularis

RIA R. interventricularis anterior

Rd	R. diagonalis
Rsa	R. septalis anterior

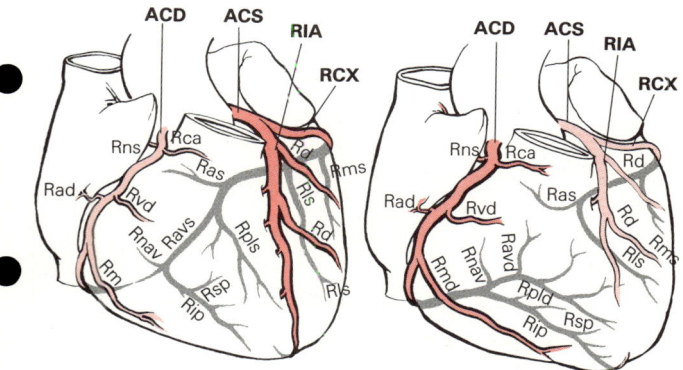

Koronarer Linksversorgungstyp

Koronarer Rechtsversorgungstyp

Herzinfarkt

Zeitlicher Verlauf typischer Veränderungen nach akutem Myokardinfarkt

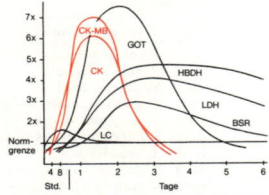

Kreatin-Phosphokinase
Isoenzym von CK (Herztyp)
(Hinweis für Infarkt: CK-MB > 6% des Gesamt-CK)
GOT = Glutamat-Oxalacetat-Transaminase
LDH = Lactat-Dehydrogenase
HBDH = Hydroxybutyrat-Dehydrogenase
LC = Leukozyten
BSR = Blutsenkungsreaktion

	Beginn verwertbarer Aktivitäts-Änderung	Maximum der Aktivitäts-Änderung	Durchschnittliche Vielfache der Norm im Maximum	Durchschnittliche Normalisierung
	4– 8 Std.	16–36 Std.	7 (2–25)	3.– 6. Tag
	4– 8 Std.	16–32 Std.	7 (–30)	2.– 3. Tag
GOT	4– 8 Std.	16–48 Std.	7 (2–25)	3.– 6. Tag
LDH	6–12 Std.	24–60 Std.	3,3 (2– 8)	7.–15. Tag
HBDH	6–12 Std.	30–72 Std.	3,5 (2– 8)	10.–20. Tag

Infarkthinweise im EKG	1.–3. Std. ~40%	4.–6. Std. ~50%	7.–9. Std. ~90%	10.–12. Std. bis 100%

Killip-Klassifikation der Herzinsuffizienz beim akuten Infarkt (nach: Killip, T., Kimball, J., T.: Treatment of myocardial infarction in a coronary care unit. Am. J. Cardiol. 20:457, 1967). I = Keine Zeichen einer Herzinsuffizienz [keine RG's (feuchte Rasselgeräusche), kein 3. HT (Herzton)]; II = Geringe bis mittelgradige Herzinsuffizienz: RG's bis zu 50% über beiden Lungenfeldern oder 3. HT; III = Schwere Herzinsuffizienz, häufig Lungenödem: RG's über 50% beider Lungenfelder, 3. HT; IV = Kardiogener Schock.

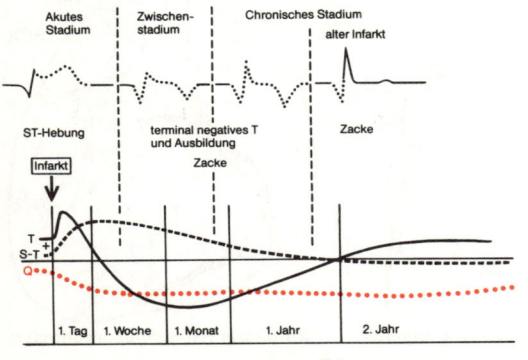

Infarkt/EKG

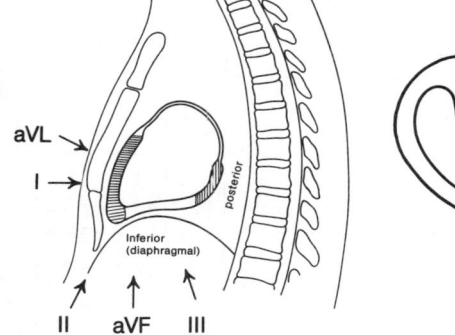

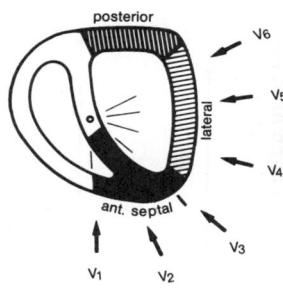

Infarktlokalisation	Zu erwartender Koronarbefund (s. S. ■■)	EKG-Veränderungen in:												
		I	II	III	aVR	aVL	aVF	V_1	V_2	V_3	V_4	V_5	V_6	V_7	V_8
Großer Vorderwandinfarkt	Proximaler Verschluß des RIA	■				■		■	■	■	■	■	■		
Anteroseptalinfarkt	Verschluß von peripheren RIA-Anteilen und Rsa							■	■	■	■				
Apikaler Vorderwandinfarkt	Verschluß peripherer RIA-Anteile									■	■				
Anterolateralinfarkt	Verschluß peripherer RIA-Anteile und Einbeziehung des R. d.	■				■				■	■	■	■		
Inferolateralinfarkt	Verschluß des R.m.s.	■	■				■					■	■		
Inferiorer (diaphragmaler) Hinterwandinfarkt	Verschluß peripherer Anteile der ACD oder RCX.		■	■			■								
Posteriorer (basaler) Hinterwandinfarkt	Verschluß peripherer Anteile und Aufzweigungen des RCX, insbesondere des Ravs.							(*)	*	(*)				■	■

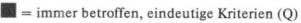

■ = immer betroffen, eindeutige Kriterien (Q)

▨ = oft zusätzlich betroffen, nicht eindeutige Kriterien (T-Negativierung)

* = posteriorer Infarkt → indirekte Zeichen: besonders hohe R-Zacken in (V_1) V_2 (V_3) (Verhältnis R zu S > 1) sowie hohe spitz-positive T-Wellen

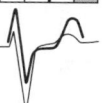

SEKUNDÄRPROPHYLAXE

Schema für die Wahl einer medikamentösen Sekundärprophylaxe nach akutem Myokardinfarkt [nach einer Empfehlung von F. Burkart (1985) Therapeutische Umschau 42:519]

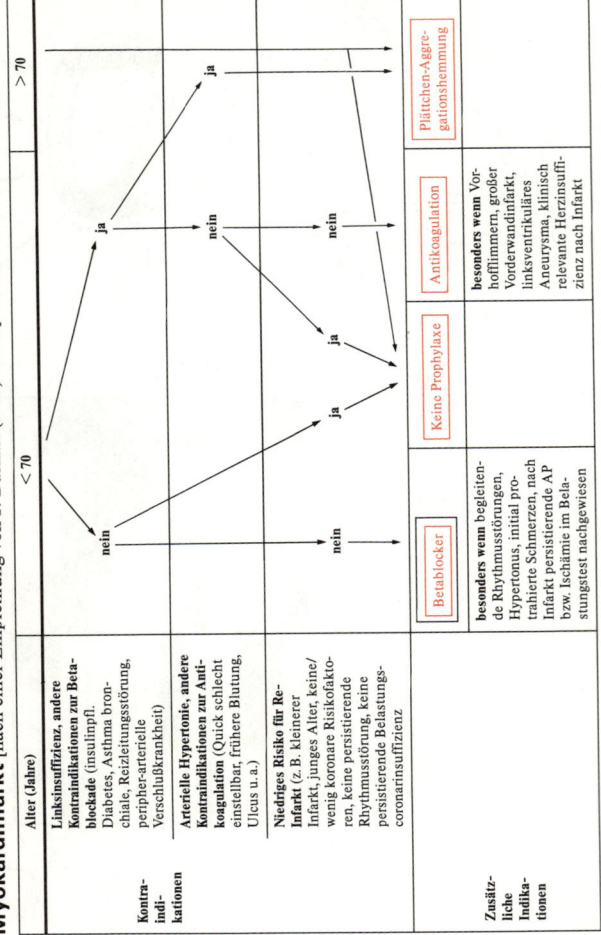

Alter (Jahre)		< 70		> 70
		Betablocker	**Keine Prophylaxe**	**Antikoagulation**	**Plättchen-Aggregationshemmung**
Kontra-indikationen	Linksinsuffizienz, andere Kontraindikationen zur Betablockade (insulinpfl. Diabetes, Asthma bronchiale, Reizleitungsstörung, peripher-arterielle Verschlußkrankheit)				
	Arterielle Hypertonie, andere Kontraindikationen zur Antikoagulation (Quick schlecht einstellbar, frühere Blutung, Ulcus u. a.)				
	Niedriges Risiko für Re-Infarkt (z. B. kleinerer Infarkt, junges Alter, keine/wenig koronare Risikofaktoren, keine persistierende Rhythmusstörung, keine persistierende Belastungscoronarinsuffizienz				
Zusätzliche Indikationen		**besonders wenn** begleitende Rhythmusstörungen, Hypertonus, initial protrahierte Schmerzen, nach Infarkt persistierende AP bzw. Ischämie im Belastungstest nachgewiesen		**besonders wenn** Vorhofflimmern, großer Vorderwandinfarkt, linksventrikuläres Aneurysma, klinisch relevante Herzinsuffizienz nach Infarkt	

Flussdiagramm-Pfade: nein → nein → nein → Betablocker; ja → nein → nein → Keine Prophylaxe / Antikoagulation (ja/ja); ja (>70) → Plättchen-Aggregationshemmung.

Herrn Professor Burkart, Kantonsspital Basel, sei für die Überlassung dieses Schemas herzlich gedankt.

LUNGENEMBOLIE

Checkliste Lungenembolie

Prädisponierende Faktoren

- Immobilisation, Bettlägerigkeit
- Adipositas
- Status nach OP, Unfall, Fraktur
- konsumierende Erkrankung (Ca, Infekt)
- Herzinsuffizienz
- absolute Arrhythmie
- tiefe Thrombophlebitis, Varikosis
- Ovulationshemmer (+ Nikotin)
- Myokardinfarkt (Rechtsherzinfarkt)
- Herzklappenfehler
- Diuretika

Symptome

- Tachykardie
- Tachypnoe, Dyspnoe
- Thoraxschmerz, Pleuraschmerz[1]
- Husten[1]
- Hämoptö[1]
- Schweißausbruch, Angst
- Eintrübung des Sensoriums Bewußtseinsverlust

Klinischer Befund

- Tachykardie
- Tachypnoe
- Zyanose
- gestaute Halsvenen, Jugularvenenpuls, V-Welle ↑
- akzentuierter rechtsventrikulärer Impuls, Pulsation der erweiterten Pulmonalarterie
- akzentuierter P_2
- 4. (3.) HT
- Pleurareiben[1], Rasselgeräusche
- Ergußzeichen[1]
- Ödeme, Leberstauung, Leberpuls

Blutchemie

Blutgase (p_aO_2 ↓↓, p_aCO_2 ↓, pH ↑, respiratorische Alkalose)
LDH ↑
Enzyme der akuten Leberstauung ↑ (GPT, GOT, γ-GT)
Serumbilirubin ↑

EKG

- T-Inversion (negativ in III, aVF)
- ST-Senkung (-Hebung)
- $S_I Q_{III}$-Typ
- inkompletter, kompletter Rechtsschenkelblock
- Extrasystolien
- P pulmonale

Röntgen

- Herzgröße ↑ (Dilatation re. Ventrikel, re. Vorhof, Vena cava)
- Verlängerung Ausflußbahn re. Ventrikel, Vorwölbung des Conus pulmonalis
- Erweiterung der Pulmonalarterien (Stamm, Hauptäste)
- Plötzlicher Gefäßabbruch, anschließend aufgehellte ischämische Zone (Westermark-Zeichen)
- reflektorisch Zwerchfellhochstand der erkrankten Seite[1]
- keilförmig fleckige Verschattung peripher[1]
- Plattenatelektasen[1]
- kleine Pleuraergüsse[1]

---

[1] Hinweis für Lungeninfarkt

KARDIOMYOPATHIE

Einteilung nach WHO-Kriterien
[Abb. aus Hess OM et al. (1985) Schweiz Med Wochenschr 115: 694]

Dilatative Formen	Hypertrophe Formen	Restriktive Formen
Dilatation des linken Ventrikels	**Mit Obstruktion:** Idiopathische, hypertrophe Subaortenstenose (IHSS) bzw. hypertrophe, obstruktive Kardiomyopathie (HOCM) **Ohne Obstruktion:** ventrikuläre Hypertrophie	Gesteigerte Steifheit der Ventrikelwand (reduzierte ventrikuläre Füllung)
Auswurffraktion ↓↓↓ Kammervolumen ↑↑↑ Füllungsdruck ↑	↑ ↔ ↑ ↑↑↑	↔ ↔ ↑↑↑
Systol. Pumpinsuffizienz +++ Diastol. Stauungsinsuffizienz +	– +++	– +++
Symptome: Dyspnoe, Müdigkeit, Orthopnoe, Beinödeme, Aszites, Palpitationen, systemische bzw. Lungenembolien	Dyspnoe, Angina pectoris, Schwindel, Synkope, Palpitationen	Ödeme, Aszites, Dyspnoe
Klinische Zeichen: Kardiomegalie, S_3, S_4, Pulsus alternans, Geräusch, Trikuspidal-, Mitralinsuffizienz, oft niedriger Blutdruck	Zwei-(drei-)gipfliger Herzspitzenstoß, geringgradige Kardiomegalie, steiler Anstieg Karotispuls, S_4 (S_3), Systolikum linkssternal (↑ bei Valsalva), evtl. Schwirren	Halsvenen gefüllt (Einflußstauung), Kußmaul-Zeichen: Venendruck bei Inspiration ↑ statt ↓, Ödeme, Aszites, Leber ↑, gering- bis mittelgradige Kardiomegalie, leise Herztöne, S_3
EKG: Sinustachykardie, Ventrikel ↑, Vorhof ↑, Arrhythmien, Schenkelblock, Rückbildungsstörungen	Linksventrikuläre Hypertrophie, abnorme Q-Zacken (Verwechslung mit Infarkt)	Niedervoltage, Reizleitungsstörung (intraventrikulär, AV), Rückbildungsstörungen, Arrhythmien
Hauptsächliche Therapie: Diuretika, Digitalis Vasodilatatoren (Prazosin, Hydralazin), "Converting-enzyme-"Inhibitoren (Captopril, Enalapril), antiarrhythmisch, evtl. Antikoagulation, evtl. Sympathikomimetika **Eher zu vermeiden** Betablocker, Kalziumantagonisten	**Bei Obstruktion:** Verapamil, Propranolol Evtl. Myektomie **Eher zu vermeiden** Digitalis, Vasodilatatoren, Sympathikomimetika (Diuretika)	Diuretika, Vasodilatatoren, evtl. Digitalis, evtl. Sympathikomimetika **Eher zu vermeiden** Betablocker, Kalziumantagonisten

ECHO

Meßpunkte im M-Mode-Echokardiogramm.

[Nach einer Empfehlung des Standardisierungskomitees der amerikanischen Gesellschaft für Echokardiographie, Circulation 58:1072, (1978)]

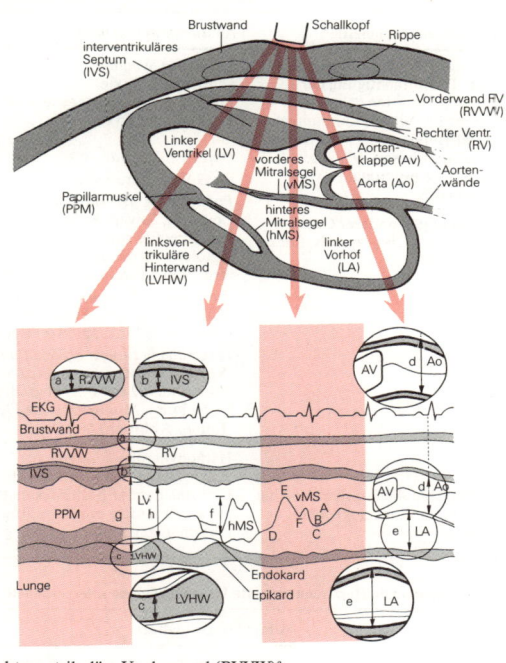

a) Dicke rechtsventrikuläre Vorderwand (RVVW)[a]
b) Dicke Kammerseptum (IVS)[a] $0{,}9 \pm 0{,}3$ cm
c) Dicke linksventrikuläre Hinterwand (LVHW)[a] $1{,}0 \pm 0{,}2$ cm
d) Durchmesser Aortenwurzel (Ao)[a]
   (Dicke der vorderen Aortenwand geht in den Wert mit ein) $2{,}9 \pm 0{,}9$ cm
e) Durchmesser linker Vorhof (LA) (**endsystolisch**) $3{,}0 \pm 1{,}1$ cm
f) D-E Amplitude des vorderen Mitralsegels $20 - 33$ mm
g) Enddiastolischer Durchmesser linker Ventrikel (LV-EDD)[a] $4{,}6 \pm 0{,}9$ cm
h) Endsystolischer Durchmesser linker Ventrikel (LV-ESD) $3{,}1 \pm 0{,}7$ cm

$$\text{Verkürzungsfraktion (\%)} = \frac{\text{LV-EDD} - \text{LV-ESD}}{\text{LV-EDD}} \cdot 100 \qquad 32 \pm 7\%$$

[a] = Enddiastolisch (Messung bei QRS-Beginn)

ERGOMETRIE

Referenzwerte bei ergometrischen Untersuchungen
(nach Löllgen H., Ulmer H.V. (Hrsg.), Empfehlungen zur Durchführung und Bewertung ergometrischer Untersuchungen, Klin Wschr 63, 651, 1985)

Kontraindikationen zur Ergometrie*	Abbruchkriterien der Ergometrie
Erkrankungen des Herz-Kreislaufsystems mit erheblicher Beeinträchtigung der kardiopulmonalen Funktion. (Herzinsuffizienz bei Vitien, Kardiomyopathien, koronarer Herzkrankheit), schwere Arrhythmien, Thrombosen, Maligner Hochdruck, schwere pulmonale Hypertonie, Aortenstenose. Schwere Erkrankungen anderer Organsysteme (Pneumonie, Cholezystitis, floride Hepatitis, Nephritis)	*Subjektive Symptome* Schwindel, Ataxie, Progrediente Angina pectoris (*) Progrediente Dyspnoe (*) *Objektive Befunde* EKG-Veränderungen: *Progrediente Arrhythmien* Couplets, Salven, Kammertachykardien, zunehmende supraventrikuläre Extrasystolen, Vorhoftachykardien, Vorhofflattern. Neu auftretendes Vorhofflimmern. *Progrediente Erregungsleitungsstörungen* Zunehmende QRS-Verbreiterung, Auftreten eines Linksschenkelblockes. *Progrediente Erregungsrückbildungsstörung* (ST-Streckensenkung) Horizontale Senkung über 0,2 mV (*). Progrediente ST-Hebung, Monophasische Deformierung (Immer Abbruch).
* Kriterien unterschiedlich nach Erfahrung des Arztes, Interventionsmöglichkeit bei Komplikation	Hämodynamik: Progredienter Blutdruckabfall. Unzureichender Blutdruckanstieg (weniger als 10 mmHg pro Belastungsstufe). Übermäßiger Blutdruckanstieg (*)

Maximale und submaximale Herzfrequenzwerte für verschiedene Altersgruppen

	Altersdekade (Jahre)				
	20-29	30-39	40-49	50-59	60-69
Maximale Herzfrequenz	190	182	179	171	164
85% der max. Herzfrequenz	162	155	152	145	139

American Heart Association Committee Report, Circulation, 1979.

Faustregel für Blutdruck:
Bei **100** Watt sollte der arterielle Blutdruck **200/100** mmHg (Sitzen) und **210/105** (Liegen) bei 30–50jährigen nicht überschreiten. Für über 50jährige gilt ein Grenzwert von 215/105 (Sitzen).

SOLL-LEISTUNG

Nomogramm zur Ermittlung der Soll-Leistung (75 % (!) der Maximalleistung) für Frauen und Männer in Abhängigkeit von Alter und Gewicht (**WHO-Nomogramm**) (besonders für ansteigende Ergometrie im Liegen).

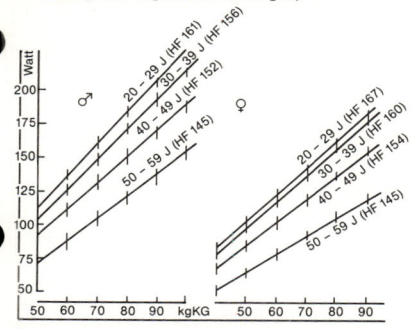

Oder: Berechnung (maximale Solleistung in Watt) (100 %):
(**Männer**): 3 W/kg Körpergewicht für 20–30jährige, Abzug von 10 % pro Lebensdekade.
(**Frauen**): 2,5 W/kg Körpergewicht, Abzug von 10 % pro Lebensdekade.

Oder: Nomogramm zur Bestimmung des Soll-Wertes der Arbeitskapazität nach Bühlmann. Die ermittelten Werte ergeben in Abhängigkeit von Körpergröße, Alter und Geschlecht die maximale Soll-Leistung (100 %).

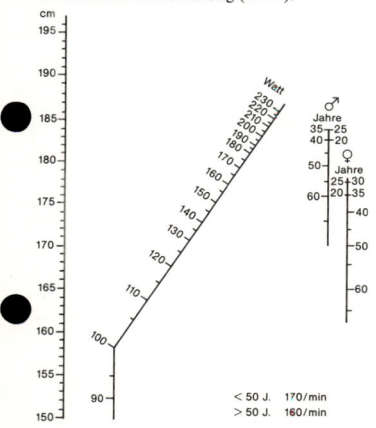

< 50 J.   170/min
> 50 J.   160/min

KORONARE HERZERKRANKUNG

Memorix

Therapie bei koronarer Herzerkrankung

Präparatenamen:	Bitte selbst eintragen	Dosis
Nitrate		
Nitroglyzerin (Akutbehandlung)		
Isosorbiddinitrat		
Isosorbid-5-mononitrat		
Molsidomin (nitratähnlich)		
β-Blocker s. S. 64, 65		
Kalziumantagonisten		
Nifedipin		
Verapamil		
Diltiazem		
Gallopamil		
Nitrendipin		

KORONARE HERZERKRANKUNG

Therapie bei koronarer Herzerkrankung

	Nitrate	β-Blocker	Kalziumantagonisten		
			Nifedipin	Verapamil	Diltiazem
Antianginöse Wirkung	+++	+++	+++	++	++(+)
Koronararteriendilatation Extramural	++	− [evtl. Spasmusinduktion]	++	++	+(−)
Intramural	(+)	(+) [verlängerte Diastole]	+(+)	+	+
Myokard. Kalziumblockade	−	−	++(+)	+++	++(+)
Linksventrikul. systol. Druck	↓	↓	↓	↓	↓
Linksventrikul. enddiast. Druck	↓↓	↑	−	↑	−
Vorlast	↓↓	−/↑	−	−	−
Kontraktilität	(Reflex)	↓↓(↓)	− (Reflex)	↓(↓)	↓
Periph. Arteriendilatation	+	−	+++	++	++
Blutdruck	↓	↓↓	↓↓(↓)	↓↓	↓↓
Nachlast	↓	−/↑↓↓	↓↓	↓	↓
Herzfrequenz	↑ (Reflex)	↓↓	↑ (Reflex)	↓	↓
Antiarrhythm. Effekt	−	+++	−	+++	++
Hemmung AV-Überleitungszeit	−	+++	±	+++	++(+)
Sinusknotendepression	−	+++	±	+++	++
Medikament ungünstig bei: Asthma/obstr. Bronchitis	−	+	−	−	−
Arterielle Verschlußkrankheit	−	+	−	−	−
Fettstoffwechselstörung	−	(+)	−	−	−
Diab. mellitus	−	+	(+)?	−	−
Eingeschr. Myokardfunktion	−	++	−	+	(+)
Häufige Nebenwirkungen	Nitratkopfschmerz	s. S. 64, 65	periph. Ödeme, Kopfschmerzen, Hitzegefühl	Obstipation, seltener Schwindel, Kopfschmerz, Müdigkeit, Ödeme	Relativ wenig Nebenwirkungen (ähnlich Nifedipin)

BETAREZEPTORENBLOCKER I

Betarezeptorenblocker

Substanz	Präparatenamen (selbst eintragen)	ISA Intrinsische sympathomimetische Aktivität	Kardioselektivität	MSA Membranstabilisierende Aktivität	H = hydrophil L = lipophil	H W Z [h]
Acebutolol		+	+	+	(L)	3–4
Alprenolol		++	−	+	L	2–3
Atenolol		−	+	−	H	6–9
Bunitrolol		+	−	−	(L)	5–6
Bupranolol		−	−	+	L	(1,3)
Carazolol		−	−	(−)	(L)	~1
Carteolol		+	−	−	H	5–7
Labetalol[a]		−	−	+	(L)	3–4
Mepindolol		+	−	(+)	(L)	4–6
Metipranolol		−	−(+)	−	(L)	2–5
Metoprolol		−	+	−	(L)	3–4
Nadolol		−	−	−	H	14–25
Oxprenolol		++	−	(+)	(L)	2–3

BETAREZEPTORENBLOCKER II

Betarezeptorenblocker

Substanz	Präparatenamen (selbst eintragen)	ISA Intrinsische sympathomimetische Aktivität	Kardioselektivität	MSA Membranstabilisierende Aktivität	H = hydrophil L = lipophil	H W Z [h]
Penbutolol		+	−	(+)	L	4–5 1–3
Pindolol		++(+)	−	(−)	(L)	3–4
Practolol		++	+	−	H	6–8
Propranolol		−	−	+(+)	L	3–6
Sotalol[b]		−	−	−	H	10–15 5–12 13
Timolol		−/(+)	−	−	(L)	3–4

[a] auch α-Blockade
[b] zusätzlicher antiarrhythmischer Effekt, s. S. 48, 49.

Differentialindikationen für Betablocker

	Zu bevorzugen
β-Blocker-induzierte zentralnervöse Nebenwirkungen	Minimal lipophil
Notwendigkeit eines β-Blockers trotz leichtem Bronchospasmus	Kardioselektiv
β-Blocker-induzierte Bradykardie	Mit viel ISA
β-Blocker-induzierte Periphere Ischämie	Kardioselektiv mit viel ISA
Insulinbehandelter Diabetes	Kardioselektiv
Verdacht auf Hyperthyreose	Kardioselektiv

HERZINSUFFIZIENZ

Frank-Starling-Kurve
(SV: Schlagvolumen; LVEDP: linksventrikulärer enddiastolischer Druck)

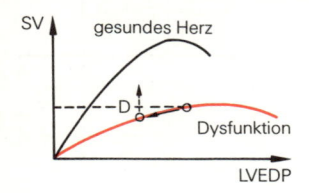

Unter Diuretikatherapie
s. S. 152

Verminderung des Fülldrucks ohne Vergrößerung des Schlagvolumens, (→ D), SV kann später durch Besserung der linksventrikulären Funktion steigen

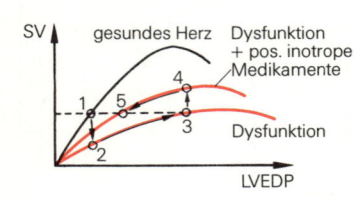

Unter positiv inotropen Medikamenten (Digitalis)

(1→2→3) von Normalzustand zu Dysfunktion. Erhalt SV nur durch LVEDP↑

(3→4→5) unter positiv inotropen Medikamenten Steigerung SV, dadurch bei normaler Förderleistung Rückgang LVEDP möglich

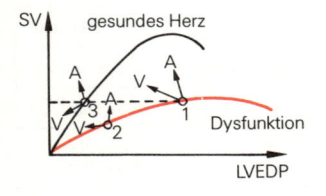

Unter Vasodilatatoren

A: Dilatation mehr arterieller Schenkel
→ Afterload↓

V: Dilatation mehr venöser Schenkel
→ Preload↓

Wirkung abhängig von Ausgangslage (1, 2, 3) Stauungsherzinsuffizienz → eher venöser Dilatator (Nitrate). Förderinsuffizienz (Anbehandlung mit Diuretika) → eher arterieller Dilatator

Vasodilatatoren bei Herzinsuffizienz/Angriffspunkte

Substanz	Wirkung s. S. 86/87	Venös Preload ↓	Arteriell Afterload ↓
Nitrate	Direkter Dilatator	+++	—
Prazosin	α-Blocker	++	+(+)
Captopril, Enalapril	ACE-Inhibitor	++	+(+)
Nitroprussid-Natrium	Direkter Dilatator	++	++
Nifedipin	Kalziumantagonist	+	+++
Hydralazin	Direkter Dilatator	+	+++(+)

HERZZYKLUS

Memorix

Synopsis des Herzzyklus.

[Nach Berne RM, Levy MN (1977) Cardiovascular physiology. Mosby, St. Louis]

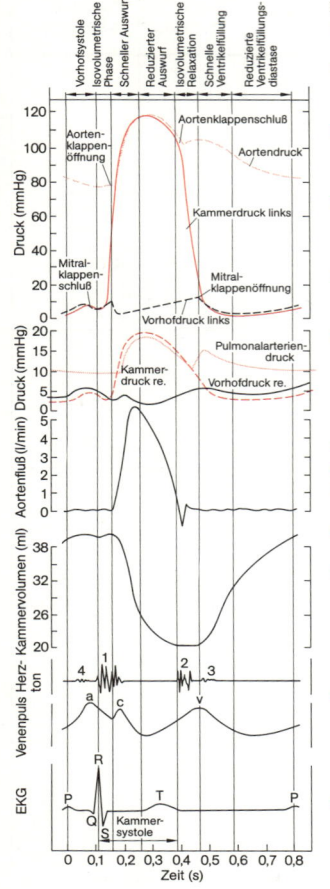

Berechnungen:

① **CO** (**cardiac output**, Herzminutenvolumen) = SV · Freq. (Schlagvolumen · Herzfrequenz)

② **CI** (**cardiac index**, kardialer Index) =
$$\frac{CO}{KOF} \left(\frac{cardiac\ output}{Körperoberfläche}\right)$$

③ **SV** (**stroke volume**, **Schlagvolumen**) = $EDV_{LV} - ESV_{LV}$ (enddiastolisches Volumen minus endsystolisches Volumen), jeweils linker Ventrikel

④ **SVI** (**stroke volume index**, Schlagvolumenindex) =
$$\frac{SV}{KOF} \left(\frac{Schlagvolumen}{Körperoberfläche}\right)$$

⑤ **EF** (**ejection fraction**, Austreibungsfraktion) =
$$\frac{EDV_{LV} - ESV_{LV}}{EDV_{LV}} = \frac{SV}{EDV_{LV}}$$

⑥ $\overline{AP}$ (**Arterieller Mitteldruck**) =
$$\frac{syst.\ Druck + 2 \cdot diast.\ Druck}{3} \text{ bzw.}$$
(diast. Druck plus 1/3 Druckamplitude)
(diast. Druck + $\frac{syst.-diast.}{3}$)

⑦ RCWI = CI · PAP_m · 0,0136

⑧ LCWI = CI · MAP · 0,0136

⑨ RVSWI = $\frac{CI \cdot PAP_m \cdot 13{,}6}{HF}$

⑩ LVSWI = $\frac{CI \cdot MAP \cdot 13{,}6}{HF}$

⑪ **SVR** (**Peripherer Gesamtwiderstand**):
$$\frac{\overline{AP} - CVP\ (oder\ RAP)}{CO} \cdot 80$$
$$\left[\frac{\text{Arterieller Mitteldruck} - \text{zentraler Venendruck (oder Mitteldruck re. Vorhof)}}{\text{Herzminutenvolumen}} \cdot 80\right]$$

⑫ **PVR** (**Gesamtwiderstand Lungenkreislauf**):
$$\frac{\overline{PA} - PCP}{CO} \cdot 80$$
$$\left[\frac{\text{Pulmonalarterienmitteldruck} - \text{Pulmonalkapillardruck}}{\text{Herzminutenvolumen}} \cdot 80\right]$$

⑬ **PAR** (**Arteriolärer pulmonaler Widerstand**):
$$\frac{\overline{PA} - 5}{CO} \cdot 80$$
$$\left[\frac{\text{Pulmonalarterienmitteldruck} - 5}{\text{Herzminutenvolumen}} \cdot 80\right]$$

KARDIOVASKULÄRE NORMWERTE

Abkürzung:	Parameter englisch	Parameter deutsch	Einheit	Normwerte[a]
Kardiale Volumina				
CO	Cardiac output ①	Herzminutenvolumen (HMV)	l/min	5–6
CI	Cardiac index ②	Kardialer Index	l/min/m²	2,6–4,2
SV	Stroke volume ③	Schlagvolumen	ml/beat	60–70
SVI (SI)	Stroke volume index ④ (stroke index)	Schlagvolumenindex	ml/beat/m²	30–65
EDV	Enddiastolic volume	Enddiastolisches Volumen	ml	–
EDVI	Enddiastolic volume index	Enddiast. Volumenindex	ml/m²	50–90
ESV	Endsystolic volume	Endsystolisches Volumen	ml	–
ESVI	Endsystolic volume index	Endsyst. Volumenindex	ml/m²	9–32
EF	Ejection fraction ⑤	Austreibungsfraktion	%	60–75
Kardiale Drucke				
CVP	Central venous pressure	Zentraler Venendruck (ZVD)	cm H₂O	5–12
$\overline{RA}$ (RAP_m)	Right atrial pressure, mean	**Rechter Vorhof** Mitteldruck	mm Hg	2–8
	a-wave	a-Welle	mm Hg	2–10
	v-wave	v-Welle	mm Hg	2–10
RVP$_s$	Right ventricular pressure, systolic	**Rechter Ventrikel** Systolisch	mm Hg	15–30
RVEDP	Right ventricular enddiastolic pressure	Enddiastolisch	mm Hg	2–8
$\overline{PA}$ (PAP_m)	Pulmonary artery Pressure, mean	**Pulmonalarterie** Mitteldruck	mm Hg	9–18
PAP$_s$	Systolic	Systolisch	mm Hg	15–30
PAPED	Enddiastolic	Enddiastolisch	mm Hg	4–12
PCP (PCWP)	Pulmonary capillary (wedge) pressure	**Pulmonalkapillardruck** Mitteldruck	mm Hg	5–12
$\overline{LA}$ (LAP_m)	Left arterial pressure, mean	**Linker Vorhof** Mitteldruck	mm Hg	2–12
	a-wave	a-Welle	mm Hg	3–15
	v-wave	v-Welle	mm Hg	3–15
LVP$_s$	Left ventricular pressure, systolic	**Linker Ventrikel** Systolisch	mm Hg	100–140
LVEDP	Left ventricular enddiastolic pressure	Enddiastolisch	mm Hg	3–12
$\overline{AP}$ ($\overline{SA}$) (SAP) (MAP)	Mean (systemic) arterial pressure ⑥	**Aorta** Arterieller Mitteldruck	mm Hg	70–105
SAP$_s$	Systemic arterial pressure Systolic	System. arterieller Druck Systolisch	mm Hg	100–140
SAP$_d$	Diastolic	Diastolisch	mm Hg	60–90
Herzarbeitsindizes				
RCWI	Right cardiac work index ⑦	Rechtsherzarbeitsindex	kg·m/min/m² KOF	0,6
LCWI	Left cardiac work index ⑧	Linksherzarbeitsindex	kg·m/min/m² KOF	3,8
RVSWI	Right ventricular stroke work index ⑨	Rechtsventrikulärer Schlagarbeitsindex	g·m/m² KOF	8–12
LVSWI	Left ventricular stroke work index ⑩	Linksventrikulärer Schlagarbeitsindex	g·m/m² KOF	51–61
Widerstände				
SVR	Systemic vascular resistance ⑪	Peripherer Gefäßwiderstand (in den Gefäßen)	dyn.s.cm^{-5}	700–1600
(TPR)	(Total peripheral resistance)	(Totaler periph. Widerstand)	dyn.s.cm^{-5}	100–250
PVR	Pulmonary vascular resistance ⑫	Gesamtwiderstand im Lungenkreislauf		
(TPR)	(Total pulmonary resistance)	(Totaler pulm. Widerstand)	dyn.s.cm^{-5}	20–130
PAR	Pulmonary arteriolar resistance ⑬	Arteriolärer pulmonaler Widerstand		

[a] Nach Grossman W (ed) (1980) Cardiac catherization and angiography. Lea & Febiger, Philadelphia

SYMPATHOMIMETIKA I

Sympathomimetika

		Epinephrin (WHO): Adrenalin	Norepinephrin (WHO): Noradrenalin	Dopamin – Niedrige Dosis ca. bis 3 µg/kg/min	Dopamin – Mittlere Dosis ca. 2–7,5(10) µg/kg/min	Dopamin – Hohe Dosis ca. ab 7,5(10) µg/kg/min	Dobutamin	Isoprenalin (WHO): Isoproterenol
Hauptsächliche Wirkung auf adrenerge Rezeptoren		$\alpha + \beta$-Stimulator / Kleine Dosen β_2, in großen Dosen überwiegt α	Überwiegend α-Stimulator	Dopaminerg	$\alpha + \beta$-Stimulator / β_1	α-Stimulation überwiegt	(reiner) β_1-Stimulator	(reiner) $\beta_{(1+2)}$-Stimulator
Kardial β_1	Positiv inotrop (Kontraktilität ↑)	↑↑↑	↑ (↑)	+/−	↑↑	↑↑↑	↑↑↑	↑↑↑
	Positiv chronotrop	↑↑↑	↑	+/−	↑	↑↑	+/−	↑↑↑
	Positiv dromotrop (AV-Überleitungszeit ↓)	↑↑↑	↑	+/−	↑	↑↑	+/−	↑↑↑
Peripher α	**Vasokonstriktion** (periph. Arteriolen, Venen, renal, gering auch koronar)	Große Dosen	↑↑↑	+/−	↑	↑↑↑	Unter ca. 7,5 µg/kg/min ↓	+/−
β_2	**Vasodilatation** Bronchodilatation	Kleine Dosen	+/−	+/−	+/−	+/−	Ab ca. 7,5 µg/kg/min ↑	(Muskelgefäße) ↑↑↑
Dopaminerg	Vasodilatation in Niere (Durchblutung ↑, Na-Ausscheidung ↑), Splanchnikusgebiet	↓	↓	↑↑	↑	↓	+/−	+/−
Cardiac output		↑↑	+/−	+/−	↑	↑↑	↑↑↑	↑↑
Herzfrequenz		↑↑	+/− bis ↑	+/− bis ↑	↑	↑ (↑)	ab 10 µg/kg/min ↑	↑↑
Heterotope Erregungsbildung (Rhythmusstörung)		↑↑	↑	+/−	↑	↑ (↑)	+/−	↑↑↑

SYMPATHOMIMETIKA II

Blutdruck	Systolisch	↑↑	+/−	↑↑	↑↑	↑↑↑	+/− bis ↑	+/−
	Diastolisch	Kleine Dosen ↓ Große Dosen ↑	↓	↓ bis +/−	↑	↑	+/− bis ↑	↓
	Mitteldruck	Kleine Dosen ↓ Große Dosen ↑	+/−	+/− bis ↑	↑↑	↑↑	+/− bis ↑	↓
Linksventrikulärer enddiastolischer Druck		+/−	+/−	+/− bis ↑	↑	↑	↓	↓
Peripherer Gesamtwiderstand		Kleine Dosen ↓ Große Dosen ↑	↑↑↑ ab 0,3 μg/kg/min	+/− bis ↑	↑↑	↑↑	↑ (auch hohe Dosen)	↓
Gesamtwiderstand Lungenkreislauf		Große Dosen ↑	↑↑ ab 0,3 μg/kg/min	+/− bis ↑	↑↑	↑↑	↓	↓ (↓)
Myokardialer O₂-Verbrauch		↑↑	+/−	↑	↑↑	↑↑	↓	↑↑
Koronarperfusion		↑	+/−	+/−	↑	↑	↑ (↑)	↑ bis +/−
Bevorzugt eingesetzt bei		Reanimation, Kammerstillstand, anaphylaktischer Schock	Low output mit sehr niedrigem Blutdruck (peripherer Widerstand ↓)	Verbesserung Nierenfunktion im Schock			Am meisten Kardioselektivität, auch in hohen Dosen wenig periph. Effekt. Mittel der Wahl: kardiogener Schock (bei Koronarerkrankung) evtl. mit Dopamin bzw. Vasodilatanzien (Nitroprussidnatrium) sinnvoll zu kombinieren	(Bradykarde Rhythmusstörung, rechtsventrikuläre Funktionseinschränkung) Bronchospasmus
Empfohlene Dosierung Löllgen H et al. (1985) Dt Ärzteb 59 **Initaldosis**		0,5−1,0 mg s.c. oder i.v; intrabronch. 1−2 mg (1:10 verdünnt)	0,3−0,8 mg s.c., i.v.; 0,05−0,4 μg/kg/min		200−1200 μg/min oder 1−30 μg/kg/min		2,5−10 μg/kg/min	
Erhaltungsdosis		0,1−0,2 μg/kg/min	0,1−(0,2) μg/kg/min		2−5 (10) μg/kg/min		2,5−7,5 (−10) μg/kg/min	0,5−2,5 (−5) μg/kg/min

AORTENANEURYSMA

Klassifikation nach De Bakey

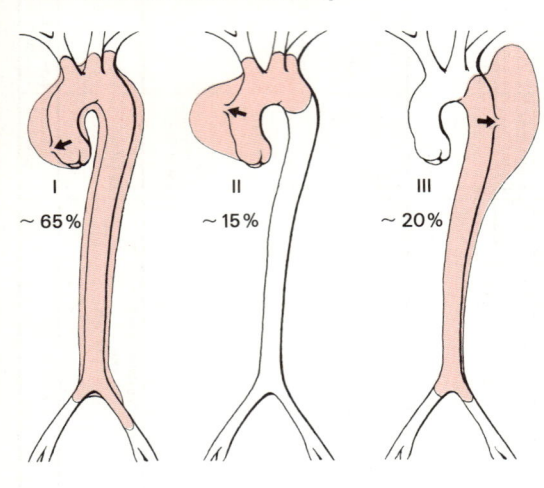

I ~ 65%

II ~ 15%

III ~ 20%

Klassifikation der Dissektion der Aorta

Typ I: Die Dissektion umfaßt die Aorta ascendens, den Aortenbogen und dehnt sich nach distal unterschiedlich weit aus.

Typ II: Die Dissektion ist auf die Aorta ascendens begrenzt.

Typ III: Die Dissektion entspringt entweder im Bereich oder distal der linken Arteria subclavia und dehnt sich unterschiedlich weit nach distal aus.

Die Pfeile weisen auf die Stelle des Intimaeinrisses, % Häufigkeit

FONTAINE-STADIEN/RATSCHOW

Einteilung der peripheren arteriellen Verschlußkrankheit (PAVK) nach Fontaine

Stadium	Einteilungskriterium	Untergruppen nach Gehstrecke	Untergruppen nach Ratschow-Lagerungsprobe (siehe unten)
I	**Objektiv faßbare Durchblutungsstörung ohne subjektive Symptome**		**Ia** Ratschow negativ **Ib** Ratschow positiv (Einteilung in a und b bei Stadium I nicht überall üblich)
II	**Claudicatio intermittens**	**IIa** schmerzfreie Gehstrecke über 300[a] m **IIb** schmerzfreie Gehstrecke unter 300[a] m	**IIa** Ratschow negativ **IIb** Ratschow positiv
III	**Ruheschmerz**		
IV	**Akrale Läsion** (Gangrän)		

[a] Auch 100 m bzw. 200 m zur Unterteilung üblich

Lagerungsprobe nach Ratschow

Beurteilung			Durchblutungsstörung			
			Nicht vorhanden	Leicht	Mittel	Schwer
Patient in Rückenlage 2 min: Flexion, Extension im Wechsel	**Abblassen** von Fußsohle u. Zehen Wie rasch? (s) Gleichmäßig? Seitengleich?		Kein Abblassen	> 60	< 60	Schon bei Hochheben der Beine
Aufsitzen lassen	**Rötung** von Fußrücken u. Zehen Wie rasch? (s) Gleichmäßig? Seitengleich?		5–10	10–30	30–60	> 60
	Füllung der Vorfußvenen: Wie rasch? (s) Seitengleich?		bis 15	20–30	30–60	> 60
	Nachröte		∅	+	+ +	+ + +

ARTERIEN ABDOMEN

Memorix

Arterien des Abdomens, des Beckens und der unteren Extremität

[aus Muller RF, Figley MM, Rogoff SM, DeWeese JA, Arteries of the abdomen, pelvis and lower extremity. Kodak Publication No. M4-2. © Eastman Kodak Company. Reprinted courtesy of Eastman Kodak Company].

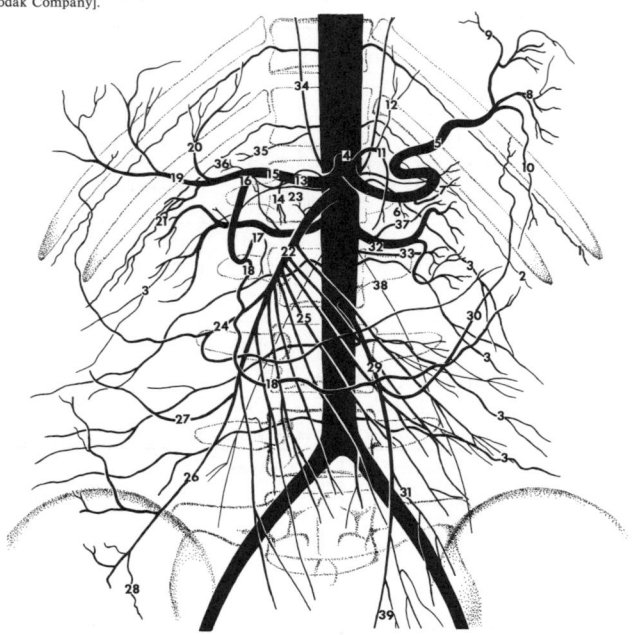

1. A. intercostalis
2. A. subcostalis
3. A. lumbalis
4. **Truncus coeliacus**
5. **A. lienalis**
6. A. pancreatica dorsalis
7. A. pancreatica magna
8. Endäste der A. lienalis
9. A. gastrica brevis
10. A. gastroepiploica sinistra
11. **A. gastrica sinistra**
12. Äste zum Ösophagus von 11
13. **A. hepatica communis**
14. A. gastrica dextra
15. **A. hepatica propria**
16. **A. gastroduodenalis**
17. A. pancreaticoduodenalis superior
18. A. gastroepiploica dextra
19. Ramus dexter der A. hepatica propria
20. Ramus sinister der A. hepatica propria
21. A. cystica
22. **A. mesenterica superior**
23. A. pancreaticoduodenalis inferior
24. A. colica media
25. Aa. jejunales
26. A. ileocolica
27. A. colica dextra
28. Ast zur Appendix
29. **A. mesenterica inferior**
30. A. colica sinistra
31. A. sigmoidea
32. **A. renalis**
33. A. renalis accessoria
34. A. phrenica inferior
35. A. suprarenalis superior
36. A. suprarenalis media
37. A. suprarenalis inferior
38. A. testicularis (A. spermatica interna) oder A. ovarica
39. A. rectalis superior

Memorix **ARTERIEN BECKEN**

Arterien des Abdomens, des Beckens und der unteren Extremität

[aus Muller RF, Figley MM, Rogoff SM, DeWeese JA, Arteries of the abdomen, pelvis and lower extremity. Kodak Publication No. M4-2. © Eastman Kodak Company. Reprinted courtesy of Eastman Kodak Company].

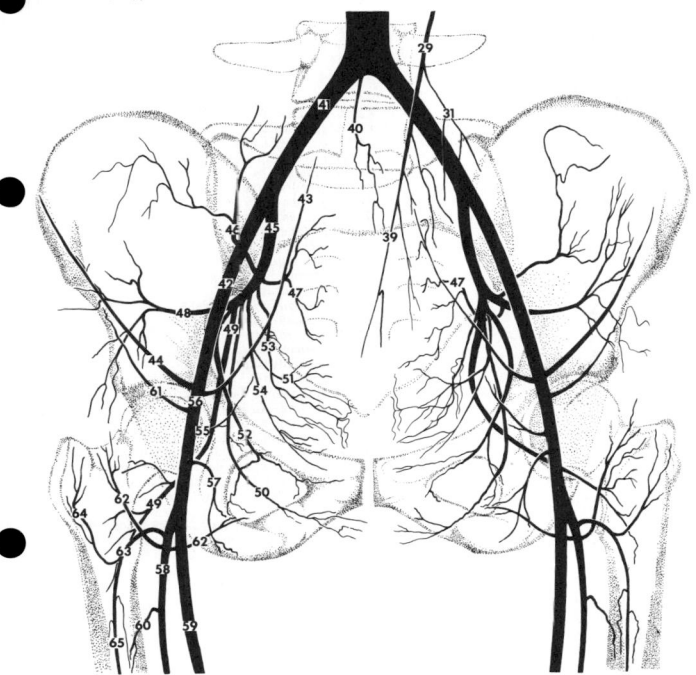

40 A. sacralis media
41 **A. iliaca communis**
42 **A. iliaca externa**
43 A. epigastrica inferior
44 A. circumflexa ilium profunda
45 A. iliaca interna (A. hypogastrica)
46 A. iliolumbalis
47 A. sacralis lateralis
48 A. glutea superior
49 A. glutea inferior
50 A. pudenda interna
51 A. rectalis media
52 A. obturatoria
53 A. uterina
54 A. vesicalis inferior
55 A. epigastrica superficialis
56 **A. femoralis (communis)**
57 A. pudenda externa
58 **A. profunda femoris**
59 **A. femoralis (superficialis)**
60 Aa. perforantes
61 A. circumflexa ilium superficialis
62 A. circumflexa femoris medialis (tibialis)
63 A. circumflexa femoris lateralis (fibularis)
64 Ramus ascendens der A. circumflexa femoris lat.
65 Ramus descendens der A. circumflexa femoris lat.

BEINARTERIEN

Arterien des Abdomens, des Beckens und der unteren Extremität

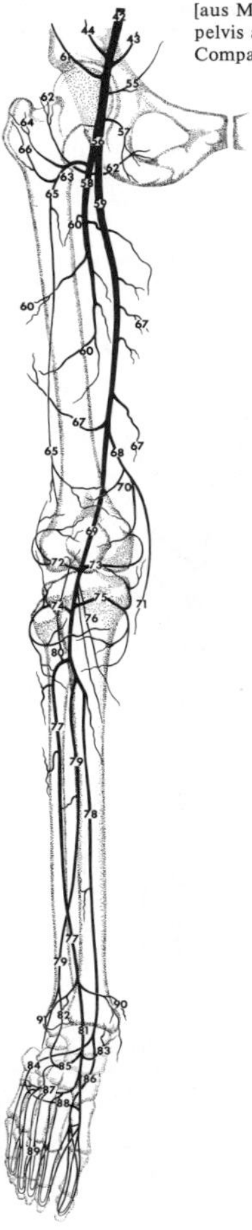

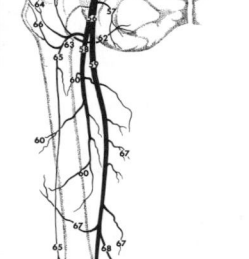

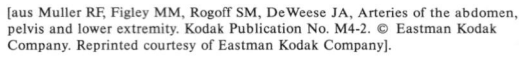

[aus Muller RF, Figley MM, Rogoff SM, DeWeese JA, Arteries of the abdomen, pelvis and lower extremity. Kodak Publication No. M4-2. © Eastman Kodak Company. Reprinted courtesy of Eastman Kodak Company].

42 **A. iliaca externa**
43 A. epigastrica inferior
44 A. circumflexa ilium profunda
45 A. iliaca interna (A. hypogastrica)
46 A. iliolumbalis
47 A. sacralis lateralis
48 A. glutaea superior
49 A. glutaea inferior
50 A. pudenda interna
51 A. rectalis media
52 A. obturatoria
53 A. uterina
54 A. vesicalis inferior
55 A. epigastrica superficialis
56 **A. femoralis (communis)**
57 A. pudenda externa
58 **A. profunda femoris**
59 **A. femoralis (superficialis)**
60 Aa. perforantes
61 A. circumflexa ilium superficialis
62 A. circumflexa femoris medialis (tibialis)
63 A. circumflexa femoris lateralis (fibularis)
64 Ramus ascendens der A. circumflexa femoris lat.
65 Ramus descendens der A. circumflexa femoris lat.
66 Ramus transversus der A. circumflexa femoris lat.
67 Muskeläste von Aa. femoralis u. profunda femoris
68 A. genus descendens (A. genus suprema)
69 **A. poplitea**
70 Ramus articularis der A. genus descendens
71 Ramus saphenus der A. genus descendens
72 A. genus superior lateralis
73 A. genus superior medialis
74 A. genus inferior lateralis
75 A. genus inferior medialis
76 A. suralis
77 **A. tibialis anterior**
78 A. tibialis posterior
79 **A. peronaea (A. fibularis)**
80 A. recurrens tibialis anterior
81 **A. dorsalis pedis**
82 Ramus perforans der A. peronea
83 A. tarsea medialis
84 A. plantaris lateralis
85 A. tarsea lateralis
86 A. plantaris medialis
87 A. arcuata
88 Tiefer Ast der A. dorsalis pedis
89 Aa. metatarseae dorsales, Aa. metatarseae plantares, Aa. digitales dorsales et plantares
90 A. malleolaris anterior medialis
91 A. malleolaris anterior lateralis

Röntgenanatomie der großen Venen der unteren Extremität

[DeWeese JA, Rogoff SM, Tobin CE, Radiographic anatomy of major veins of the lower limb. Kodak Publication M4-5. Reprinted courtesy of Eastman Kodak. © Eastman Kodak Company. Rochester, New York].

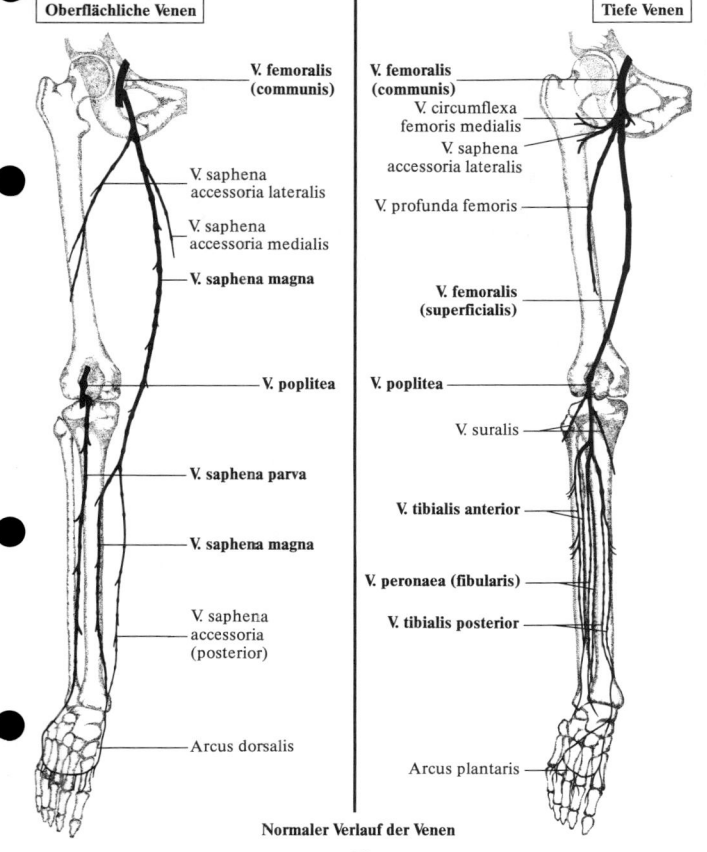

Oberflächliche Venen

- V. femoralis (communis)
- V. saphena accessoria lateralis
- V. saphena accessoria medialis
- V. saphena magna
- V. poplitea
- V. saphena parva
- V. saphena magna
- V. saphena accessoria (posterior)
- Arcus dorsalis

Tiefe Venen

- V. femoralis (communis)
- V. circumflexa femoris medialis
- V. saphena accessoria lateralis
- V. profunda femoris
- V. femoralis (superficialis)
- V. poplitea
- V. suralis
- V. tibialis anterior
- V. peronaea (fibularis)
- V. tibialis posterior
- Arcus plantaris

Normaler Verlauf der Venen

BEINVENEN II

Häufige anatomische Varianten der tiefen Beinvenen

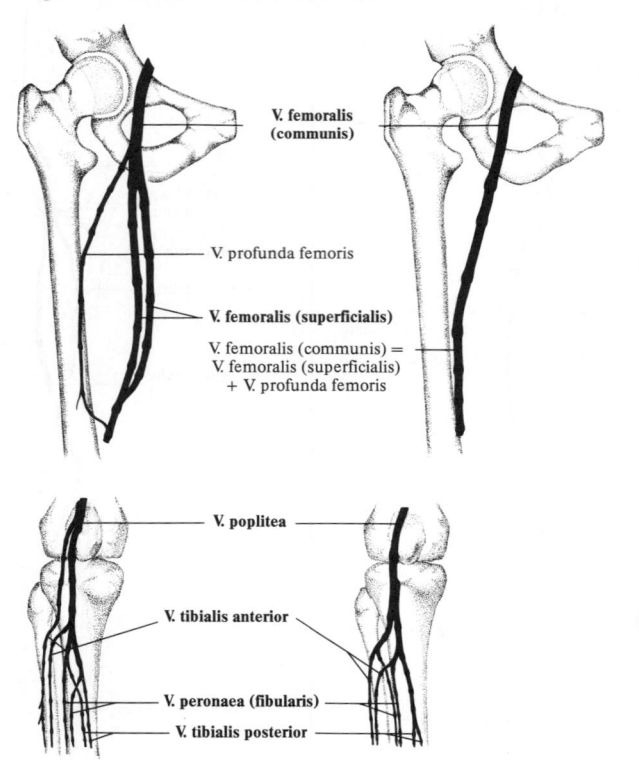

- V. femoralis (communis)
- V. profunda femoris
- V. femoralis (superficialis)

V. femoralis (communis) = V. femoralis (superficialis) + V. profunda femoris

- V. poplitea
- V. tibialis anterior
- V. peronaea (fibularis)
- V. tibialis posterior

VARIKOSIS

Trendelenburg-Test:
Prüfung der Schlußfähigkeit der Mündungsklappen

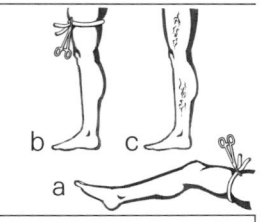

Patient steht
Aufsuchen und Markieren der Einmündung der V. saphena magna in die V. femoralis

Patient liegt
a) Bein anheben bis Varizen leer, Leerstreichen der Varizen, Kompression der V.-saphena-magna-Mündung durch Stauschlauch und Klemme

Patient steht auf
b) Beobachten der Varizen während 10–15 s bei komprimierter Mündung
c) Dann Kompression weg

Während Kompression (b)	Nach Lösen der Kompression (c)
Fehlende bzw. nur langsame Füllung von distal her: Klappen von V. saphena parva und Vv. communicantes **suffizient**	Keine zusätzliche Füllung von der Leiste her Mündungsklappe V. saphena magna **suffizient. Trendelenburg negativ**
Rasche Füllung von proximal nach distal: Klappe von V. saphena parva oder Vv. communicantes **insuffizient**	Rasche bzw. zusätzliche Füllung von der Leiste her Mündungsklappe der V. saphena magna **insuffizient Trendelenburg positiv**

Perthes-Test:
Prüfung der Durchgängigkeit der tiefen Venen; Staubinde anlegen und umhergehen lassen

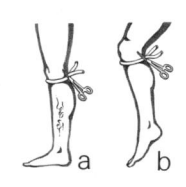

a) **Pathologisch:**
ausbleibende Varizenentleerung bei Insuffizienz der tiefen Venen

b) **Normal:**
Verschwinden der Varizen im Gehen durch Abfluß über intakte Vv. communicantes und tiefe Venen

Einteilung der chronisch-venösen Insuffizienz der unteren Extremität in 3 Schweregrade
(Nach Widmer, Basel)

Chronisch-venöse Insuffizienz Grad	Symptome (einseitig oder beidseitig)
I	Knöchel- oder Unterschenkelödeme; Schwere- und Spannungsgefühl der Beine; ziehende Schmerzen (eventuell Verstärkung bei Menstruation und Schwangerschaft) Corona phlebectatica paraplantaris
II	Symptome Grad I und dystrophische Hautveränderungen: Siderosklerose, Purpura jaune d'ocre, Atrophie blanche, Pachydermie, Akroangiodermatitis, Hypodermitis
III	Symptome Grad I und II und florides oder abgeheiltes Ulcus cruris

ORTHOSTATISCHE HYPOTONIE

Definition:
Orthostatische Hypotonie (OH): Abfall systolischer Blutdruck nach dem Aufstehen (Δ p) > 20 mm Hg

Typ	Unter-gruppen	Frequenz-anstieg im Stehen	Vorkommen Geschl. ♀/♂	Alter (Jahre)	Haupt-störgröße	Normal	Hauptsächliche Ursachen	Therapie
II	Sympathi-kotone OH	> 10/min	3/1	15–40	Venen-pooling	Autonomes Nerven-system	**Primär:** funktionell, Gründe nicht bekannt **Sekundär:** erniedrigtes Blut-/Plasmavolumen, Varikose, kutane Vasodilatation (Hitze) **Med.-induziert:** Nitrate, Neuroleptika u.a. Schwangerschaft, lange Bettruhe, nach Injektion	**Venenpooling verkleinern:** Bandagierung untere Extremitäten, Venenussteigerung, Training, Dehydroergotamin, Etilefrin, in schweren Fällen Kochsalzzulage, Mineralokortikoide (Fludrocortison)
IIa	Asympathi-kotone OH	≦ 10/min	2/3	> 40	Autonomes Nerven-system	Venen-pooling	**Primär:** neurogen (Shy-Drager) **Sekundär:** periphere/zentrale Neuropathie, Diabetes, Wernicke-Enzephalopathie, iatrogen nach Sympathektomie, Ganglienblockern	Ziel **arterioläre Vasokonstriktion:** Art. Sympathikomimetika (Etilefrin, Norfenefrin, Octopamin), Amezinium, Metoclopramid, Prostaglandinsynthesehemmer, Fludrocortison, gelegentlich auch Betablocker mit hoher sympathikomimetischer Wirkung bzw. peripherer Vasokonstriktion (Pindolol), besonders wenn Hypertonie, Tachykardie
III	Vasovagale Reaktion	Frequenz-abfall	♀ > ♂		Vasovagal		Akut im Stehen (nach hohem sympathikotonem Drive) Traumatische Reaktion, Schreck, Angst	Hinlegen, Beinehochlagerung, Anticholinergika (Atropin)

Generell: Medikamentenauslaßversuch
Physikalische Therapie, isometrisches Training

ORTHOSTASETEST

Schellong-Test mit Vorlagerung

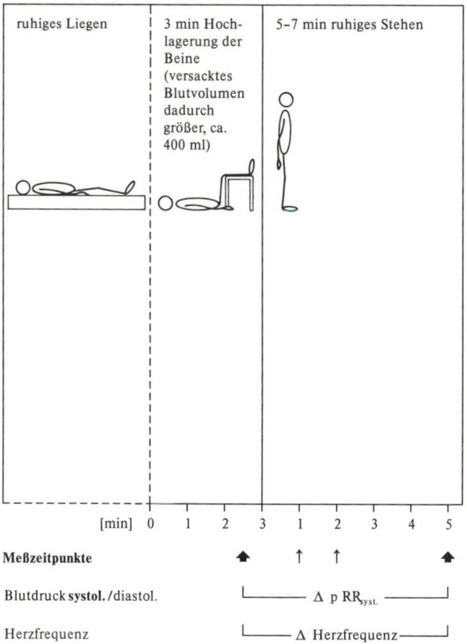

ruhiges Liegen	3 min Hoch-lagerung der Beine (versacktes Blutvolumen dadurch größer, ca. 400 ml)	5–7 min ruhiges Stehen

[min] 0 1 2 3   1 2 3 4 5

Meßzeitpunkte

Blutdruck systol./diastol.   ↑ ↑   — Δ p $RR_{syst.}$ —

Herzfrequenz   — Δ Herzfrequenz —

Definition und Klassifikation.
[Nach Thulesius (1976) Cardiology 61 (Suppl.1):180–190]

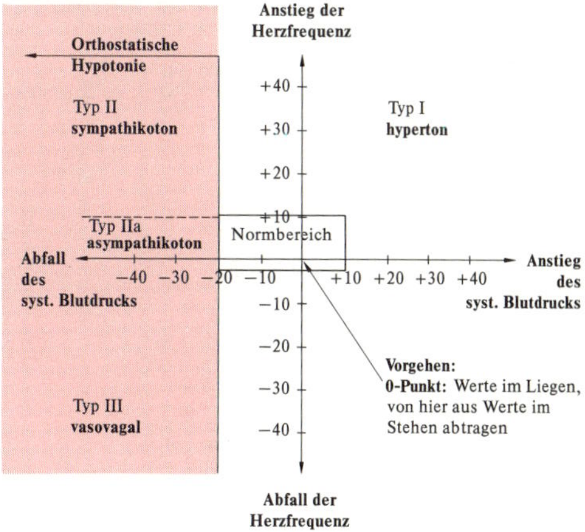

Anstieg der Herzfrequenz: +40, +30, +20, +10

Normbereich

Abfall der Herzfrequenz: −10, −20, −30, −40

Anstieg des syst. Blutdrucks: +10, +20, +30, +40

Abfall des syst. Blutdrucks: −10, −20, −30, −40

- **Orthostatische Hypotonie**
- **Typ I hyperton**
- **Typ II sympathikoton**
- **Typ IIa asympathikoton**
- **Typ III vasovagal**

Vorgehen:
0-Punkt: Werte im Liegen, von hier aus Werte im Stehen abtragen

HYPERTONIE-DEFINITION/-ABKLÄRUNG

Definition (nach WHO)

	Systolisch (mmHg)	Diastolisch (mmHg)
Normal	≤ 140	≤ 90
Grenzwertig	141–159	91–94
Hypertensiv	≥ 160	≥ 95

Meßpunkte (auf 2 mmHg genau!)

systolisch: erster hörbarer Gefäßton

diastolisch: Korotkow V: völliges Verschwinden der Gefäßtöne

Ätiologie

90 % essentiell
10 % sekundär: 3 % bilateral renoparenchymatös
 3 % unilateral renoparenchymatös
 3 % renovaskulär
 1 % u. a. Phäochromozytom, Aldosteronismus, Koarktation,
 Hirndruck, Medikamente (Pille)

Abklärung (mod. nach Faltblatt Hypertonie der Schweizerischen Vereinigung gegen den hohen Blutdruck)

Ziele: ⟶ Hinweise für sekundäre Hypertonie?
 ⟶ hochdruckbedingte Organschäden?
 ⟶ assoziierte Risikofaktoren? (∗)

1. Anamnese

Familienanamnese: Hochdruck? Herzschlag? Schlaganfall? Nierenerkrankungen?

Persönliche Anamnese: Wie lange Hypertonie bekannt? Nierenerkrankungen? ①
Schwangerschaftskomplikationen? Herzerkrankung?
Medikamente? (u. a. Ovultionshemmer) Blutdruckkrisen?
Phäochromozytom? ② Rauchgewohnheiten∗

2. Klinische Untersuchung: Mehrfache Blutdruckmessung; Körpergröße und Körpergewicht; Adipositas, Aspekt? (Cushing-Syndrom?) Auskultation des Herzens; Pulse: Arme, Leiste und Füße (Aortenisthmusstenose); Palpation und Auskultation des Abdomens und der Nieren ① (Strömungsgeräusche? Nierenarterienstenose); Augenhintergrund s. S. 84, 85)

3. Urinuntersuchung: Eiweiß; Sediment; (Nierenerkrankung?) ① Glukose

4. Blutuntersuchungen: Kreatinin (Nierenerkrankung?) ① Kalium ③ (Aldosteronismus? Saluretika?) Glukose, Cholesterin, Triglyzeride, Harnsäure∗

5. Weitere Untersuchungen: EKG (Linkshypertrophie, -schädigung) Röntgen – Thorax (Linkshypertrophie; Aortenkoarktation (Rippenusuren), evtl. Nierensonogramm (bei ①)

HYPERTONIE-ABKLÄRUNG

Abklärung (Fortsetzung)

① **Hinweise für renoparenchymatöse oder renovaskuläre Hypertonie:**
- Urineiweiß ↑, Serumkreatinin ↑
- Nierenanamnese (Ödeme, Nephritis, Harnwegsinfekte, Nierensteine, Trauma mit Nierenbeteiligung, Zystenniere u. a.)
- Alter < 30, > 55 Jahre
- diastolisch > 120 mmHg
- fehlendes Ansprechen auf ausreichend hoch dosierte und kombinierte Therapie
- Augenhintergrund Stadium III, IV
- Strömungsgeräusch (systolisch/diastolisch) über Nieren

→ **Abklärung, wenn Hinweis renovaskulär (fakultativ):**
- Ausscheidungsurographie/Frühurographie (Seitendifferenz),
- Radioisotopennephrographie/seitengetrennte Nierenclearance
- digitale Subtraktionsangiographie
- intravenöse Angiotomographie
- Nierenarteriographie

② **Hinweis auf Phäochromozytom:**
- Blutdruckparoxysmen
- anfallsweise vegetative Beschwerden (Kopfschmerz, Herzklopfen, Gesichtsblässe, Schweißausbrüche)
- Augenhintergrund Stadium III, IV
- Gewichtsverlust, Glukoseintoleranz
- extremer Blutdruckanstieg bei Narkose, Op

→ **Abklärung bei Hinweis** (Indikation großzügig zu stellen):
- Vanillinmandelsäure/Katecholamine im 24-h-Urin
- Evtl. Bestimmung im Plasma, Stimulations-, Suppressionstest
- CT Abdomen

③ **Hinweis Mineralokortikoidhochdruck (Aldosteronismus):**
- Hypokaliämie (< 3,5 mmol/l)
- Ausschluß Diuretika-/Laxanzieneinfluß

→ **Abklärung bei Hinweis:**
- wiederholte Kaliumbestimmung nach Absetzen der Diuretika/Laxanzien einige Wochen), kochsalzreiche Kost
- Bestimmung Renin (tief) und Aldosteron (hoch) im Plasma

AUGENFUNDUS

Augenfundus bei Hypertonie

[nach Keith NM, Wagener HP, Barker NW (1939) Am J Med Sci 197:332-343]

Stadium	Arterien	Verhältnis Art./Vene	Netzhaut	Papille
Normal	Feiner gelber Reflex Blutsäule sichtbar	3 / 4		
I	Leichte Schlängelung Breiterer gelber Reflex Blutsäule sichtbar	1 / 2		
II	**Gunn-Kreuzungsphänomen** **Kupferdrahtarterien** (gelber Reflex) Blutsäule sichtbar Beginnende Wand- unregelmäßigkeiten	1 / 3	Einzelne Blutungsherde	
III	**Silberdrahtarterien** (weißer Reflex) Blutsäule sichtbar Stärkere Wand- unregelmäßigkeiten	1 / 4	Multiple **Blutungsherde** Cotton-wool-Herde	Unscharfe Begrenzung (Prominenz)
IV	**Fibrosierte Stränge** Blutsäule unsichtbar		Multiple **Blutungsherde** Cotton-wool-Herde	**Papillenödem** Stauungs- papille

Klassifikation der Hypertonie nach Organbeteiligung (nach WHO)

I: Keine Organschäden objektivierbar
II: Leichte Organschäden (linksventrikuläre Hypertrophie, Augenfundus (I)-II, Proteinurie und/oder Serumkreatininanstieg)
III: Schwere Organschäden (Linksherzversagen, zerebrale Hämorrhagie, hypertensive Enzephalopathie, Augenfundus Grad III, IV)

AUGENFUNDUS

Augenfundus

normal

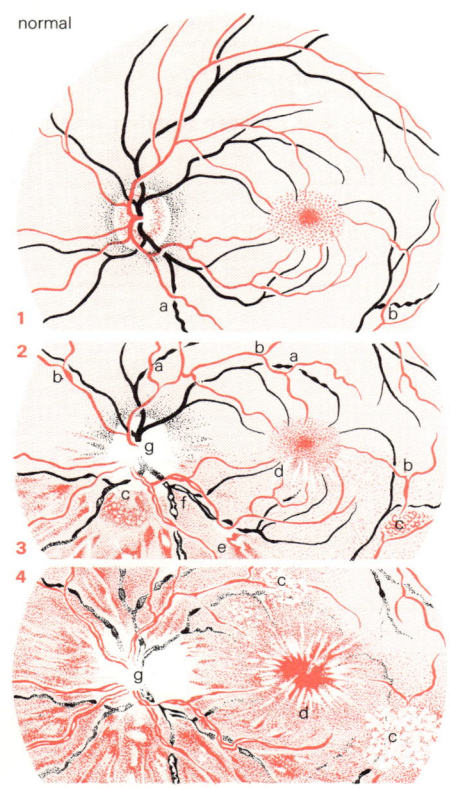

a Kreuzungsphänomen
b Ω Teilung
c Cotton-wool-Herde
d Exsudate
e Blutungsherde
f Wandunregelmäßigkeiten
g Stauungspapille/Papillenödem

HYPERTONIE – THERAPIE I

Wann:
- diastolischer Blutdruck bei mehreren Messungen > 100 mmHg (oder Organbeteiligung):
  Allgemeinmaßnahmen (NaCl-Drosselung, körperliche Aktivität steigern) + medikamentöse Therapie
- diastolischer Blutdruck ≥ 90 ≤ 100: häufige Kontrollen, Allgemeinmaßnahmen; wenn langfristig > 95:
  medikamentöse Therapie
- maligne Form (diastolisch > 120 mmHg, Papillenödem, Nierenbeteiligung): Hospitalisation

Behandlungsziel: Senkung diastolischer Blutdruck unter 90 mmHg

Angriffspunkte der wichtigsten Antihypertensiva

Substanz	Präparatenamen (bitte selbst eintragen)	Wirkungsweise	Häufige Nebenwirkungen	Bemerkungen
I Diuretika		Na↓, Wasser↓, Flüssigkeitsvolumen↓, Gefäßreagibilität auf vasokonstriktorische Reize↓	Hypo-, Hyperkaliämie s. S. 152 metabolische Alkalose, Hyperglykämie, Hyperurikämie	Mittel der 1.Wahl, mit II–IV kombinierbar
II Betablocker		HZV↓, Sympathikuswirkung↓, Hemmung Reninaktivität, zentrale Wirkung?	Übelkeit, Diarrhö, Obstipation, Bradykardie, Schlafstörung, Depression, Parästhesie, Bronchospasmus, Klaudikatio, Impotenz (selten), Hypoglykämiegefahr s. S. 64, 65	Mittel der 1.Wahl, eher bei jüngeren Patienten, mit I, III, IV kombinierbar, nicht bei Asthma, obstruktive Bronchitis, Herzinsuffizienz, Sick-Sinus-Syndrom, AV-Block II./III. Grades
mit vasodilatorischem Effekt: **Labetalol**		zusätzlich α-Blockierung, → Vasodilatation		
III Kalzium-Antagonisten **Diltiazem** **Nifedipin** **Verapamil**		Hemmung, Kalziumeinstrom in Gefäßmuskelzelle, Verhinderung Kalziumüberladung	Hitzegefühl, Sensationen Gesicht, Beine, Kopfschmerzen, Schwindel, Ödeme s. S. 62, 63	Mittel der 1.Wahl, eher bei älteren Patienten, mit I, II, IV kombinierbar, Verapamil u. Diltiazem nicht mit Betablockern kombinieren, besonders nicht i.v.
IV ACE-Inhibitoren **Captopril** **Enalapril**		Inhibition des ACE (Angiotensin-Converting-Enzyme), → Angiotensin II↓, u.a. Vasodilatation	Exantheme, Kopfschmerzen, Müdigkeit, Geschmacksstörungen, Hypotonie, Proteinurie, Neutropenie	Evtl. Mittel der 1. Wahl, mit I–III kombinierbar
V Vasodilatatoren **Hydralazin** **Dihydralazin**		**Direkte Dilatatoren** der glatten Muskulatur, der Arteriolen, unabhängig von adrenergen Rezeptoren	Tachykardie, Stenokardie, Übelkeit, Kopfschmerzen, bei langer Behandlung Lupus erythematodes	Periphere Vasodilatatoren, Mittel der späteren Wahl, verursachen Tachykardie, Natrium- u. Wasserretention, deshalb immer in Kombination mit Diuretikum und Betablocker
Minoxidil (nur schwere Ausnahmefälle)			Tachykardie, Hypertrichosis, Wasserretention	
Nitroprussid **Diazoxid** (nur i.v.)				

HYPERTONIE – THERAPIE II

Angriffspunkte der wichtigsten Antihypertensiva (Fortsetzung)

Substanz	Präparatenamen (bitte selbst eintr.)	Wirkungsweise	Häufige Nebenwirkungen	Bemerkungen
VI **Prazosin**		Postsynaptischer α_1-Blocker, → Vasodilatation	Besonders zum Therapiebeginn (1. Dosis): Synkope, Orthostase, Harninkontinenz, Herzklopfen, Kopfschmerzen	Vorsichtig mit niedriger Dosis beginnen, Kontrolle, vor 1. Dosis andere Antihypertonika absetzen
Zentrale α_2-Stimulatoren VII **Clonidin Guanfacin** (mit Clonidin nahe verwandt)		Stimulation zentraler präsynaptischer α_2-Neurozeptoren mit konsekutiver Verminderung des peripheren Sympathikustonus	Bradykardie, Sedation, Potenzstörungen, Mundtrockenheit	Nicht bei Depression
VIII α-**Methyldopa**			Sedation, Potenzstörungen, Leberschädigung	Kumuliert bei Niereninsuffiz., nicht bei Depression
IX **Reserpin**		Verhinderung der Bindung von Noradrenalin und Dopamin an den sympathischen Nervenendigungen	Sedation, Potenzstörungen, Durchfälle	Mildes blutdrucksenkendes Mittel, nicht bei Depression, Ulkus, M. Parkinson
X **Guanethidin**		Noradrenalin-Verarmung im postganglionären Sympathikus	Potenzstörungen, Durchfälle, Nasenverstopfung	Verzögerter Wirkungseintritt, Dosen langsam erhöhen, oft Orthostase, nur noch in Ausnahmefällen Mittel der Wahl
Debrisoquin (CH)		Ähnlich Guanethidin		Kurze Wirkungsdauer, bessere Steuerbarkeit als Guanethidin

Stufenschema der Hochdrucktherapie
(Nach einer Empfehlung der Deutschen Liga zur Bekämpfung des hohen Blutdrucks e.V., Heidelberg)

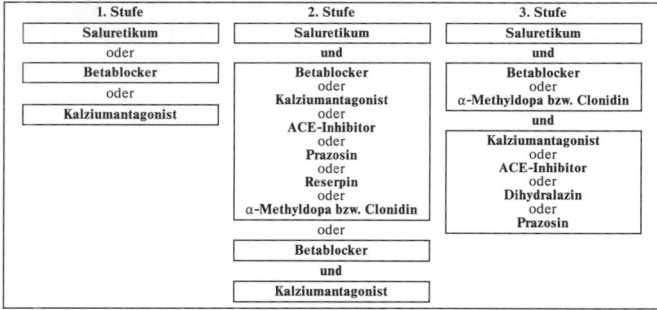

1. Stufe	2. Stufe	3. Stufe
Saluretikum	**Saluretikum**	**Saluretikum**
oder	und	und
Betablocker	**Betablocker** oder **Kalziumantagonist** oder **ACE-Inhibitor** oder **Prazosin** oder **Reserpin** oder α-**Methyldopa bzw. Clonidin** oder **Betablocker** und **Kalziumantagonist**	**Betablocker** oder α-**Methyldopa bzw. Clonidin** und **Kalziumantagonist** oder **ACE-Inhibitor** oder **Dihydralazin** oder **Prazosin**
oder		
Kalziumantagonist		

HERZ, KLAPPEN UND HILUSGEFÄSSE

Herz, Klappen und Hilusgefäße

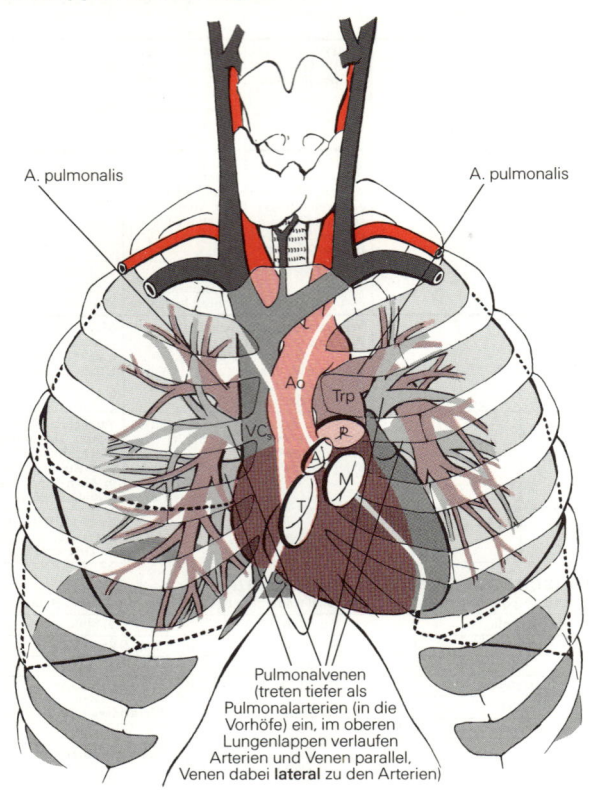

A. pulmonalis — A. pulmonalis

Ao
Trp
VC$_s$
P
R
M
T

Pulmonalvenen
(treten tiefer als
Pulmonalarterien (in die
Vorhöfe) ein, im oberen
Lungenlappen verlaufen
Arterien und Venen parallel,
Venen dabei **lateral** zu den Arterien)

A = Aortenklappe
M = Mitralklappe
P = Pulmonalklappe
T = Tricuspidalklappe

Ao = Aorta
Trp = Truncus pulmonalis
VC$_s$ = Vena cava superior
VC$_i$ = Vena cava inferior

HERZKONTUREN

Randbildende Herzkonturen in den vier röntgenologischen Standardpositionen

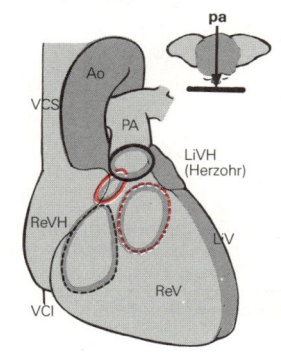

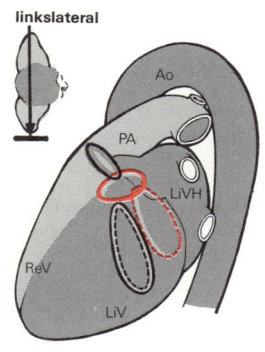

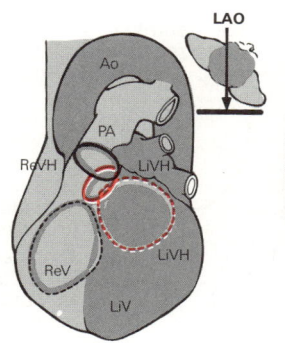

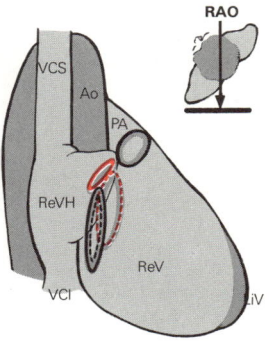

○ Aortenklappenposition
◌ Mitralklappenposition
○ Pulmonalklappenposition
◌ Trikuspidalklappenposition

Ao	Aorta
PA	Pulmonalarterie
LiVH	Linker Vorhof
LiV	Linker Ventrikel
ReVH	Rechter Vorhof
ReV	Rechter Ventrikel
VCS	Vena cava superior
VCI	Vena cava inferior

RÖNTGEN/HERZGRÖSSE I

Röntgen/Herzgröße

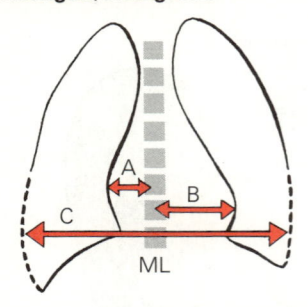

Herz-Lungen-Quotient

$\frac{A+B}{C} < 0{,}5$ (Mittelwert 0,45)
(0,39–0,50)

ML Mittellinie der Wirbelsäule

A maximale Abweichung rechter Herzrand von ML

B maximale Abweichung linker Herzrand von ML

C größter innerer Durchmesser des Thorax, Innenseite der Rippen!

Vergrößerung einzelner Herzkammern: Beurteilungskriterien.
[Nach Burgener A, Kormano M (1985) Differential diagnosis in conventional radiology. Thieme, Stuttgart].

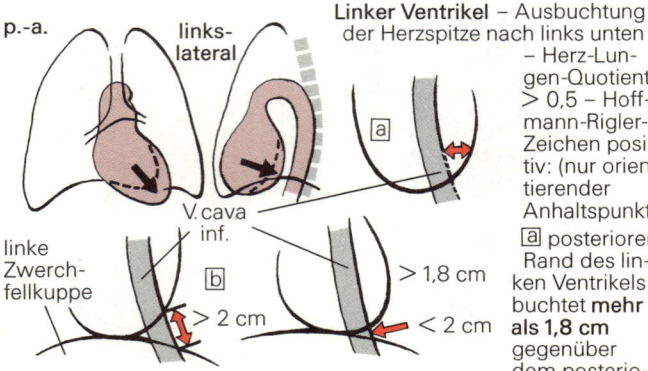

Linker Ventrikel – Ausbuchtung der Herzspitze nach links unten – Herz-Lungen-Quotient > 0,5 – Hoffmann-Rigler-Zeichen positiv: (nur orientierender Anhaltspunkt)

ⓐ posteriorer Rand des linken Ventrikels buchtet **mehr als 1,8 cm** gegenüber dem posterioren Rand der Vena cava inferior nach dorsal aus (Meßpunkt: 2 cm oberhalb der Kreuzungsstelle der beiden)

und/**oder**:

ⓑ posteriorer Rand des linken Ventrikels kreuzt posterioren Rand der Vena cava inferior **weniger als 2 cm** oberhalb der linken Zwerchfellkuppe

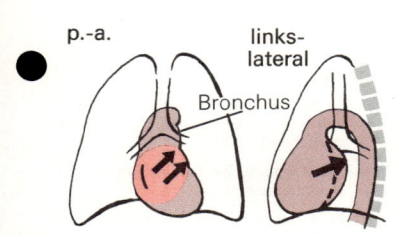

RÖNTGEN/HERZGRÖSSE II

Linker Vorhof
– Verdrängung des Ösophagus nach hinten (Breischluck)
– prominentes linkes Herzohr
– dichter „Kernschatten" (Übereinanderprojektion rechter und linker Vorhof) –
rechtsseitige Doppelkontur (re./li. Vorhof) – angehobener linker Hauptbronchus → Bronchuswinkel gespreizt, normal 56° (41–71°) → linker unterer Lungenlappen kollabiert bei extremer Vergrößerung infolge von Obstruktion des linken unteren Lappenbronchus

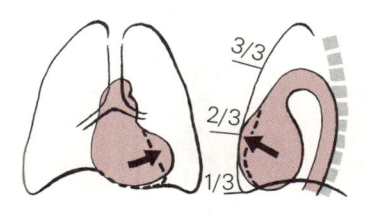

p.-a. / links-lateral / Bronchus

Rechter Ventrikel
– Herzvergrößerung nach links mit angehobener (oft abgerundeter) Herzspitze (durch Verdrängung li. Ventrikel) – Ausfüllung des Retrosternalraums (> 1/3) – rechter Vorhof kann nach rechts verlagert werden – linker Ventrikel kann nach hinten verlagert werden – selten als alleiniger Befund, Ausnahme: Pulmonalstenose, Fallot-Tetralogie u. a.

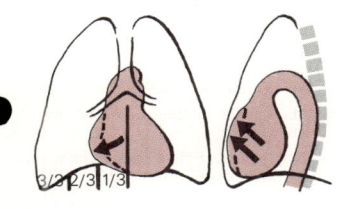

Rechter Vorhof
– Herzschatten nimmt mehr als ein Drittel des rechten Hemithorax ein – abgerundete re. Herzkontur – Retrosternalraum kann ausgefüllt sein – selten als Einzelbefund

RÖNTGEN/PULMONALE HYPERTONIE

Röntgenzeichen bei Drucksteigerung in den Lungenvenen

(pulmonal-venöse Kongestion: z. B. Linksherzinsuffizienz, Mitralstenose).
[Mod. nach Burgener A, Kormano M (1985) Differential diagnosis in conventional radiology, Thieme, Stuttgart].

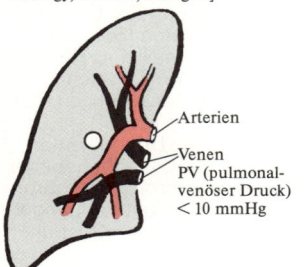

Normal

Arterien
Venen
PV (pulmonalvenöser Druck) < 10 mmHg

- Gefäße in Lungenbasis breiter als in Spitze (größeres Volumen durch hydrostatischen Druck)
- Zur Peripherie hin kontinuierliche Kaliberabnahme
- Im peripheren Lungendrittel Gefäße nicht mehr als individuelle Struktur erkennbar

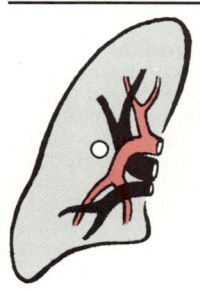

Frühe Umverteilung

- Erweiterung der Oberlappenvenen → Gefäße in oberer und unterer Lunge gleich stark gefüllt

PV 10-15 mmHg

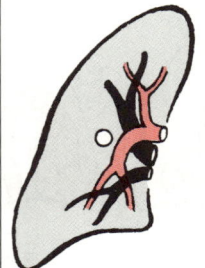

Umverteilung

Verengung der basalen Lungenvenen bei deutlich erweiterten Oberlappenvenen (Venendurchmesser über 3 mm im 1. ICR)

PV 15-20 mmHg

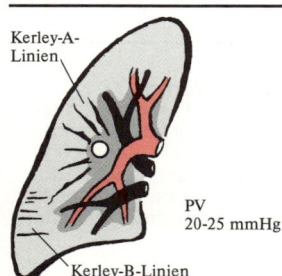

Kerley-A-Linien

PV 20-25 mmHg

Kerley-B-Linien

Umverteilung und interstitielles Ödem

- Perivaskuläres Ödem, hilusnah und/oder peripher
- Nebel-/milchglasähnliche Verschattungen
- Verschwommene Gefäßschatten
- Manschettenbildung um Bronchien und Gefäße
- Evtl. pleurale Flüssigkeitsansammlung (phrenikokostal, interlobulär)
- Ausbildung von **Kerley-A-, -B-Linien**

RÖNTGEN/PULMONALE HYPERTONIE

Röntgenzeichen bei Drucksteigerung in den Lungenvenen (Fortsetzung)

Kerley-Linien:

durchfeuchtete interlobuläre Septen, dichter als Gefäßstrukturen, keine Verzweigungen

Kerley-B-Linien:

pleuranahe (meist basal, kaudal) horizontale, scharfe Linien, senkrecht zur Pleura stehend, bis 1 cm lang

Kerley-A-Linien:

hilifugal, evtl. gekrümmt, bis 4 cm lang

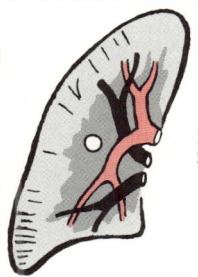

PV 25-35 mmHg

Intraalveoläres Ödem

- homogene konfluierende Fleckschatten,
- positives Bronchogramm im Verdichtungsareal (Sichtbarwerden von Luft infolge Flüssigkeitsauffüllung benachbarter Alveolen)

Zusätzliche, nicht pathognomonische Hinweise: Pleuraerguß, Hämosiderose (nodulär), Fibrose, aneurysmatische Lungenvenen, Rechtsherzhypertrophie

Röntgenzeichen bei Drucksteigerung in den Pulmonalarterien

(Pulmonal-arterielle Hypertonie, z. B. primär, nach Lungenembolie, Antwort auf langdauernde pulmonal-venöse Hypertension)

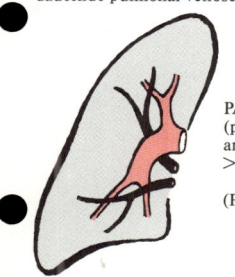

PA (pulmonal-arterieller Druck) > 50 mmHg

(PV < 10 mmHg)

Pulmonal-arterielle Hypertonie

- Erweiterung von Lungenarterienhauptstamm und -ästen (normal A. pulmonalis re. < 15 mm),
- Kaliebersprung zentrale zu peripheren Lungengefäßen (überschreitet meist Quotient 7:1): Gefäßabbruch, erhöhte Strahlentransparenz der peripheren Lungenabschnitte

PV pulmonal-venöser Druck
PA pulmonal-arterieller Druck

RÖNTGENTHORAX I

Schema häufiger diagnostischer Fehlerquellen.
[Aus Freye K, Lammers W (1985) Radiologisches Wörterbuch. de Gruyter Berlin NewYork]

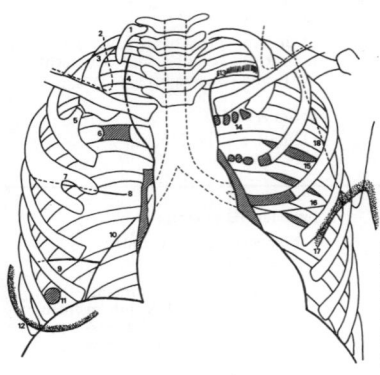

1. Halsrippe
2. Sternocleidomastoideuskontur
3. Begleitschatten der 1. und 2. Rippe
4. Lobus azygos
5. Gelenkige Knochenbrüche zwischen 1. und 2. Rippe vorn
6. Feste Knochenbrüche zwischen 5. und 6. Rippe hinten
7. Gabelung der 3. Rippe
8. Interlobärlinie zwischen Ober- und Mittellappen
9. Tiefsitzende akzessorische Interlobärlinien der Unterlappenspitze
10. Lobus cardiacus
11. Mamille
12. Mammaschatten
13. A. subclavia
14. Verkalkter Rippenknorpel
15. Sulcus costae
16. Interlobärlinie eines akzessorischen linken Mittellappens
17. Pectoralisschatten
18. Skapularand

Identifizierbare mediastinale Linien.
[Aus Burgener A, Kormano M (1985) Differential diagnosis in conventional radiology. Thieme, Stuttgart New York]

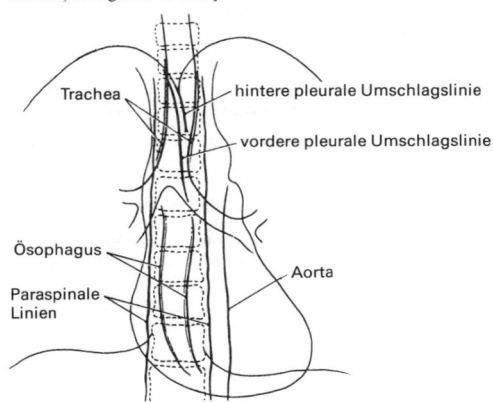

RÖNTGENTHORAX II

Checkliste zur Beurteilung einer Röntgenthoraxaufnahme.

Technische Beurteilung
- Zentrierung (symmetrische Sternoklavikulargelenke, mittelständige Processus spinosi)
- Belichtung (im Herzschatten gerade noch sichtbarer 4. BWK)
- Inspirationslage (Zwerchfelle sollten bei ausreichender Inspiration zwischen 10. und 11. Rippe dorsal stehen)
- Ganze Lunge abgebildet (Pleurakuppen, Pleurasinus)
- Konturen scharf (keine Veratmung)
- Patient: Alter, Geschlecht, liegend, stehend, p.-a., a.-p., seitlich
- Erkrankte Lungenpartie sollte filmnah liegen

Aufnahme	Lungen-struktur	Knochen-struktur	**Kalk** in der Lunge	**Kalk** in Brustwand, Mediastinum	Kontrast	Schärfe
Harte 100–140 kV	Scharf, detailreich	Schlecht	Schlecht	Gut	Klein	Gut
Weiche 50–80 kV	Unscharf, detailarm	Gut	Gut	Schlecht	Groß	Schlecht

Systematische Beurteilung
→ Versuch, alle wesentlichen Linien und Strukturen in ihrem Verlauf zu verfolgen und zu erklären

| Ileus | Sammelbegriff für Störungen der Darmpassage |

Thoraxform/Knochen
Harmonisch, konisch,
gleichmäßig abfallende Rippen; Empyhsematiker: faßförmig, gespreizte, horizontal verlaufende Rippen;
Wirbelsäulen-/Sternum-/Rippendeformierung/Halsrippe/Frakturen

Weichteile Hals/Thorax: Luft, Fremdkörper, Verkalkung

Pleura
Pneu/Erguß s. S. 102
Schwarten, Geschwülste, Interlobärspalten, Sinus

Zwerchfellkuppen
Wölbung (bei 90% aller Individuen rechts höher als links), glatte Begrenzung, Abflachung, Adhäsionen

Mediastinum
Verbreiterung, Verschiebung

Trachea
Lage, Durchgängigkeit, Stenose (natürliche Stenose im Bereich Larynx, leichte Deviation nach re. in Nähe Aorta), Bifurkationswinkel (normal 56°, Bereich 41–71°)

Aorta thoracalis
Größe, dilatiert, elongiert? normal bei ausreichender Inspiration (s. oben) bis 1 QF unterhalb Klavikula reichend, Kalkeinlagerung, Ektasien, Stenosen

RÖNTGENTHORAX III

Checkliste zur Beurteilung einer Röntgenthoraxaufnahme.

Herz
Größe, Silhouette (s. S. 89), Klappen-, Koronarkalk, Schrittmacherelektrode, künstliche Klappe

Hili (s. S. 88): Größe, Konfiguration
- Pulmonalarterienhaupt- und -nebenäste (normal A. pulmonalis re. < 15 mm)
- Pulmonalvenen (münden **unterhalb** Arterien im li. Vorhof, im Oberlappen Arterien und Venen parallel, Venen **lateral** von Arterien)
- In 97% Hili links höher als rechts (Bereich 0,75–2,25 cm)
- Vergrößerte Lymphknoten
- Eierschalenverkalkungen

Lungengefäße (s. S. 92, 93)
Umverteilung, Kalibersprung, Verteilung

Lungen
Parenchym/Interstitium
Luftbronchogramm, Silhouettenzeichen, Verkalkung, interstitielle/alveoläre Infiltrate, Kerley-Linien (s. S. 92), Doppelschienenphänomen bei Bronchitis

Lungenveränderungen

Topographie
Lage, Form, Begrenzung, ein/mehrere Lungenlappen, einzelne Segmente (s. S. 97–99)

Charakter

Verschattung (relative Abnahme des Luftgehalts)
- **flächenhaft** (besonders Parenchym: Infiltrate, Neubildungen, Atelektasen
  homogen – inhomogen
  scharf – unscharf begrenzt
  (Rund-/Keilschatten)

- **linear**/streifig retikulär: (besonders Veränderung Lungengrundgerüst, Blut-/Lymphgefäße, Bronchien)

- **fleckförmig:** (Parenchym oder Interstitium)

Aufhellungen
(relative Zunahme des Luftgehalts)
Hyperplasie, Mißbildung, Minderdurchblutung, Erweiterung Bronchialbaum, Bronchiektase, Zysten, Untergang Lungenparenchym (Emphysem), Einschmelzung von Lungengewebe

LUNGENGRENZEN

Begrenzung der Lungenlappen

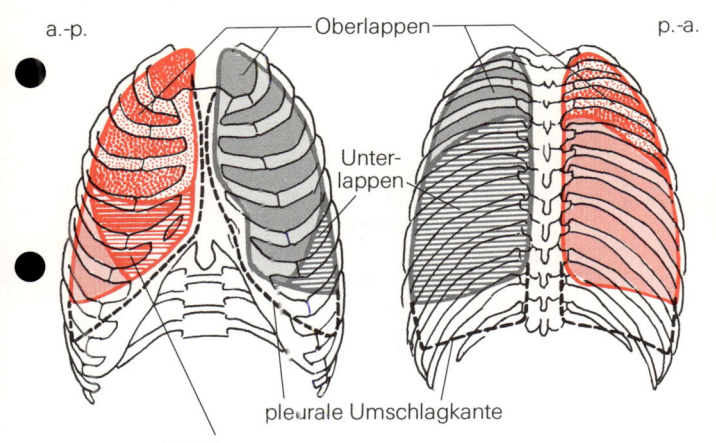

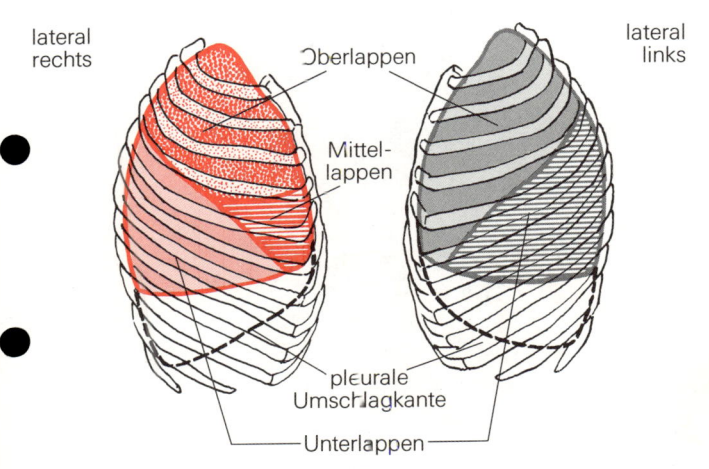

a.-p. — Oberlappen — p.-a.

Unterlappen

pleurale Umschlagkante

Mittellappen

lateral rechts — Oberlappen — lateral links

Mittellappen

pleurale Umschlagkante

Unterlappen

BRONCHOPULMONALE SEGMENTE

Memorix

Bronchopulmonale Segmente

Oberlappen OL — **Unterlappen UL**

Bronchopulmonale Segmente links:
1. apikal
2. posterior
3. anterior
4. superior (Lingula)
5. inferior (Lingula)
6. superior (apikal)
7. **fehlt links**
8. anterobasal
9. laterobasal
10. posterobasal

Bronchopulmonale Segmente rechts:
- Oberlappen OL:
  1. apikal
  2. posterior
  3. anterior
- Mittellappen ML:
  4. lateral
  5. medial
- Unterlappen UL:
  6. superior (apikal)
  7. mediobasal
  8. anterobasal
  9. laterobasal
  10. posterobasal

Akzessorische Lungenlappen:
- Lobus venae azygos (re. OL)
- Lobus cardiacus, meist apikal re. UL

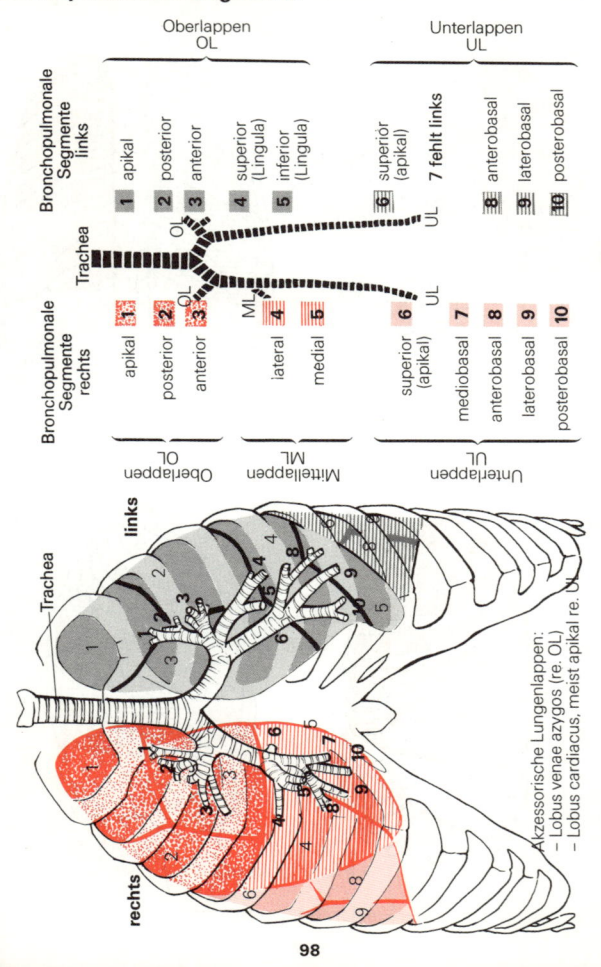

98

Memorix

BRONCHOPULMONALE SEGMENTE

Röntgenologisches Bild der Verschattung einzelner bronchopulmonaler Segmente

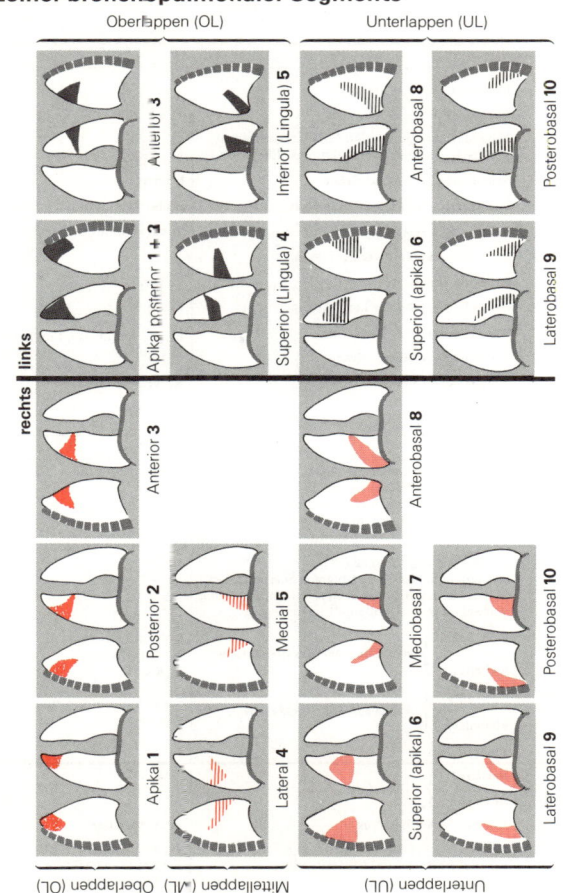

Oberlappen (OL) — Unterlappen (UL)

links:
- Anterior 3
- Apikal posterior 1+2
- Inferior (Lingula) 5
- Superior (Lingula) 4
- Anterobasal 8
- Superior (apikal) 6
- Posterobasal 10
- Laterobasal 9

rechts:
- Anterior 3
- Posterior 2
- Apikal 1
- Anterobasal 8
- Medial 5
- Lateral 4
- Mediobasal 7
- Superior (apikal) 6
- Posterobasal 10
- Laterobasal 9

Oberlappen (OL) — Mittellappen (ML) — Unterlappen (UL)

LUNGENAUSKULTATION/-PERKUSSION

Lungenauskultation/-perkussion

Graphische Symbole zur Darstellung der physikalischen Lungenbefunde (nach SAHLI, Lehrbuch der klinischen Untersuchungsmethoden, Leipzig und Wien, 1920)

	Symbol	Erklärung	Klinische Bedeutung
Auskultation		**Atemgeräusch**	
	ǀ	**Inspirium**	
	—	**Exspirium**	
	⌐	**Normales Atemgeräusch** (vesikuläres Inspirium, praktisch stummes „unbestimmtes" Exspirium)	
	⌐	**Vesikuläres In- und Exspirium**	Bronchitis
	⌐—	**Verlängertes vesikuläres Exspirium**	Emphysem, Asthma bronchiale
	⌐⌐	**Verschärftes Vesikuläratmen**	Pueriles (kindl.) Atemgeräusch
	╪	**Bronchovesikuläres Atemgeräusch**	
	╪╪	**Bronchialatmen**	Pneumonie
	⌐----	**Saccadiertes** (abgehacktes) Atemgeräusch	Pleuritis
	⌐ (durchgestrichen)	**Abgeschwächtes Atemgeräusch** ⎫	Erguß, Atelektase, Emphysem, Pneumothorax, Pleuraschwarte
	⌐ (durchgestrichen)	**Aufgehobenes Atemgeräusch** ⎭	
	Amph.	**Amphorischer Beiklang**	Kaverne (groß)
	Br	**Bronchophonie** (66 hochfrequent flüstern lassen)	Pneumonie
		Nebengeräusch	
	~	**Trockene Rasselgeräusche (RG)** (Giemen und Pfeifen) entstehen bei Luftwegsverengungen durch Schleimhautschwellung oder/und Bronchospasmus. Sie sind mehrheitlich im Exspirium zu hören.	Bronchitis, Asthma
		Feuchte Rasselgeräusche (RG) entstehen bei der Sprengung von Sekretmenisci in den kleinen Bronchien oder bei der Bewegung von Sekret in den größeren Lungenwegen	
	o°o	**großblasig** ⎫ nichtklingende Rasselgeräusche	Ohrfern, tieffrequent Herzinsuffizienz
	°o°	**kleinblasig** ⎭	Bronchitis
	●●●	**großblasig** ⎫ klingende Rasselgeräusche	Ohrnah, hochfrequent
	●●●	**kleinblasig** ⎭	Pneumonie
	Plr	**Pleurareiben**	
Perkussion	/////	**Relative** ⎫ Dämpfung	
	XXXX	**Absolute** ⎭	
	Ty	**Tympanitischer Beiklang**	Pneumothorax
	Stfr.	**Verstärkter (+), abgeschwächter (−) bzw. aufgehobener (∅) Stimmfremitus** (99 tieffrequent sagen lassen)	+ : Pneumonie − : Erguß, Atelektase, ∅ : Pneumothorax

LUNGENBEFUNDE

Synopsis physikalischer Lungenbefunde

Krankheit	Inspektion	Perkussion	Stimmfremitus*	Auskultation	Symbole	Bronchophonie**
Normal	Symmetrische Thoraxbewegungen	Sonor Zwerchfellverschieblichkeit 3-5 cm	n	Vesikuläres Inspirium, unbestimmtes Exspirium	⌐_	
Pneumonisches Infiltrat	Symmetrische Thoraxbewegungen	Absolute Dämpfung	↑	Bronchialatmen feuchte, klingende Rasselgeräusche	┼┊┊	←
Herzinsuffizienz	Symmetrische Thoraxbewegungen	Relative Dämpfung	n-↑	Feuchte, nicht klingende Rasselgeräusche	˚˚	
Chronische Bronchitis	Symmetrische Thoraxbewegungen	Normal	n	Trockene Rasselgeräusche, feuchte, nicht klingende RG, vesikuläres In- und Exspirium	⁰⁰?	
Emphysem	Faßthorax, tiefe, wenig verschiebliche Zwerchfelle	Hypersonor	→	Verlängertes Exspirium, abgeschwächtes Atemgeräusch, Giemen und Pfeifen	⌐↑	
Pleuraerguß	Asymmetrische Thoraxbewegungen	Absolute Dämpfung, lageverändlich	Fehlt	Fehlendes Atemgeräusch, Kompressionsatmen im Grenzbereich	⌐↑	
Pleuritis sicca	Asymmetrische Thoraxbewegungen	Sonor		Atemsynchrones Pleurareiben	Plr	
Pneumothorax	Asymmetrische Thoraxbewegungen	Hypersonor bis Tympanie	Fehlt	Fehlendes Atemgeräusch	⌐↑	
Pleuraschwarte	Asymmetrische Thoraxbewegungen	Absolute Dämpfung	→	Abgeschwächtes bis fehlendes Atemgeräusch	⌐↑	→
Atelektase (große)	Asymmetrische Thoraxbewegungen	Relative Dämpfung	→	Abgeschwächtes bis fehlendes Atemgeräusch	⌐↑	→
Lungenfibrose	Symmetrische Thoraxbewegungen, wenig verschiebliche Zwerchfelle	Relative Dämpfung		Verschärftes Vesikuläratmen; feinblasige, feuchte, klingende Rasselgeräusche	┊˙	

* Stimmfremitus = tieffrequent 99 sagen lassen; normal = seitengleiche Vibration der Thoraxwand
** Bronchophonie = pathologisch deutliche Fortleitung der Flüstersprache (hochfrequent den Patienten 66 flüstern lassen) des Kranken an die Brustwand bei Verdichtung des Lungengewebes.

PLEURAERGUSS

Differentialdiagnose des Pleuraergusses

Typ	Transsudat	Exsudat				
			Tbc	Lungenembolie, Lungeninfarkt	Tumor	Kollagenose, rheum. Arthritis, systemischer Lupus erythematodes	Chylothorax, Tumor, Verletzung des Ductus thoracicus
Ätiologie	Herzinsuffizienz, Leberzirrhose, nephrot. Syndrom, Meigs-Syndrom	Metapneumonisch, Pleuraempyem					
Aussehen	Serös-klar, öfters rechtsseitig	Serös-trüb, eitrig	Gelb	Sanguinolent	Sanguinolent	Gelblich	Chylös
Eiweiß	Unter 30 g/l	Über 30 g/l	> 30 g/l	> 30 g/l	> 30 g/l	> 30 g/l	
Spez. Gewicht	Unter 1016	Über 1016	> 1016	> 1016	> 1016	> 1016	> 1016
Zellen	0	Polymorphkernige Leukozyten	Lymphozyten	Erythrozyten	Erythrozyten, maligne Zellen	Lymphozyten	0 Fetttropfen
Bakteriologie	0	+/− Gram-Präparat	+ Ziehl-Neelsen	0	0	0	0
Glukose	Wie Serum	(↓)	↓	Wie Serum	↓	↓↓↓	
LDH	Tief	Hoch	Hoch			Hoch	
pH	Wie Serum	< 7,2	< 7,2			< 7,2	

PNEUMOTHORAX

Pneumothoraxdrainage

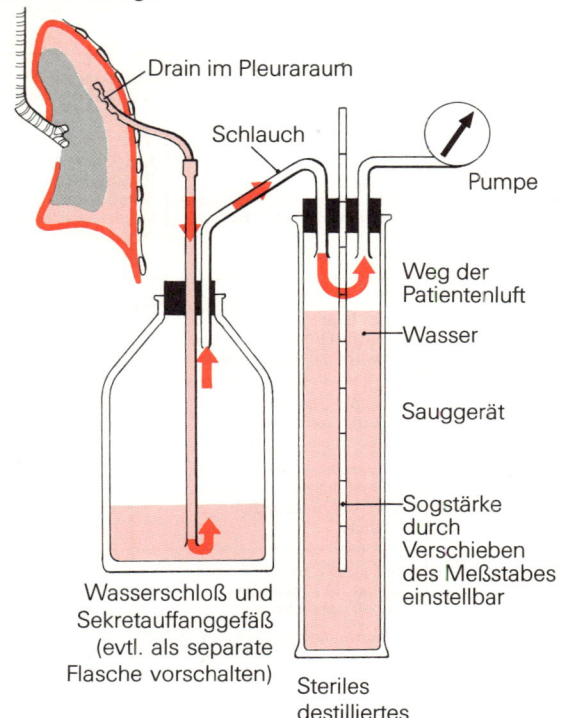

Drain im Pleuraraum

Schlauch

Pumpe

Weg der Patientenluft

Wasser

Sauggerät

Sogstärke durch Verschieben des Meßstabes einstellbar

Wasserschloß und Sekretauffanggefäß (evtl. als separate Flasche vorschalten)

Steriles destilliertes Wasser

Meßstab
so weit in das Wasser eintauchen, bis gewünschter Sog erreicht (in cm Wassersäule). Je tiefer der Meßstab eingetaucht ist, desto größer ist der Sog

ASTHMA

Haupttypen des Asthma bronchiale

Typ	Extrinsic factor Exogen-allergisch	Intrinsic factor Endogen-nichtallergisch
Pathophysiologie	Freisetzung von bronchokonstriktiven Substanzen aus Mastzellen	Auslösung vagaler Reflexe durch „gereizte" Mukosarezeptoren
Anamnese	Beginn im Kindes- und Jugendalter. Häufig Allergie in der Familienanamnese; häufig Milchschorf, Neurodermitis, Rhinitis. Salizylatsensitivität selten	Kleinkindesalter und Erwachsenenalter. Selten Allergie in der Familienanamnese; selten Milchschorf, Neurodermitis, Rhinitis. Salizylatsensitivität häufig
Klinik	Anfallsasthma (saisonal); selten Status asthmaticus. NNH[a]-Infekte selten, Polyposis nasi selten. Günstiger Verlauf	Dauerasthma; häufig Status asthmaticus. NNH[a]-Infekte häufig, Polyposis nasi häufig. Ungünstiger Verlauf
Labor	IgE erhöht, Hautteste positiv, Inhalationsteste positiv	IgE normal, Hautteste negativ, Inhalationsteste negativ
Prinzipielle Therapiemöglichkeiten	Hyposensibilisierung wirksam, Mastzellinhibitoren mit gutem Effekt (Cromoglicinsäure, Ketotifen)	Hyposensibilisierung unwirksam, Mastzellinhibitoren mit schlechtem Effekt
	Ätiologie abklären Stop des Nikotinkonsums Expositionsprophylaxe Theophyllinpräparate (Serumspiegel messen) Kortikosteroide β_2-Adrenergika Sauerstoff (Blutgasbestimmungen!) Adäquate Hydration Sekretolytika/Mukolytika Anticholinergika Sedativa (wenig!) Antibiotika (bei Infektzeichen) Inhalationstherapie Physikalische Maßnahmen Intubation und Beatmung (selten notwendig, nach Absprache mit Pneumologen)	

[a] NNH Nasennebenhöhlen

ANTIASTHMATIKA

Angriffspunkte der Antiasthmatika am Bronchus

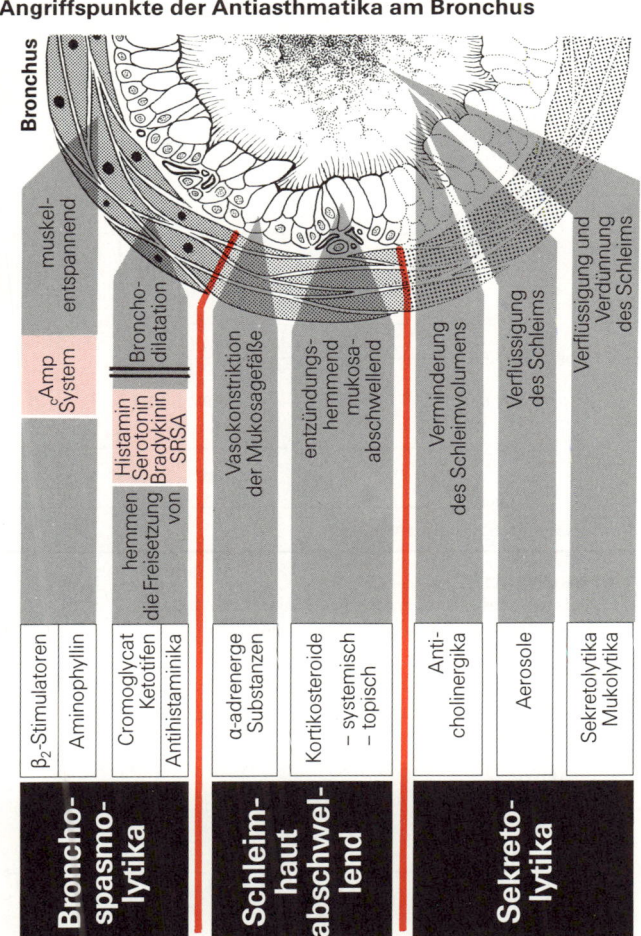

Wirkung	Angriffspunkt	Substanzen	Gruppe
muskelentspannend (cAMP System)	Bronchodilatation	β$_2$-Stimulatoren / Aminophyllin	Bronchospasmolytika
hemmen die Freisetzung von Histamin, Serotonin, Bradykinin, SRSA	Bronchodilatation	Cromoglycat / Ketotifen / Antihistaminika	Bronchospasmolytika
Vasokonstriktion der Mukosagefäße		α-adrenerge Substanzen	Schleimhautabschwellend
entzündungshemmend mukosaabschwellend		Kortikosteroide – systemisch – topisch	Schleimhautabschwellend
Verminderung des Schleimvolumens		Anticholinergika	Sekretolytika
Verflüssigung des Schleims		Aerosole	Sekretolytika
Verflüssigung und Verdünnung des Schleims		Sekretolytika / Mukolytika	Sekretolytika

LUNGENVOLUMINA

Lungenvolumina

Abkürzungen:

		Normwerte (Normalperson, 175 cm, 75 kg)
IRV	inspiratorisches Reservevolumen	2,5 L
AZV	Atemzugvolumen	500 ml
ERV	exspiratorisches Reservevolumen	1,8 L
RV	Residualvolumen	1,2 L
IK	inspiratorische Kapazität	3,0 L
FRK	funktionelle Residualkapazität	3,0 L
VK	Vitalkapazität	4,8 L
RV	Residualvolumen	1,2 L
TLK	totale Lungenkapazität	6,0 L

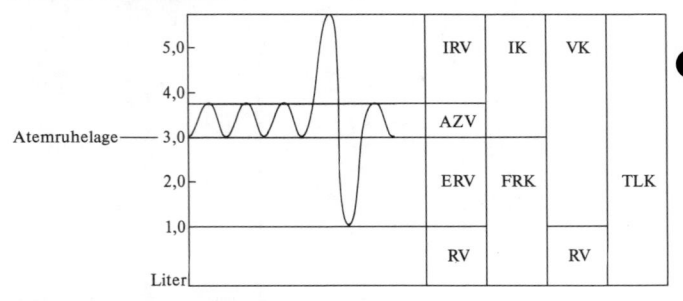

Werte eines gesunden 20jährigen Mannes

Tiffeneau-Test:

Forciertes Exspirationsvolumen in der ersten Sekunde (FEV_1)

Unterschied: obstruktive – restriktive Ventilationsstörungen

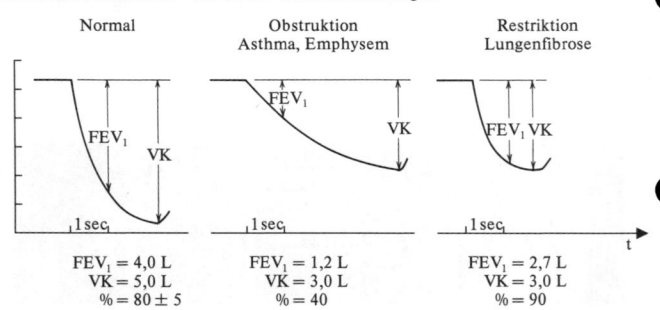

Normal
$FEV_1 = 4,0$ L
$VK = 5,0$ L
$\% = 80 \pm 5$

Obstruktion
Asthma, Emphysem
$FEV_1 = 1,2$ L
$VK = 3,0$ L
$\% = 40$

Restriktion
Lungenfibrose
$FEV_1 = 2,7$ L
$VK = 3,0$ L
$\% = 90$

Hämoptoe

Häufige Ursachen	Seltene Ursachen
Tumor	
Bronchialkarzinom Metastasen	Bronchialadenom
Entzündungen	
Tracheitis Chronische Bronchitis Bronchiektasen Tuberkulose Pneumonie	Lungenabszeß Parasiten
Kardiovaskulär	
Lungenembolie (Lungeninfarkt) Alveoläres Lungenödem	Mitralstenose Aortenaneurysma AV-Mißbildungen Wegener-Granulomatose Goodpasture-Syndrom
Varia	
Starker Husten Trauma Nasenblutungen Zahnfleischblutungen Rachenraum-/Kehlkopfblutungen	Fremdkörper Hämorrhagische Diathese Antikoagulanzientherapie Idiopathische Lungenhämosiderose

BLUTGASE

Blutgasanalyse (Normwerte)

Bestimmung	Einheit	Arteriell	Venös	Kapillar
pH		7,38–7,42	7,36–7,40	7,38–7,42
pO_2	mmHg kPa	90–100 12–13,3	35–45 4,6–6,0	> 80 > 10,6
pCO_2	mmHg kPa	35–45 4,6–6,0	40–50 5,3–6,6	40 5,3
Sauerstoff-sättigung	%	95–97	55–70	95–97
Standard-bikarbonat	mmol/l	21–29	24–30	21–29
Basen-überschuß	mmol/l	−2 – +2	−2 – +2	−2 – +2

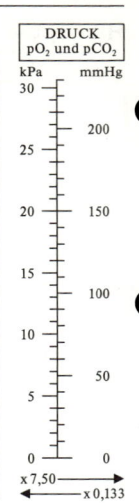

DRUCK
pO_2 und pCO_2

kPa — mmHg

x 7,50 →
← x 0,133

SÄURE-BASEN-INTERPRETATION

ABGA: Interpretation der Säure-Basen-Störungen [nach Matthys H (1982) Pneumologie. Springer, Berlin Heidelberg New York]

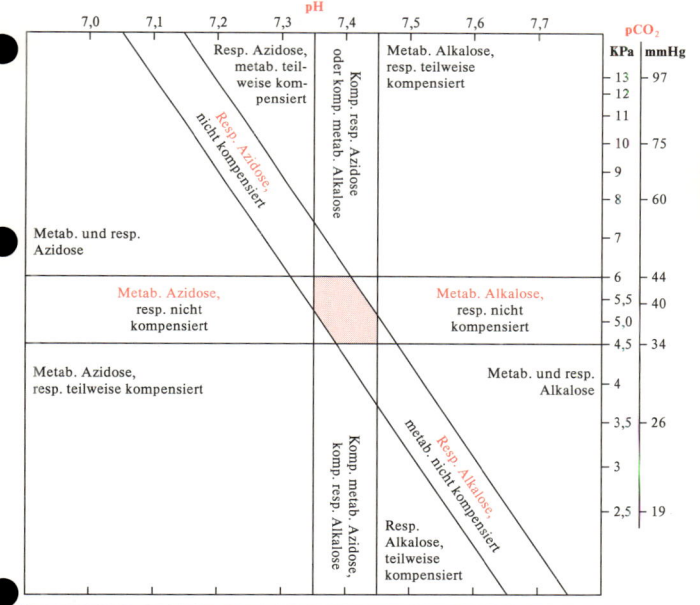

Diagramm mit pH-Achse (7,0 – 7,7) und pCO_2-Achse (KPa / mmHg):

- Resp. Azidose, metab. teilweise kompensiert
- Komp. resp. Azidose oder komp. metab. Alkalose
- Metab. Alkalose, resp. teilweise kompensiert
- Resp. Azidose, nicht kompensiert
- Metab. und resp. Azidose
- Metab. Azidose, resp. nicht kompensiert
- Metab. Alkalose, resp. nicht kompensiert
- Metab. Azidose, resp. teilweise kompensiert
- Metab. und resp. Alkalose
- Komp. metab. Azidose, komp. resp. Alkalose
- Resp. Alkalose, nicht kompensiert, metab. teilweise
- Resp. Alkalose, teilweise kompensiert

$PaCO_2$ \ HCO_3^-	Unter 21 mmol/l	21–29 mmol/l	Über 29 mmol/l
Über 6 kPa / 44 mmHg	Kombinierte metab. und resp. Azidose	Respiratorische Azidose	Metab. Alkalose und resp. Azidose
4,5– 6 kPa / 34 –44 mmHg	Metabolische Azidose	Normal	Metabolische Alkalose
Unter 4,5 kPa / 34 mmHg	Metab. Azidose und resp. Alkalose	Respiratorische Alkalose	Kombinierte metab. und resp. Alkalose

Definitionen

Azidose: pH unter 7,36
Respirat. Azidose: $PaCO_2$ über 44 mmHg (~ 6 kPa)
Respirat. Alkalose: $PaCO_2$ unter 34 mmHg (~ 4,5 kPa)

Alkalose: pH über 7,44
Metabol. Azidose: Bikarbonat unter 21 mmol/l
Metabol. Alkalose: Bikarbonat über 29 mmol/l

Berechnung des benötigten Bikarbonats zur pH-Korrektur

Benötigtes Bikarbonat = negativer Basenüberschuß (Basendefizit) · 0,3 · Körpergewicht in kg

Die Formel erlaubt die direkte Berechnung der benötigten Natriumbikarbonatmenge in Milliliter, wenn 8,4 %iges Natriumbikarbonat gebraucht wird (1 ml = 1 mmol)

SÄURE-BASEN-NOMOGRAMM

Memorix

Nomogramm des Säure-Basen-Status im Blut bei 37 °C
[Nach Siggaard-Andersen (1963) Clin Lab Invest 15 : 211]

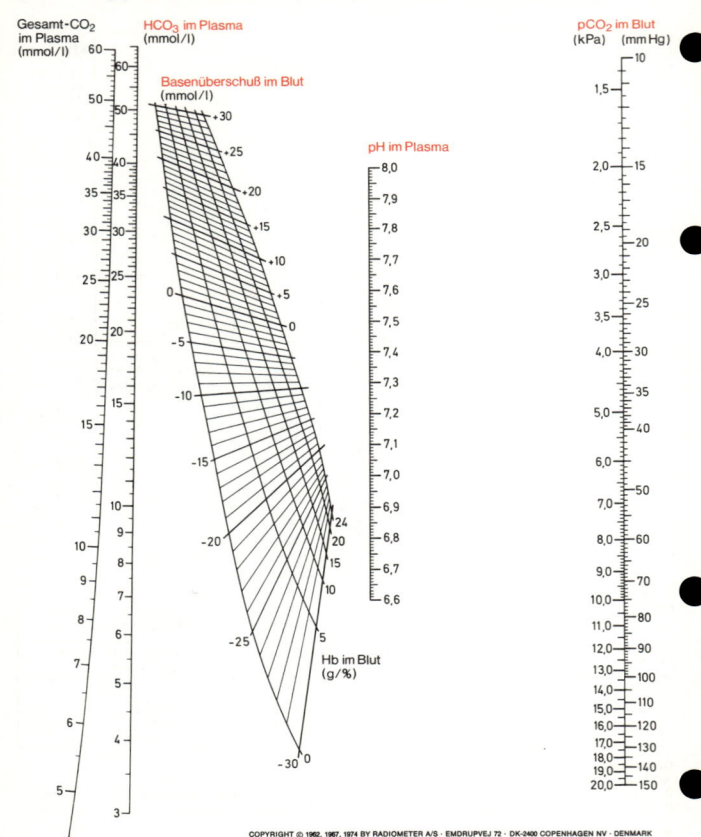

VITALKAPAZITÄT

Nomogramm zur Bestimmung der Vitalkapazität.
(Nach Baldwin, Richards und Cournand)

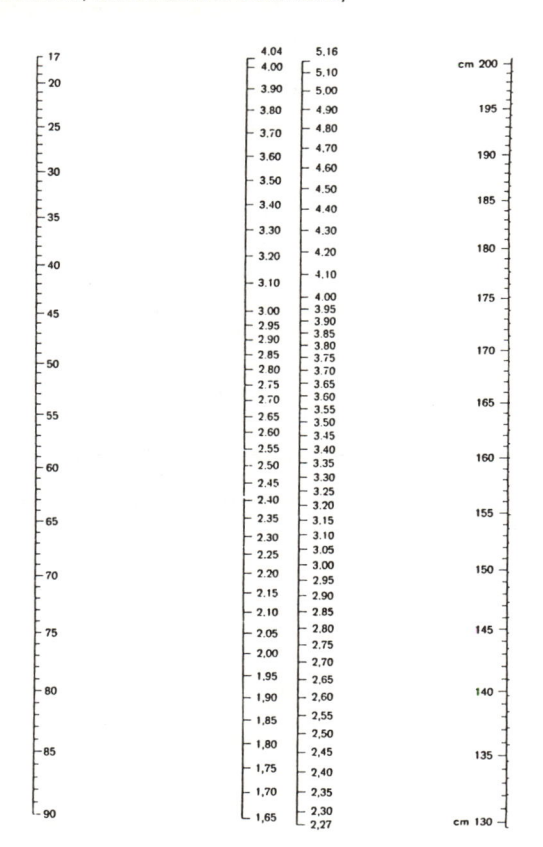

Alter — Vitalkapazität in Liter (♀ ♂) — Größe

SCHOCK

Schock

Definition: Hypoperfusion der Körperperipherie
Kriterien: Systolischer Blutdruck unter 90 mmHg und/oder periphere Vasokonstriktion und/oder Diurese unter 20 ml/h

Hypovolämie	Blutverlust nach außen und innen Plasmaverlust (Verbrennung) Volumenverlust (Erbrechen, Diarrhö, Ileus) Anaphylaxie
Kardiogen	Herzinfarkt (Pumpversagen) Rhythmusstörungen (tachykard, bradykard) Herzinsuffizienz
Distributiv[a]	Sepsis (vor allem gramnegative Erreger) Arzneimittelüberdosierung (Barbiturate, Tranquillanzien) Spinales Trauma
Obstruktiv[b]	Lungenembolie Perikardtamponade Aortenaneurysma Intrakardialer Tumor (Myxom) Spannungspneumothorax

[a] Vasomotorendysfunktion
[b] Strombahnverlegung
[Modifiziert nach Weil MH (1972) In: Hinshaw LB, Cox BG (eds) Fundamental mechanisms of shock. Plenum, New York, p 13.

Symptomatik des septisch-toxischen Schocks

	Frühstadium	Spätstadium
Hämodynamik	Vasodilatation (hyperdynamisch)	Vasokonstriktion
Druck	↓ Blutdruckamplitude	↓ Blutdruck
Herzleistung	↑	↓
Zentralvenöser Druck	↓	n-↓
Peripherer Widerstand	↓	↑
Urin	↓ Urin: Natrium ↑ Urin: Osmolalität	Oligurie bis Anurie
Venöse O_2-Sättigung	↓ (Erhöhter O_2-Verbrauch)	
Säure-Basen-Haushalt	Respiratorische Alkalose	Metabolische Azidose ↑ Laktat
Gewebsdurchblutung	Warme Haut (v. a. gramnegative Sepsis) Unruhe	Kühle, zyanotische, marmorierte Haut Getrübtes Sensorium Mehrfach-Organversagen

REANIMATION

Reanimation I
[Nach McIntyre KM, Lewis AS (eds) (1983) Textbook of advanced cardiac life support. American Heart Association, Dallas]

1. Phase – Feststellen des Herz-Kreislauf-Stillstands
- Apnoe, fehlende Spontanatmung
- Pulslosigkeit, fehlende Herzaktion (Karotis-, Femoralispuls)
- Fehlende Ansprechbarkeit

- Weitere Hilfe rufen (Reanimationsteam)
- Patient auf harter Unterlage flach legen (evtl. Brett unter Thorax schieben)
- Dokumentation organisieren (Zeitpunkt des Stillstands, Krankengeschichte)

2. Phase – Beginn der ersten Wiederbelebung („basic life support")
- Künstliche Beatmung (Freimachen der Atemwege, Prothesen entfernen, 15 Atemstöße/min): Mund zu Nase
- Externe Herzmassage (80/min, Kompression: Relaxation = 1:1)

3. Phase – Reanimation („advanced life support")
- EKG-Monitor
- Fortsetzen der externen Herzmassage (Effektivitätskontrolle am Femoralispuls)
- Intubation und Beatmung (Kontrolle der Tubuslage durch Auskultation der Lungenoberfelder)
- Venöser Zugang (Blutentnahme für Elektrolyte, Blutgase, Blutbild, Gerinnung, CK-MB)
- Medikamentengabe (vgl. S. 114, 115)
- Kontrolle von Blutdruck, Pupillenreaktion, Elektrolyten, Blutgasen
- Patientenidentifikation

Wichtige Punkte
- Herzmassage höchstens für 30 s zur Intubation unterbrechen
- Rascher Ausschluß von medikamentöser Intoxikation, Hypothermie, Spannungspneumothorax, Perikardtamponade, Lungenembolie, Hypovolämie, Hypoxämie, Acidose
- Gelegentlich kann eine Asystolie mit feinem Kammerflimmern verwechselt werden

REANIMATION

Memorix

Reanimation 2

Kammerflimmern

Beobachteter Herz-Kreislauf-Stillstand
↓
Kein Puls
↓
Faustschlag auf das Sternum
↓
Kein Puls

Unbeobachteter Herz-Kreislauf-Stillstand
↓
Kein Puls

↓

Wiederbelebung (Phasen 1–3, S. 113)
↓
Rhythmuskontrolle am Monitor (Kammerflimmern?)
↓
Defibrillation mit steigender Energie (200, 200–300, 360 Joules)[a]
↓
Weiterführen der Wiederbelebung falls kein Puls
↓
Intravenösen Zugang schaffen
↓
Adrenalin, 1:10 000, 0,5–1,0 mg als i.v. Bolus[b] (alle 5 min wiederholen)
↓
Intubation
↓
Defibrillation (bis zu 360 J)
↓
Lidocain, 1 mg/kg als i.v. Bolus
↓
Defibrillation (bis zu 360 J)
↓
Bretylium[d], 5 mg/kg als i.v. Bolus oder Lidocain 0,5 mg/kg alle 8 min bis Totaldosis von 3 mg/kg
↓
Natrium-Bikarbonat erwägen, 8,4 %, 1 mmol/kg[c]
↓
Defibrillation (bis zu 360 J)
↓
Bretylium[d], 10 mg/kg als i.v. Bolus oder Lidocain 0,5 mg/kg alle 8 min
↓
Defibrillation (bis zu 360 J)
↓
Lidocain oder Bretylium[d] wiederholen
↓
Defibrillation (bis zu 360 J)

Abb. 1 Kammerflimmern

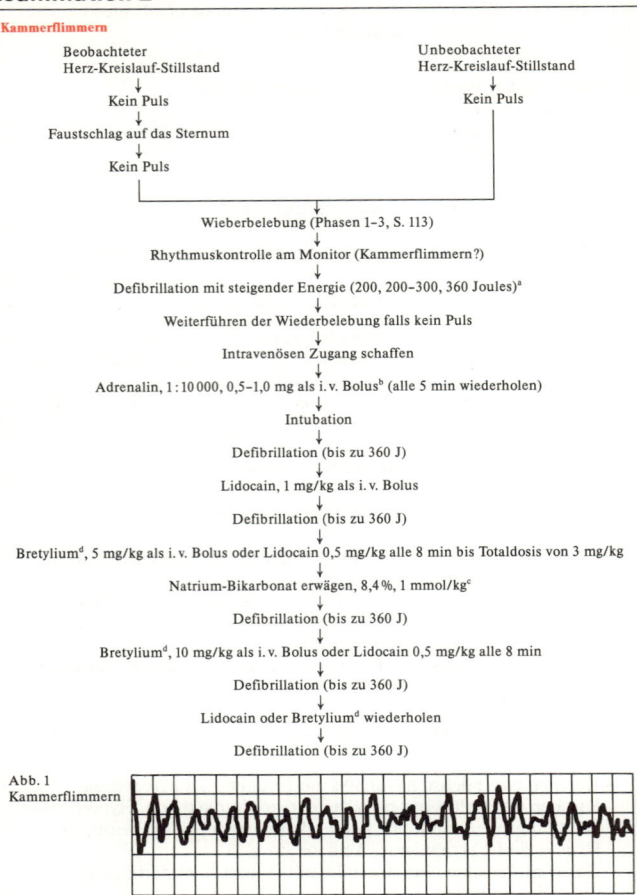

Reanimation 2 (Fortsetzung)

Asystolie

Falls Rhythmus möglicherweise Kammerflimmern (häufiger als Asystolie):
Defibrillation
↓
Falls Asystolie (in 2 EKG-Ableitungen bestätigen)
↓
Wiederbelebung (Phasen 1-3, S. 113)
↓
Intravenösen Zugang schaffen
↓
Adrenalin, 1:10 000, 0,5–1,0 mg als i.v. Bolus[b] (alle 5 min wiederholen)
↓
Intubation
↓
Atropin, 1,0 mg als i.v. Bolus (nach 5 min wiederholen)
↓
Natrium-Bikarbonat erwägen, 8,4%, 1 mmol/kg[c]
↓
Pacemaker erwägen (transvenös, transkutan, transthorakal)

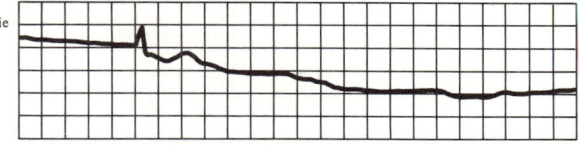

Abb. 2 Asystolie

[a] Puls- und Rhythmuskontrolle nach jeder Defibrillation. Falls Kammerflimmern nach erfolgreicher Konversion wieder auftritt: Defibrillation mit gleicher Stromstärke wie initial.
[b] Adrenalin kann auch intratracheal appliziert werden, auch Verdünnung 1:1000 üblich.
[c] Der Wert von Na-Bikarbonat bei Herz-Kreislauf-Stillstand ist umstritten. Nach der ersten Dosis soll mit der halben Dosis alle 10 min weitergefahren werden.
[d] In der Bundesrepublik nicht erhältlich.

Quelle: Standards and guidelines for CPR and ECC. JAMA, 1986, 255, 2905–2985.

VERGIFTUNGSZENTREN

Informationszentren bei Vergiftungen

Ort	Erw. Kinder	24-h-Dienst	Tel. Nr.	Adresse
Berlin	E	x	030/3 03 54 66 /22 15 /4 36 Zentrale: /51	Reanimationszentrum der Freien Universität Berlin im Klinikum Charlottenburg Spandauer Damm 130 1000 Berlin 19
Berlin	K	x	030/3 02 30 22 Intern: 030/9 71 28 44	Beratungsstelle für Vergiftungserscheinungen an der Universitäts-Kinderklinik, KAVH Heubnerweg 6 1000 Berlin 19
Bonn	K	x	02 28/2 60 62 11 /2 60 61	Informationszentrale gegen Vergiftungen an der Universitäts-Kinderklinik Adenauerallee 119 5300 Bonn
Braunschweig	E	x	05 31/6 22 90 Zentrale /68 80	Medizinische Klinik II des Städtischen Klinikums Salzdahlumer Straße 90 3300 Braunschweig
Bremen	E	x	04 21/4 97 52 68 /4 97 36 88	Kliniken der Freien Hansestadt Bremen, Zentralkrankenhaus, St.-Jürgen-Straße, Klinikum für Innere Med. – Intensivstation – St.-Jürgen-Straße 2800 Bremen 1
Freiburg	K	x	07 61/2 70 43 61 /2 70 43 01 /27 01	Universitätskinderklinik Freiburg Informationszentrum für Vergiftungen Mathildenstraße 1 7800 Freiburg
Gießen	E	o	06 41/7 02 41 35 /7 02 41 36	Rudolf-Buchheim-Institut für Pharmakologie der Justus-Liebig-Universität Frankfurter Straße 107 6300 Gießen
Göttingen	E	o	05 51/39 53 00 /39 53 14	Zentrum Pharmakologie und Toxikologie der Universität Göttingen Robert-Koch-Straße 40 3400 Göttingen
Göttingen	K	x	05 51/39 62 39 /39 62 41 Zentrale: /39 61 10 /39 61 11	Universitätsklinik und Poliklinik Humboldtallee 38 3400 Göttingen
Hamburg	E	x	040/6 38 53 45 /6 38 53 46	Giftinformationszentrale Hamburg, I. Medizinische Abteilung des Krankenhauses Barmbek Rübenkamp 148 2000 Hamburg 60
Homburg/Saar	K	x	0 68 41/16 22 57 /16 28 46	Beratungsstelle für Vergiftungsfälle im Kindesalter Universitäts-Kinderklinik 6650 Homburg/Saar
Kiel	E	x	04 31/5 97 42 68 Zentrale: /59 71	Zentralstelle zur Beratung bei Vergiftungsfällen an der I. Medizin. Universitätsklinik Schittenhelmstraße 12 2300 Kiel

VERGIFTUNGSZENTREN

Informationszentren bei Vergiftungen (Fortsetzung)

Ort	Erw. Kinder	24-h-Dienst	Tel. Nr.	Adresse
Koblenz	E	x	0261/499648	Städtisches Krankenhaus Kemperhof I. Medizinische Klinik Koblenzer Straße 115–155 5400 Koblenz
Ludwigshafen	E	x	0621/503431 Zentrale: /5031	Städtische Krankenanstalten Entgiftungszentrale I. Medizinische Klinik Bremser Straße 79 6700 Ludwigshafen
Mainz	E	x	06131/232466(7) Zentrale: /171	Beratungsstelle bei Vergiftungserscheinungen, II. Medizinische Klinik und Poliklinik der Universität Langenbeckstraße 1 6500 Mainz
Marburg	E	o	06421/282290 /282291	Institut für Toxikologie und Pharmakologie Pilgrimstein 2 3550 Marburg
München	E	x	089/41402211	Giftnotruf München, Toxikologische Abt. der II. Medizinischen Klinik Rechts der Isar der Technischen Universität Ismaninger Straße 22 8000 München 80
Münster	E	x	0251/836245 /836188	Medizinische Klinik und Poliklinik der Westfälischen Wilhelms-Universität, Giftzentrale, Bt 01, Ebene 10, Zentralklinikum Albert-Schweitzer-Straße 33 4400 Münster
Münster			0251/835510	Beratungsstelle für spezielle Vergiftungen Institut für Pharmakologie und Toxikologie der Westfälischen Wilhelms-Universität Domagkstraße 12 4400 Münster
Nürnberg	E	x	0911/3982451	II. Medizinische Klinik des Städtischen Klinikums, Toxikologische Intensivstation Flurstraße 17 8500 Nürnberg
Papenburg	K	o	04961/831 (Zentrale)	Marienhospital – Kinderabteilung – Hauptkanal rechts 75 2990 Papenburg
Saarbrücken	E	o	0681/6032544 /6032641	Städtisches Krankenhaus Winterberg Beatmungs- und Vergiftungszentrale 6600 Saarbrücken
Würzburg	E	o	0931/2013980 /2013981	Institut für Toxikologie und Pharmakologie der Universität Versbacher Landstraße 9 8700 Würzburg
Wien (A)	E/K	x	0222/434343 /436869	Vergiftungsinformationszentrale I. Medizinische Universitätsklinik Spitalgasse 23 A-1090 Wien
Zürich (CH)	E/K	x	01/2515151	Schweizerisches Tox-Zentrum Klosbachstraße 107 CH-8030 Zürich

ANTIDOTA

Vergiftungen und Antidota

Führung des Telefongesprächs

Anrufer		Name, Adresse, Telefonnummer
Patient	Wer	Alter, Gewicht, Geschlecht, Standort
	Was	Giftbezeichnung (Packungsaufdruck), Einnahme (Weg)
	Wieviel	Genauestmögliche Dosis (evtl. Abschätzung)
	Wann	Zeitpunkt der Einnahme, gesichert oder nur vermutet
	Zustand	Erste Symptome, getroffene Maßnahmen, Atmung, Kreislauf, Bewußtsein
	Ratschlag	Sofortmaßnahmen vor Eintreffen der Ambulanz

Vergiftungsindikation	Antidot
Amphetamine	Ammoniumchlorid
Arsen, organische und anorganische Quecksilbersalze	Dimercaptopropan-Sulfonat-Na (DMPS)
Atropin, Antihistaminika	Mestinon, Physostigmin, Prostigmin
Barium	Natriumsulfat
Blausäure (Zyanwasserstoff)	Amylnitrit, Hydroxocobalamin (Vit. B_{12}), Kelozyanor (Dicobaltedetat) Natriumnitrit, Natriumthiosulfat
Kohlenmonoxid	Sauerstoff
Kumarine	Vitamin K_1
Digoxin	Digoxinantikörper, Diphenylhydantoin
Eisen	Deferoxamin
Extrapyramidale Symptome	Biperiden
Herbizide, Paraquat	Bentonit
Hyperthermie, maligne	Dantrolen
Isoniazid (INH)	Pyridoxin (Vitamin B_6)
Methämoglobinämie (Nitrit)	Methylenblau
Methanol, Glykole	Äthylalkohol
Opiate, Opioide	Naloxon, Lorfan
Paracetamol	N-Azetyl-L-zystein, Methionin
Phosgen	Hexamethylentetramin
Phosphorsäureester (Azetylcholinesterasehemmer)	Atropinsulfat, Toxogonin
Radioisotope, Schwermetalle	Ca-Na_2-EDTA, Dimercaprol (BAL), Penicillamin

SUIZIDALITÄT

Abschätzung der Suizidalität

Kielholz P (1971) Diagnose und Therapie der Depressionen für den Praktiker, 3. Aufl. Lehmanns, München

1. Selbstmordhinweise

- Vorkommen von Suiziden in der Familie oder näheren Umgebung (Suggestivwirkung)
- Frühere Suizidversuche, direkte oder indirekte Suiziddrohungen
- Äußerung konkreter Vorstellungen über die Art der Durchführung und Vorbereitungshandlungen zu einem Suizid oder auch „unheimliche Ruhe"
- Selbstvernichtungs-, Sturz- und Katastrophenträume

2. Krankheitsgepräge

- Beginn oder Abklingen depressiver Phasen, Mischzustände
- Ängstlich agitiertes Gepräge, Affekt- und Aggressionsstauungen
- Schwere Schuld- und Insuffizienzgefühle
- Biologische Krisenzeiten (Pubertät, Gravidität, Wochenbett, Klimakterium)
- Langdauernde Schlafstörungen
- Unheilbare Krankheiten oder Krankheitswahn
- Alkoholismus und Toxikomanie

3 Umweltbeziehungen

- Zerrüttete Familienverhältnisse während der Kindheit („broken home")
- Verlust oder primäres Fehlen mitmenschlicher Kontakte (Liebesenttäuschung, Vereinsamung, Ausgestoßensein)
- Verlust der Arbeit, Fehlen eines Aufgabenkreises, finanzielle Sorgen
- Fehlen religiöser Bindungen

KONTRASTMITTELALLERGIE

Hinweise zur Prävention und Behandlung von Röntgenkontrastmittelzwischenfällen.

[Mit freundlicher Genehmigung nach Frommhold W, Lenz G (1986) Tübingen]

Beachten

1. Gezielte Anamnese erheben (z. B. Allergie?) Frage nach früheren Kontrastmittelzwischenfällen!

2. Intravasale Kontrastmittelgaben möglichst am liegenden Patienten vornehmen mittels Kunststoff-Verweilkanüle. Nur so ist bei einer drohenden Nebenreaktion eine schnelle i. v. Therapie möglich. Auch bei leichten allgemeinen Nebenerscheinungen und allergoiden Hautreaktionen Kontrastmittelapplikation unterbrechen, notfalls beenden

3. Auch nach der Applikation den Patienten beobachten lassen, Kunststoffverweilkanüle bleibt auch nach Applikation für einige Minuten in der Vene.

Leichte allgemeine Nebenerscheinungen

Symptome:
Übelkeit, Brechreiz, Hitzegefühl, Niesen, Gähnen, Kitzeln in Hals, Hustenreiz, Ohrensausen

Therapie:
Beruhigung des Patienten, Frischluft- oder Sauerstoffzufuhr, sorgfältige ärztliche Weiterbeobachtung, bei sehr aufgeregten Patienten z. B. Diazepam, 5–10 mg, langsam i. v.

Allergoide Hautreaktionen

Symptome:
Lokale Rötung an der Einstichstelle, Urtikaria mit oder ohne Pruritus, Quaddelbildung

Therapie:
Je nach Schwere Antihistaminika i. v., Hydrocortison i. v. oder Methylprednisolon i. v.

Schwere Allgemeinreaktionen – wichtig: Verlaufsprotokoll anlegen!

Allgemein
Symptome:
Generalisierte Rötung im Gesicht und am Stamm, intensives Beklemmungs- und Angstgefühl, Agitation, generalisierte Urtikaria mit Pruritus, Schüttelfrost, Kreuzschmerzen, Erbrechen, Bewußtseinsverlust

Respiratorisch
Symptome:
Tachypnoe, exspiratorische Dyspnoe, spastischer Husten, Stridor, Asthmaanfall, Bronchospasmus

Kardiovaskulär
Symptome:
Blässe, kalter Schweiß, Tachykardie, Bradykardie, Blutdruckabfall, Schock

Sofortmaßnahmen

Adrenalin
Bei lebensbedrohlichen Zuständen: Sofort i. v. 0,1 mg Adrenalin (verdünnt). Unter Überwachung der Herzaktion (Arrhythmie) Wiederholung nach 2 Minuten, wenn erforderlich, evtl. auch 0,3–0,5 mg Adrenalin s. c. (unverdünnt)

Kortikoide
Hydrocortison i. v. oder Methylprednisolon i. v.

Atemwege (freihalten!)
Sauerstoffzufuhr, Spontanatmung kontrollieren. Notfalls Beatmung Mund-zu-Mund, Atemmaske, Intubation

Bronchospasmus
1. Bronchospasmolytikum Aminophyllin
2. Adrenalin Dosieraerosol intratracheal, evtl. A. i. v.

Volumensubstitution
Beine hochlagern. Plasmaexpander, Elektrolytlösung
Reanimation
Prinzipien s. s. 113–115

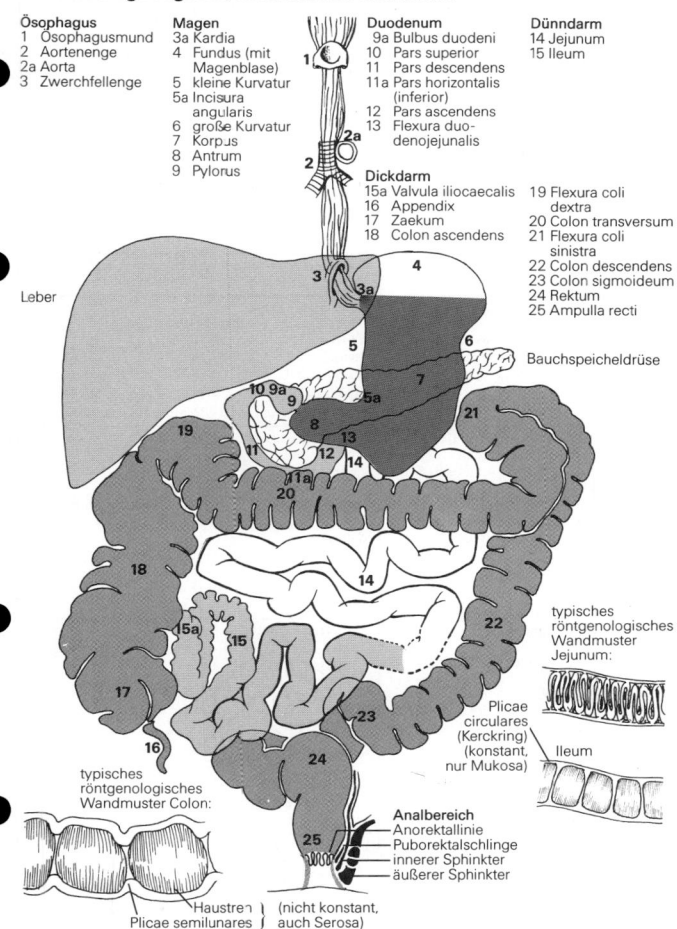

VERDAUUNGSORGANE/ÜBERSICHT ANATOMIE

Verdauungsorgane/Übersicht Anatomie

Ösophagus
1 Ösophagusmund
2 Aortenenge
2a Aorta
3 Zwerchfellenge

Magen
3a Kardia
4 Fundus (mit Magenblase)
5 kleine Kurvatur
5a Incisura angularis
6 große Kurvatur
7 Korpus
8 Antrum
9 Pylorus

Duodenum
9a Bulbus duodeni
10 Pars superior
11 Pars descendens
11a Pars horizontalis (inferior)
12 Pars ascendens
13 Flexura duodenojejunalis

Dünndarm
14 Jejunum
15 Ileum

Dickdarm
15a Valvula iliocaecalis
16 Appendix
17 Zaekum
18 Colon ascendens
19 Flexura coli dextra
20 Colon transversum
21 Flexura coli sinistra
22 Colon descendens
23 Colon sigmoideum
24 Rektum
25 Ampulla recti

Leber

Bauchspeicheldrüse

typisches röntgenologisches Wandmuster Jejunum:

Plicae circulares (Kerckring) (konstant, nur Mukosa)

Ileum

typisches röntgenologisches Wandmuster Colon:

Haustren
Plicae semilunares } (nicht konstant, auch Serosa)

Analbereich
– Anorektallinie
– Puborektalschlinge
– innerer Sphinkter
– äußerer Sphinkter

SONOGRAMM/ — Memorix

Generelle Beurteilungskriterien:
Größe, Form und Lage.
Echomuster der inneren Organstruktur
(grob oder fein, Dichtestruktur).
Normabweichungen, umschriebene
Strukturveränderungen.
Welche Teile sind nicht darstellbar?

Internationale Übereinkunft für die Dokumentation von Ultraschallbildern

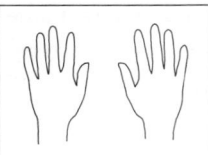

links rechts
Aufsicht vom Betrachter

Longitudinalschnitt	kranial	kaudal
Transversalschnitt (Blick von kaudal nach kranial)	rechte Seite des Patienten	linke Seite des Patienten

Organ	wichtige Beurteilungs- und Dokumentationskriterien	Normwerte (in Grenzen variabel nach Alter (Organe ↓, Gefäße ↑), Körpergröße (↑), und Geschlecht (♂ > ♀)
Leber	Konturen und Leberrand herdförmige Veränderungen Gefäßsysteme in der Leber (Pfortader, Lebervenen, Gallengänge)	**Durchmesser Leber** (Höhe Xiphoid bei Inspirationsstellung) transversal ~ 16 cm sagittal ~ 15 cm kraniokaudal ~ 17 cm **Pfortader** ~ 11 ± 2 mm (über 15 mm pathologisch)
Gallenblase	Wandbeschaffenheit Palpationsverhalten (eindrückbar, schmerzhaft?) Inhalt (echofrei, Steine, Schlick) extrahepatischer Gallengang (Kaliber, Obstruktion)	**Extrahepatischer Gallengang** normal 4–6 mm grenzwertig 6–8 mm pathologisch > 8 mm radiologisch = 1,27 x (sonograph. Durchmesser + 1,85) **Gallenblase** Länge 8–11 cm Dicke 3– 4 cm Kapazität 30–55 ml Wand ≤ 3 mm
Pankreas	Durchmesser Schmerzhaftigkeit ggf. Pankreasgang Der maximale Durchmesser (senkrecht zu Organ) sollte 1/3 des Wirbelkörpers auf gleicher Höhe nicht unter- und 2/3 nicht überschreiten	Transversalschnitt a = 23 mm b = 19 mm c = 20 mm d = 15 mm } ± 2,5–3 mm

NORMALGRÖSSE ORGANE

Organ	wichtige Beurteilungs- und Dokumentationskriterien	Normwerte (in Grenzen variabel nach Alter (Organe ↓), Gefäße ↑), Körpergröße (↑), und Geschlecht (♂ > ♀)
Nieren	Massenrelation und Abgrenzbarkeit Parenchym/Pyelon Verschieblichkeit Harnretention	**Nierengröße** horizontal 5– 6 cm ⎫ mehr als 1,5 cm sagittal 4– 5 cm ⎬ darüber Längsschnitt 11–12 cm ⎭ pathologisch Seitendifferenz > 1,5 cm pathologisch Parenchymsaum ~ 1,5 cm Verhältnis Parenchymsaum zu Pyelon bis 30. Lebensjahr ~ 1,6 ab 60. Lebensjahr ~ 1,1
Neben-nieren		Länge 2–7 cm Breite 1,5–4 cm
Restharn		normal 10–30 ml nach spontaner Miktion Restharnvolumen sonographisch (ml) = Breite (B) x Höhe (H) x Länge (L) x 0,52 (in cm) Transversalschnitt Längsschnitt
Große Bauch-gefäße	Verlaufsrichtung (Dislokation?) Kaliber Wandbeschaffenheit Lumen echofrei? umschriebene Veränderungen in der Nachbarschaft (z. B. vergrößerte Lymph-knoten)	**Aorta** max. Durchmesser < 2,5 cm (stark altersabhängig zwischen 1,0 und 1,8 cm, mit Alter ↑) Abstand Aorta Wirbelsäule ≤ 5 mm (darüber → retroperitoneale Raumforderung) **Vena cava inferior** (paramedian rechts) Größe stark von Inspiration (↑) und Exspiration (↓) abhängig **Lymphknoten** bei normaler Größe nicht erfaßbar
Milz	ggf. Gefäße am Hilus (Kaliber)	**Milzgröße:** „4711-Regel" Dicke (Tiefe) ≤ 4 cm Breite ≤ 7 cm Länge ≤ 11 cm Normale Milz soll die linke Niere um nicht mehr als die Hälfte überragen

AKUTES ABDOMEN I

Akutes Abdomen

Definition: Unklare akute abdominelle Schmerzen, welche zur raschen Abklärung und Therapie (chirurgisch/internistisch) zwingen

Ursachen	Intraabdominal
Entzündung	**Akute Appendizitis** (~ 54%) **Akute Cholezystitis** (~ 14%) **Akute Pankreatitis** (~ 5%) Peritonitis unklarer Ätiologie (~ 1%) Divertikulitis Ileitis, Kolitis Subphrenischer Abszeß Salpingitis, Pyelonephritis Infektionskrankheiten: Malaria, Tbc, Typhus, Virushepatitis
Perforation/ Blutung	**Magen-/Duodenalperforation** (~ 7%) (Ulkus/Ca.) Gallenblasenperforation Tubargravidität Milz-/Leberruptur Aortendissektion
Verschluß Organ/ Gefäß	**Ileus** (~ 11%) **Akuter Mesenterialarterienverschluß** (~ 3%) **Gallenkolik**, Hernie Nierensteine, Torsion, Volvulus (Ovarialtumor, -zyste) Akuter Lebervenenverschluß (Budd-Chiari)
	Extraabdominal
Vergiftungen	**Nahrungsmittel**, Blei, Alkohol, Arsen, Thallium, Pflanzengifte, Pilze, Quecksilber, Tetrachlorkohlenstoff
Stoffwechsel	**Praecoma diabeticum**, familiäre Hyperlipidämie, akute intermittierende Porphyrie, Morbus Addison, periodische Peritonitis (Mittelmeerfieber), Hyperkalzämie, Hyponatriämie
Kardiovaskulär	**Herzinfarkt (bes. Hinterwand)**, akute Rechtsherzinsuffizienz (Leberstauung), Lungenembolie, Thrombose von Mesenterialvene/-arterie, Periarteriitis nodosa, Lupus erythematodes
Hämatologisch	Hämolytische Anämie Akute/chronische Leukosen Polyzythämie, Polyglobulie
Neurologisch	Tabes dorsalis, Herpes zoster Bandscheibenprolaps, Wirbelfraktur
Sonstiges	Psychogen, akute Harnverhaltung, basale Pneumonie, Pneumothorax, akutes Glaukom Rektushämatom, Bornholm-Erkrankung (Coxsackie)

In der Schwangerschaft, vom Genitale ausgehend:

(cave: auch an o.g. Differentialdiagnostik denken)
Extrauteringravidität, vorzeitige Plazentalösung, Uterusruptur/-perforation/-torsion,
Inversio uteri
Myomkomplikationen
Hydramnion
Postpartales Pneumoperitoneum
Stielgedrehter/rupturierter Adnextumor

AKUTES ABDOMEN II

Check-up des Patienten mit akutem Abdomen

Leitsymptome

AZ:	Schock, Unruhe, Schonatmung
Schmerz:	Lokalisation, zeitlicher Ablauf und Art des Beginns, schmerzdämpfende/steigernde Faktoren
Peritonitis:	Diffus oder lokal
	Loslaßschmerz (= Peritoneum viscerale)
	Abwehrspannung = Défense (Peritoneum viscerale und parietale)

Brechreiz/Erbrechen
Stuhl-/Wind-/Harnverhaltung
Fieber

Untersuchung

Palpation:	Loslaßschmerz
	Abwehrspannung
	Leber/Milz
	Tumor
	Rektal
	Femoralispulse
	Bruchpforten, supraklavikuläre Lymphknoten (Magen-Ca.)
	Genitale
Auskultation:	Darmgeräusche (normal/hochgestellt/keine)
	Herz (absolute Arrhythmie, Vitium)
	Lunge (Pneumonie, Erguß, Pneumothorax)
Perkussion:	Flankendämpfung
Inspektion:	Op.-Narben
	Lippen-/Wangenschleimhaut: Abnorme Pigmentierung (Morbus Addison, Peutz-Jeghers-Syndrom)
	Zahnfleisch: Bleiablagerungen
	Haut: Pigmentierung, petechiale Blutungen, Kollagenose
Varia:	Pupillenreaktion (Tabes dorsalis), Augendruck (Glaukom)
	Meningismus

Röntgen

Abdomenleeraufnahme im Stehen
- **Freie Luft unter dem Zwerchfell** (Cave: vorherige Laparotomie/-skopie, Tubendurchblasung ausschließen) → Perforation Magen-Darm-Trakt, DD: subphrenischer Abszeß, Chilaiditi-Syndrom (Interposition Kolon zwischen Leber bzw. Milz und Zwerchfell), selten gasbildende Peritonitis; evtl. Wiederholung in Linkslage (Luft besser darstellbar), evtl. Wiederholung nach 1 h
- freie Luft subhepatisch, perizäkal, retroperitoneal
- freie Luft in Gallenwegen (→ Perforation)
- Blähung und **Spiegel** Magen, Dünndarm, Dickdarm (für Ileus beweisend)
- Konkremente/Verkalkung: Pankreas
    Gallenblase
    Niere
    Harnwege
    Gefäße
    Echinokokkuszyste
- Nierengröße
- Lebergröße
- Milzgröße
- Psoasschatten

Thoraxübersicht (Luft unter Zwerchfell, Pleuraerguß, Infiltration, Herzkonfiguration)

Ultraschall Abdomen

Labor:
(auch als Vorbereitung evtl. Operation)
Rotes/weißes Blutbild, Thrombozyten, Quick, Elektrolyte, Kreatinin, Blutzucker, GOT, GPT, CK, CK-MB, Amylase (Blutgase)

EKG

ILEUS

Spiegelbildung

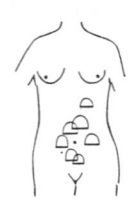

Lokalisation von Luftansammlung und Flüssigkeits**spiegel** (oral des Hindernisses)		Lokalisation der vermutlichen **Stenose/Verschluß**
Spiegel in: erweitertem Magen	Keine Spiegel im Dickdarm	Pylorusstenose
Magen und Duodenum		Duodenum
stehenden Darmschlingen **mittlerer** und **linker** Oberbauch		**Hoher** Dünndarmileus
mittlerem und **rechtem** Unterbauch		**Tiefer** Dünndarmileus
Kolon erheblich gebläht und evtl. Dünndarm (typische randständige luftgefüllte Darmschlingen), Spiegel	Spiegel im Dickdarm	Dickdarmileus

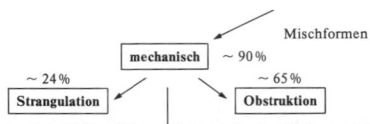

Mischformen

mechanisch ~ 90 %

Strangulation ~ 24 %

Lumenverlegung und Durchblutungsstörung (meist abdominelle Op. in Anamnese, Narbe!), akuter dramatischer Beginn, kolikartige **Schmerzen**, typische metallisch klingende, spritzende, gurrende Darmgeräusche, später Stille, Stuhl-/Windverhalten, Erbrechen, Schock

Ursachen:
Briden, Adhäsionen,
Darmeinklemmungen in Mesteriallücken,
inkarzerierte Hernie,
Invagination,
Volvulus,
Malrotation

Obstruktion ~ 65 %

Lumenverlegung/Kompression

Allmähliche Entwicklung, **Schmerzen**, zunehmendes Stuhl- und Windverhalten, Hyperperistaltik, verstärkte Darmgeräusche

Ursachen:
Adhäsion,
Stenosen,
Briden,
Strikturen,
Tumoren,
Atresie,
Duplikaturen,
Morbus Crohn,
Megakolon,
Peritonealkarzinose,
Strahlenschäden,
Fremdkörper (Gallensteine, Bezoare, Kotstauung),
Askariden

paralytisch ~ 10 %

Singultus, Übelkeit, Erbrechen, Sistieren von Stuhl/Wind, keine Darmgeräusche, „**Totenstille**", Plätschergeräusche bei Erschütterung des Bauches, Meteorismus, meist **fehlende Schmerzen**

Ursachen:
- **peritoneale Reizung**
  Peritonitis, Pankreatitis, Perforation, Blutung, Trauma, Karzinose
- **reflektorisch**
  Nierenkolik, nach Laparotomie, Cholelithiasis, Mesenterialgefäßverschlüsse
- **toxisch**
  Sepsis, Pneumonie, Urämie, Coma diabeticum
- **neurogen**
  Zerebral (Apoplexie, Tumor), Vagusalteration, Rückenmarkaffektion (Verletzung, Tumor, Entzündung), Störungen der neuromuskulären Überleitung (Hypokaliämie, Anticholinergika)

OBSTIPATION

Ursachen der Obstipation

- **Lange Bettruhe**
- **Ernährung:**
  Ungenügende Flüssigkeitsaufnahme, Dehydratation, Erbrechen, Schwitzen, Ungenügende Ballaststoffaufnahme
- **Laxanzienabusus**
- **Medikamente:**
  Opiate, Kodein, Antazida (besonders mit Magnesium oder Kalzium), Antidepressiva, Anticholinergika, Sedativa, Eisen
- Neurogen:
  Autonome Neuropathie (Diabetes), Morbus Parkinson, zerebraler Insult, Querschnittslähmung, multiple Sklerose, Tabes dorsalis, Hirschsprung-Erkrankung (Megacolon congenitum)
- Psychiatrische Erkrankung
- Organische Dickdarmerkrankung (Karzinom, Divertikulose, Adhäsionen)
- Schmerzhafte Analerkrankung (Hämorrhoiden, Analfissuren, Prolaps)
- Amyloidose, Hypothyreose, Hypokaliämie

Laxanzien – nach Wirkungsmechanismen geordnet
[Walter P, Buchmann P, Schweiz Med Wochenschr. (1984) 114: 462]

1. Osmotisch wirksame Laxanzien
a) Salze:
  Bittersalz (Magnesiumsulfat)
  Glaubersalz (Natriumsulfat)
  Karlsbader Salz (Mischung verschiedener Salze)
b) Zuckeralkohole:
  Sorbit, Mannit
  Lactulose (Disaccharid)
c) Feigensirup (Ficus carica)

2. Darmirritierende Laxanzien (sog. Stimulanzien)
a) Rizinusöl (Oleum ricini)
b) Harzdrogen (Resina Jalapae, Podophyllin, Colocynthidis)
c) Anthrachinonderivate:
  Aloe
  Cascara Sagrada (Rinde des amerikanischen Faulbaums)
  Cortex Frangulae (Rinde des europäischen Faulbaums)
  Rhizoma Rhei (Rhabarberwurzel)
  Sennoside (Sennesblätter/-schoten)
d) Diphenylmethanderivate:
  Bisacodyl
  Natriumpicosulfat
  Oxyphenisatin
  Phenolphthalein
e) Seifenwassereinläufe

3. Gleitmittel und stuhlaufweichende Laxanzien
Glycerinsuppositorien
Paraffinöl
Natrium-dioctylsulfosuccinat
(DSS: Dioctylsodiumsulfosuccinat)

4. Füll- und Quellstoffe
Agar-Agar
Bassroni-Derivate
Isbaculla-Extrakt
Kleie
Leinsamen (Semen lini)
Psyllium mucilloid
Sterculia-Extrakt

GASTROENTEROLOGISCHE TUMOREN

Gebräuchliche gastroenterologische Klassifikationen

Magenfrühkarzinom
(auf Mukosa und Submukosa beschränkt). Klassifikation nach der japanischen Gesellschaft für Gastroenterologische Endoskopie 1962

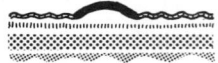

I vorgewölbte Form

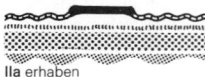

II oberflächliche Formen

IIa erhaben

IIb eben

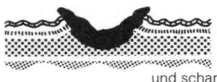

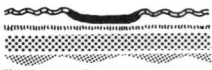

IIc eingesenkt

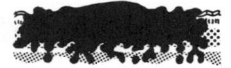

- Mukosa
- Submukosa
- Muscularis propria
- Serosa

III ekavierte Form

Fortgeschrittenes Magenkarzinom
Makroskopische Einteilung nach Borrmann 1926

I zirkumskriptes solitäres, polypöses Karzinom ohne erhebliche Ulceration

II ulzeriertes Karzinom mit wallartigen Rändern und scharfen Grenzen

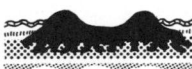

III ulzeriertes Karzinom, das im Gegensatz zum Typ II nur z.T. oder auch gar nicht scharf und wallartig von der Umgebung abgesetzt ist. Der Tumor breitet sich diffus infiltrierend aus

IV diffus infiltrierendes Karzinom, das häufig ohne Schleimhautläsionen einhergeht

Kolorektales Karzinom Klassifikation nach Dukes 1935

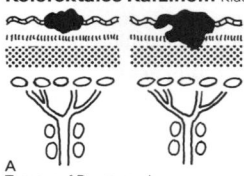

A
Tumor auf Darmwand begrenzt (verschieblich)

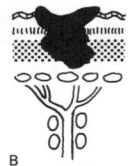

B
Tumor penetriert Darmwand (nicht verschieblich), lymphknotenfrei

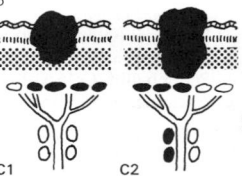

C1 C2
Befall von Lymphknoten

O tumorfreie Lymphknoten
● Lymphknoten mit Metastasen

GASTROINTESTINALE BLUTUNG

Blutungsquelle und Farbe des Blutabgangs

Orale Blutung
Lokalisation — **Blutung** 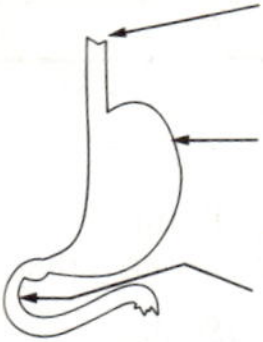
- Hellrotes Blut (peranaler Blutabgang höchstens gering)
- Hell- oder dunkelrotes Blut, Koagula fakultativ (massiver peranaler Blutabgang fakultativ)
- Dunkel- (ev. hell-)rotes Blut mit Koagula (peranaler Blutabgang im allgemeinen massiv)

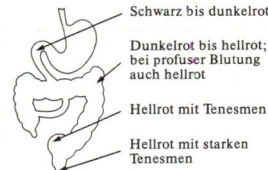

Anale Blutung
Lokalisation — **Blutung**
- Schwarz bis dunkelrot
- Dunkelrot bis hellrot; bei profuser Blutung auch hellrot
- Hellrot mit Tenesmen
- Hellrot mit starken Tenesmen
- Spontanabgang hellrot

Differentialdiagnose: Hämoptoe, Hämatemesis

	Hämoptoe	Hämatemesis
Definition	Auswurf von großen Mengen Blut durch Husten	Erbrechen von Blut
Begleit-symptome	Beklemmung auf der Brust	Übelkeit, Kältegefühl in Magengegend
Farbe	Hellrot	Dunkel (hellrot s. oben)
Beschaffenheit	Schaumig	Schaumlos (Blutkoagel!)
Reaktion	Alkalisch	Sauer (Geruch!)
Sputum	Noch einige Tage blutig (rostfarben)	Bald rein
Stuhl	Nicht mitbeteiligt	Meist mitbeteiligt (Meläna)

Verdachtsdiagnose von Erkrankungen, die mit rektaler Blutung einhergehen

Schmerzlose Blutung!	Verdacht auf
Blut mit Stuhl gemischt	Kolonkarzinom
Blut auf der Stuhlsäule	Rektumkarzinom
Blut nach der Defäkation	Hämorrhoiden
Blut und Schleim	Kolitis
Blut allein	Divertikulose/-itis
Meläna	Peptisches Ulkus
Blutung und **Schmerz**: Fissur (oder Karzinom des Analkanals)	

Ursachen

Blutungen aus dem oberen Magen-Darm-Trakt	Blutungen aus dem Darm	
	Dünndarm	Dickdarm
– ca. 20–30 % – Ulcus duodeni Oesophagusvarizen		ca. 90 % Hämorrhoiden
– ca. 15 % – Ulcus ventriculi Magenerosionen	Dünndarmulzera Dünndarmtumoren Mesenterialthrombose Invagination Nach Antikoagulanzien	Dickdarmkarzinom Polypen Divertikulose Kolitis und Crohn Proktitis
– ca. 10 % – Oesophagitis erosiva Magenkarzinom Oesophaguskarzinom Mallory-Weiss-Syndrom		Analfissur, Trauma (sexuelle Perversionen, instrumentelle Untersuchungen) Mesenterialthrombose
Nach Antikoagulanzien		Nach Antikoagulanzien

Klassifizierung der Blutungsaktivität.
[Nach Forrest JAH (1974) Endoscopy in gastrointestinal bleeding. Lancet 2:394]

Blutungsaktivität		Kriterien
Aktive Blutung:	Forrest-Typ Ia	Arterielle (spritzende) Blutung
	Ib	Sickerblutung
Sistierte Blutung:	Forrest-Typ II	Hämatin bzw. Koagel auf Läsion, sichtbarer Gefäßstumpf
Keine Blutung:	Forrest-Typ III	Läsion ohne o. a. Kriterien

ÖSOPHAGUSVARIZENBLUTUNG

Ösophagusvarizenblutung

Indikationsmuster für Operation [Nach **Child** CG (1978) Schweiz Med Wochenschr 108:1049]

	A	B	C
Serumbilirubin µmol/l (mg%)	<40 (<2)	40–50 (2–3)	>50 (>3)
Serumalbumin g/l (g%)	>35 (>3,5)	30–35 (3–3,5)	<30 (<3)
Aszites	Nicht vorhanden	Leicht beherrschbar	Kaum beherrschbar
Allgemeinzustand	Gut	Mäßig	Schlecht
Enzephalopathie (neurologisches Defizit)	Keine/s	Minimal/ Geringgradig	Fortgeschritten → Koma

A = Patienten sollen operiert werden (Op.-Risiko <1%)
B = Patienten können operiert werden (Op.-Risiko ~10%)
C = Patienten sollen nicht operiert werden (Op.-Risiko >50%)

Checkliste: Maßnahmen bei Ösophagusvarizenblutung (zum Teil fakultativ, hausübliche Maßnahmen selbst notieren)

1. Anlage eines zentralen Venenzugangs
2. Volumensubstitution (Ziel ZVD über 5 cm)
   - Plasmaproteinlösung, Na^+-armes Humanalbumin (cave: höhermolekulare Dextrane → Gerinnungssystem)
   - Frischbluttransfusionen (abgelagerte Konserven sind reich an Ammoniak)
3. Magenentleerung und Spülung mit normal temperiertem Wasser (auch Eiswasser üblich)
4. Endoskopische Lokalisation der Blutungsquelle (eventuell Varizensklerosierung)
5. Vasopressin als i.v. Infusion (Vorteil: ziemlich rasche primäre Blutstillung; Nachteil: häufig kardiovaskuläre Nebenwirkungen); (Somatostatin)
6. Sondenbehandlung, wenn notwendig (röntgenologische Lagekontrolle!)
   - Linton-Nachlas-Sonde
   - Sengstaken-Blakemore-Sonde (cave: Aspiration und Asphyxie)
7. Gabe von Neomycin (4–6 g/pro Tag) und/oder Lactulose 100 g/Tag
8. Bedarfsgerechte Substitution von Gerinnungsfaktoren und Vitaminen (K, B_1, Folsäure)
9. Adäquate Korrektur von Störungen im Elektrolyt- und Säure-Basen-Haushalt (cave: Hypoglykämie)
10. Eventuelle Op.: Ösophagussperroperation, Notfallshunt

PORTALE HYPERTENSION

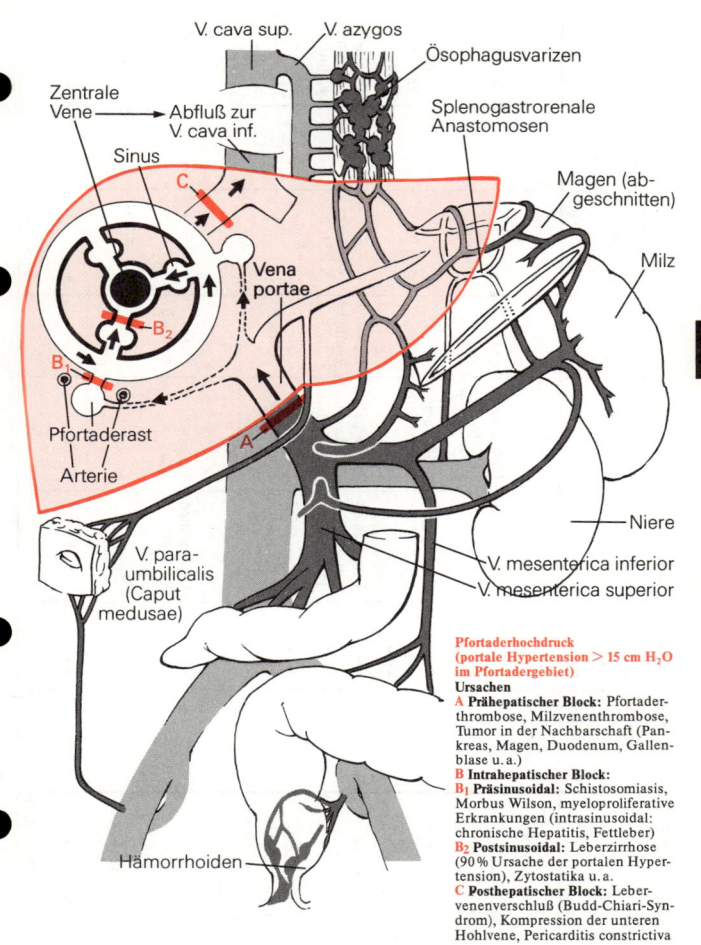

**Pfortaderhochdruck
(portale Hypertension > 15 cm H$_2$O im Pfortadergebiet)**

Ursachen

A Prähepatischer Block: Pfortaderthrombose, Milzvenenthrombose, Tumor in der Nachbarschaft (Pankreas, Magen, Duodenum, Gallenblase u. a.)

B Intrahepatischer Block:
B$_1$ Präsinusoidal: Schistosomiasis, Morbus Wilson, myeloproliferative Erkrankungen (intrasinusoidal: chronische Hepatitis, Fettleber)
B$_2$ Postsinusoidal: Leberzirrhose (90% Ursache der portalen Hypertension), Zytostatika u. a.
C Posthepatischer Block: Lebervenenverschluß (Budd-Chiari-Syndrom), Kompression der unteren Hohlvene, Pericarditis constrictiva

ASZITES

Differentialdiagnostik des Aszitespunktats

Normwerte	Eiweißkonzentration < 30 g/l Transsudat	Eiweißkonzentration > 30 g/l Exsudat	Spezifisches Gewicht	Leukozyten/ mm³	Erythrozyten	Verhältnis Eiweiß: Aszites/ Serum > 0,5	LDH ↑ (Lactatdehydrogenase)	Sonstiges
Zirrhose, portale Hypertonie	+++	+	< 1016	< 250	–	–	–	–
Neoplasma, Karzinomatose	+	+++	> 1016	Unterschiedlich, teilweise erhöht	(+)	+	+	Zytologie
Bakterieller Infekt	+	Wenn purulent +++	Wenn purulent > 1016	> 500, polymorphkernig	–	–	–	Gram-Färbung Kultur
Tuberkulöse Peritonitis	+	+++	Unterschiedlich, zum Teil > 1016	> 1000, über 70% Lymphozyten	Gelegentlich	+	+	Direktpräparat Kultur
Kardiale Stauung (konstriktive Perikarditis, Rechtsherzinsuffizienz)	+++	+ (+)	Unterschiedlich, zum Teil < 1016	Unterschiedlich, < 1000	Gelegentlich	–	–	–
Pankreatogen (Pankreatitis, Pseudozyste)	+	+++	Unterschiedlich, oft > 1016	Unterschiedlich	Gelegentlich	+	+	Amylase ↑
Nephrotisches Syndrom	++++	–	< 1016	< 250	–	–	–	Albumin ↓ Lipide ↑
Lymphabflußbehinderung (chylöser Aszites)	+	+++	> 1016	< 500	–	+	–	Triglyzeride > 400/100 ml

IKTERUS / BLUTALKOHOL

Differentialdiagnose des Ikterus

	Prähepatischer Ikterus (hämolytisch)	Intrahepatischer Ikterus (parenchymatös)	Posthepatischer Ikterus (Verschluß)
Serum Bilirubin - indirekt (unkonjugiert) - direkt (konjugiert, glukuroniert)	↑ —	—(↑) ↑(↑)	— ↑(↑)
GOT	(↑)	↑↑↑	↑/↑↑
GPT	—	↑↑↑	↑/↑↑
AP	—	(↑)/↑↑	↑↑↑
LAP	—	(↑)/↑↑	↑/↑↑↑
γ-GT	—	↑/↑↑	↑↑/↑↑↑
LDH	↑↑/↑↑↑	↑/↑↑	↑
Urin Bilirubin Urobilinogen Urinfarbe	— ↑ Hell	↑ ↑/↓ Dunkel	↑ ↓/— Dunkel
Stuhlfarbe	Dunkel	Hell	Hell
Juckreiz	—	(+)	+
Klinik	Milz ↑ Anämiezeichen	Leber (↑) druckempfindlich? Leberhautzeichen	Evtl. Koliken, Gallenblase schmerzhaft

---

Alkoholbestimmung im Plasma (Blutalkoholbestimmung)

Umrechnung ‰ in mmol/l: Faktor: 21,71

(0,8 ‰ · 21,71 = 17,37 mmol/l)

Umrechnung mmol/l in ‰: Faktor: 0,04607

(17,37 mmol/l · 0,04607 = 0,8 ‰)

CHOLELITHIASIS

Cholelithiasis

In 80–90 % Ursache aller kolikartigen Oberbauchschmerzen, ca. 12 % der Bevölkerung Steinträger, 50 % nicht erkannt, 50 % erkannt (30 % Kolik, 15 % unspezifische Symptome, 5 % asymptomatisch); Männer zu Frauen 1:2 bis 1:5, Häufigkeitsgipfel Alter: Frauen 50.–60. Lebensjahr, Mann 65.–70. Lebensjahr.

Risikogruppen
- Übergewicht (fett- und kalorienreiche Ernährung)
- Infektionen und Entzündung
- Vagotomie/Magenresektion
- Erkrankungen des terminalen Ileums (Resektion, Morbus Crohn)
- Diabetes mellitus, Leberzirrhose, chronische Hepatitis, hämolytische Anämie, Immundefektsyndrom, Hyperparathyreoidismus, Pankreatitis, Ovulationshemmer, Clofibrat

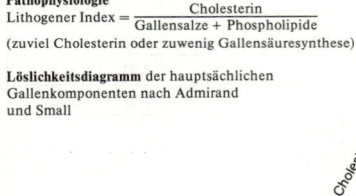

Pathophysiologie
Lithogener Index = $\dfrac{\text{Cholesterin}}{\text{Gallensalze} + \text{Phospholipide}}$

(zuviel Cholesterin oder zuwenig Gallensäuresynthese)

Löslichkeitsdiagramm der hauptsächlichen Gallenkomponenten nach Admirand und Small

Steinformen:
- ~ 80 % Cholesterinsteine
- 6 % Pigmentsteine
- Mischsteine

röntgendicht (kalkhaltig) ~ 50 %

Sonographie (s. S. 122, 123)
Sonographische Darstellung von Steinen unabhängig von Steinform, Zusammensetzung und Steingenese

Sonographische Kriterien
1. Umschriebene kräftige Echoreflexe im Gallenblasenlumen, die in 2 Ebenen senkrecht zueinander darstellbar sind
2. Glatt begrenzter, echofreier Schallschatten als Auslöschphänomen, posterior zu dem Konkrement (Auslöschphänomene hinter lufthaltigen Darmabschnitten besitzen demgegenüber eine sog. Schallschleppe)
3. Lagerungsbedingte Verschieblichkeit der Konkremente

Erfolgsaussichten i.v. Cholegraphie (abfallend mit Serumbilirubinspiegel)
Oberste Grenze ungefähr 4–5 mg% (85,5 µmol/l)

Komplikationen der Cholelithiasis

Entzündung

Akute und chronische Cholezystitis, Schrumpfgallenblase, Cholangitis; Pankreatitis; Hydrops; Empyem, Pericholezystitis; Gangrän; Leberabszeß; subphrenischer Abszeß; Pleuraerguß; Sepsis; Durchwanderungsperitonitis; Perforation; innere biliodigestive und äußere Fistel; bronchobiliäre Fistel

Karzinom

Steinwanderung

Zystikuseinklemmung, Choledochusstein, intrahepatischer Stein, Cholangitis; Ikterus, Perforation, Gallenstein, Ileus, Fisteln, biliäre Zirrhose, Pankreatitis

PANKREAS/PANKREATITIS

Topographie des Pankreas

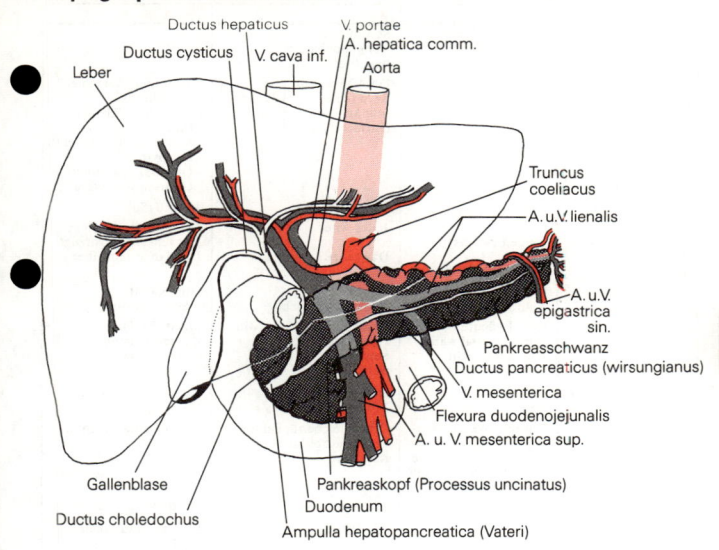

Revidierte Marseille-Klassifikation der Pankreatitis
(Sarles H, Gyr K, Singer MV (1985) Excerpta Medica, Amsterdam, Elsevier)

Akute Pankreatitis
klinisch: akut einsetzende Abdominalschmerzen, Pankreasenzyme Blut/Urin ↑, meist gutartiger Verlauf, gelegentlich schwere Fälle mit Schock, Insuffizienz der Niere, kann einmalig sein oder rezidivieren
morphologisch:
mild: peripankreatische Fettgewebsnekrosen, interstitielles Ödem
schwer: Fettgewebs-/Parenchymnekrosen, Hämorrhagien

Schweregrad Klinik zu Morphologie stimmt nicht immer überein; Störungen der exokrinen und endokrinen Pankreasfunktion unterschiedlich stark und lang; Selten Übergang in chronische Form

Chronische Pankreatitis
klinisch: rezidivierende/persistierende abdominelle Schmerzen (bzw. schmerzlos), evtl. Steatorrhö, Diabetes
morphologisch:
unregelmäßige Sklerosierung und permanenter Verlust von exokrinem Drüsengewebe, Dilatation des Ductus wirsungianus (Striktur, Proteinniederschlag, Steine); mit fokaler Nekrose; mit segmentaler/diffuser Fibrose; mit/ohne Kalk(steine); meist irreversibler progressiver Verlust der Pankreasfunktion

Sonderform: Obstruktive chronische Pankreatitis (Tumor, Narben), morphologische und funktionelle Erholung sind möglich.

HEPATITIS

Hepatitistypen

Hepatitistypen	A	B	Non A Non B
Synonyme (ältere) Bezeichnungen	Infektiöse Hepatitis „short incubation hepatitis"	Serumhepatitis „long incubation hepatitis"	
Virus	RNA-Enterovirus	DNA-Virus aus Kern (core) und Mantel (surface) } Dane-Partikel	3 oder mehr verschiedene Viren? - A-ähnlich, fäkooral (Subtyp von A?) - Vorwiegend parenteral/Retrovirus - Übertragung durch Gerinnungsfaktoren?
Inkubationszeit in Tagen (Mittel)	15–45 (30)	30–160 (60–90)	15–160 (50)?
Manifestationsalter	Kinder Junge Erwachsene	Jedes Alter	Jedes Alter, Erwachsene bevorzugt
Jahreszeitliche Häufung	Herbst Früher Winter	Das ganze Jahr über	Das ganze Jahr über
Übertragungsweg Oral	Meist fäkooral Nahrungsmittel	In der Regel nicht	Unbekannt (Nahrungsmittel?)
Perkutan	Klin. Bedeutung sehr gering, sexual wahrscheinlich nicht	Fast ausschließlich, Miniverletzungen, Geburt, Sexualkontakt, Bluttransfusion	Meist (80–90% aller Posttransfusionshepatitiden)
Serologie Marker Hepatitis A Marker Hepatitis B	Ja Nein	Nein Ja	Nein Nein
Verlauf	Typische Akuterkrankung, häufig asymptomatisch (Kinder ungefähr 90%), Verlauf mit Alter schwerer	Oft schleichend, Faktor bei hepatozellulärem Karzinom	Verlauf etwas leichter als bei B
Chronisch	Nein	10–15%	30–50%
Asymptomatische Überträger	Nein	0,1–1%	Gibt es, Häufigkeit unklar
Fulminant	0,1–0,2%	Unterschiedlich (0,3–37%), im Mittel 1%	Unterschiedlich, geringer als Hepatitis B
Immunität nach Erkrankung	Ja	Ja	? Zweiterkrankung: 2 verschiedene Erreger?
Immunisierung Aktiv	Nicht möglich (in Entwicklung)	Möglich, medizinisches Personal, Hämophile, Dialysepatienten, Personen mit engem Kontakt zu chron. HB_sAG-Trägern, Homosexuelle, Prostituierte, Drogenabhängige	Nicht möglich
Passiv	Möglich (normales Immunglobulin) Präexpositionell Reisende in Endemiegebiete (Tropen, Entwicklungsländer) Postexpositionell Kontaktpersonen von an Hepatitis-A-Erkrankten (bis 14 Tage nach Infekt sinnvoll)	Möglich: Hepatitis-B-(Hyper-)Immunglobulin Präexpositionell Kontaktpersonen chron. HB_sAG-Träger, hohes Risiko, Dialysepersonal u. a. Postexpositionell (sobald wie möglich, höchstens 24–48 h) Inokulation bzw. Schleimhautkontakt mit infektösem Material, Neugeborene HB_sAG-positiver Mütter	Eventuell mit normalem Immunglobulin (Wirksamkeit fraglich) Hepatitis-Delta (defektes RNA-Virus) braucht obligat Hepatitis-B-Virus zur Replikation, tritt parallel oder als Superinfekt zu B auf, AG- und Antikörpernachweis im Blut möglich, B-Prophylaxe schützt auch gegen Delta

HEPATITIS A/MARKER/SEROLOGIE

Hepatitis-A-Marker

HAV HAV-Ag	Hepatitis-A-Virus Hepatitis-A-Virus-Antigen	Im Stuhl schon vor Krankheitsbeginn (Bestimmung selten notwendig)
Anti-HAV	Antikörper gegen HAV	
IgM	Anti-HAV-IgM	Schon bei ersten klinischen Symptomen (Ikterus) Zeichen für Akutphase
IgG	Anti-HAV-IgG	Sehr hohe und lang andauernde Titer, Anstieg 4–6 Wochen nach Krankheitsbeginn, bleiben meist lebenslang, Zeichen für abgelaufene Hepatitis A und Immunität
	Statt Anti-HAV-IgG oft auch Gesamt-Anti-HAV (IgG + IgM) nachgewiesen	

(Serologischer) Verlauf einer HAV-Infektion

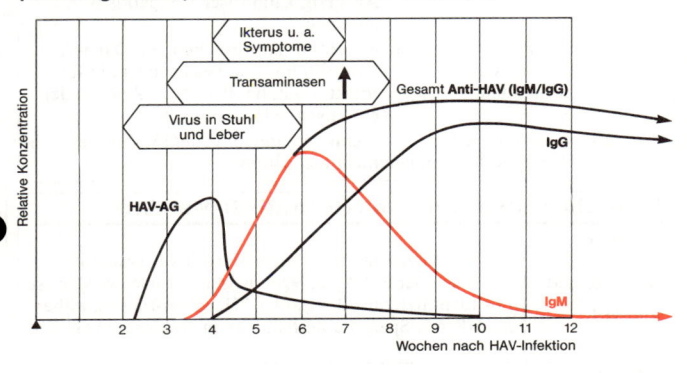

Diagramm: Relative Konzentration über Wochen nach HAV-Infektion (2–12). Kurven: HAV-AG, Virus in Stuhl und Leber, Transaminasen, Ikterus u. a. Symptome, IgM, IgG, Gesamt Anti-HAV (IgM/IgG).

infektiös	potentiell infektiös	nichtinfektiös/immun
	„Akute Hepatitis A" **IgM↑, IgG+/−**	Rekonvaleszenz/Zustand nach Hepatitis A **IgM−, IgG↑**

HEPATITIS B/MARKER

Hepatitis-B-Marker

HBV	Hepatitis-B-Virus	In Blut und Serum nachweisbar (selten notwendig)
HB$_s$Ag	Hepatitis-B-surface-Antigen (früher: „Australia-Antigen") (surface: Oberfläche)	Schon ca. 14 Tage vor klinischer Symptomatik nachweisbar, in der Regel 6 Wochen nach Erkrankung nicht mehr vorhanden, wenn länger als 6 Monate: chronische Hepatitis, Träger oft symptomfrei
Anti-HB$_s$	Antikörper gegen Hepatitis-B-surface-Antigen	Zeigen reaktive Immunität an, treten relativ spät (4–5 Monate nach Erkrankungsbeginn) bei Rekonvaleszenten auf
HB$_c$Ag	Hepatitis-B-core-Antigen (core: Kern)	An die Leberzelle gebunden (Leberbiopsie), nicht im Blut nachweisbar
Anti-HB$_c$	Antikörper gegen Hepatitis-B-core-Antigen	Sehr empfindlicher Marker für abgelaufene oder bestehende Hepatitis B, Träger von Anti-HB$_c$ ohne Anti-HB$_s$ sind potentiell infektiös. Anti-HB ohne HB$_s$Ag und Anti-HB$_s$ kann frische Hepatitis B anzeigen
HB$_e$Ag	Hepatitis-B-e-Antigen e = Virus-core-Bestandteile	Spricht für Anwesenheit von Dane-Partikeln im Blut, bester Indikator für Infektiösität, bei Persistenz Zeichen der chronischen Hepatitis
Anti-HB$_e$	Antikörper gegen Hepatitis-B-e-Antigen	Wenn vorhanden, Patient wahrscheinlich nicht mehr infektiös

Klinische Verwendung von Hepatitis-B-Markern

Diagnose
HB$_s$Ag
Anti-HB$_c$ IgM } Zur Identifizierung von akuten Hepatitis-Erkrankungen, bei denen der HB$_s$Ag-Spiegel nicht mehr nachweisbar ist.

Anti-HB$_c$ } Zur Identifizierung des „stillen" Hepatitis-Trägers, wobei die HB$_s$AG-Spiegel unterhalb der nachweisbaren Grenze bleiben.

Infektionsstatus
HB$_s$Ag
HB$_e$Ag
Anti-HB$_e$ } Feststellen des Infektionsgrades und mögliche Besserung des Patienten.

Immunstatus
Anti-HB$_s$
Anti-HB$_c$ } Kontrolle der Rekonvaleszenz.

Memorix   **HEPATITIS B/SEROLOGIE**

(Serologischer) Verlauf einer HB-Infektion

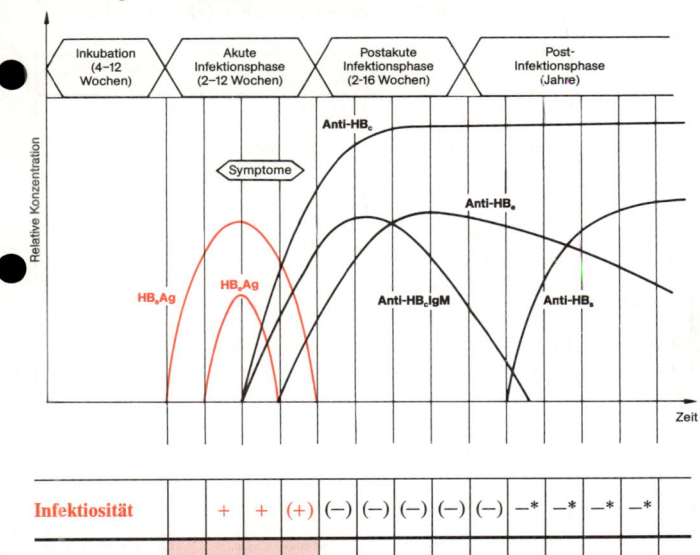

Phasen: Inkubation (4–12 Wochen) | Akute Infektionsphase (2–12 Wochen) | Postakute Infektionsphase (2–16 Wochen) | Post-Infektionsphase (Jahre)

Kurven: HB$_s$Ag, HB$_e$Ag, Symptome, Anti-HB$_c$, Anti-HB$_e$, Anti-HB$_c$IgM, Anti-HB$_s$

Achsen: Relative Konzentration / Zeit

Infektiosität		+	+	(+)	(−)	(−)	(−)	(−)	(−)	−*	−*	−*	−*
HB$_s$Ag		▓	▓	▓									
HB$_e$Ag		▓	▓										
Anti-HB$_c$				▓	▓	▓	▓	▓	▓	▓	▓	▓	▓
Anti-HB$_e$					▓	▓	▓	▓	▓	▓	▓	▓	
Anti-HB$_s$										▓	▓	▓	▓

* immun

Colitis ulcerosa/Crohn

Differentialdiagnose zwischen chronisch-entzündlichen Darmerkrankungen und ischämischer Kolitis

	Colitis ulcerosa	Enteritis regionalis (Morbus Crohn)	Ischämische Kolitis
Beginn	Allmählich, manchmal akut	Allmählich	Sehr akut
Symptome	Rektale Blutung und Diarrhö (blutig-schleimig)	Diarrhö ohne (sehr selten mit) rektaler Blutung	Plötzlicher Schmerz, oft Blutung massiv
Schmerzen	Tenesmen, wenig krampfartige Schmerzen (vor der Defäkation)	Tenesmen selten, starke krampfartige Schmerzen, kolikartig	Tenesmen selten, starke Schmerzen
Erkrankungsalter	20–40 Jahre (10% über 50 Jahre)	20–40 Jahre (5% über 50 Jahre)	80% über 50 Jahre
Häufigste Lokalisation	**Kontinuierlich** vom Rektum nach proximal linksseitig	**Segmental**, diskontinuierlich, Ileokolitis	Segmental, linke Flexur, Deszendens, Transversum
Rektumbefall	95%	Selten, wenig ausgeprägt	Selten
Rektale Blutung	Praktisch immer	Relativ selten	Massiv, einmalig
Perianale Läsionen	Ungefähr 10%	15–50% (anale Fisteln)	Nein
Dünndarmbefall	Meist nur Kolon, gelegentlich Rückflußileitis	Häufig (ca. 50%)	Nein
Stenosebildung	Selten	Häufig	Häufig
Verlauf	Chronisch-rezidivierend	Chronisch-rezidivierend	Akut, rasche Veränderung
Assoziierte Erkrankungen	Iritis, Arthritis, Tumoren	Iritis, Arthritis, Cholezystitis, Cholangitis	Kardiovaskuläre Erkrankungen, Arteriosklerose, Diabetes mellitus
Röntgenbefund	Initial oft negativ, oberflächliche Ulzera, distal, kontinuierlich, segmental	Fissuren, Strikturen, besonders rechtsseitig, Pflastersteinphänomen	„Thumbprinting" (Daumendruckphänomen) Aussackungen („Pseudodivertikel"), Strikturen
Endoskopie	Granulierte Mukosa, kontinuierliche Entzündung, keine Fissuren, irregulär angeordnete Drüsen, Hyperämie, Ulzera, Rektoskopie oft mit Befund	Konfluierende lineare Ulzera, tiefe Fissuren in normaler Schleimhaut (landkartenartig), diskontinuierliche Entzündung, Boeck-ähnliche Granulome, Rektoskopien 50% negativ	Pseudopolypöse dunkle Schleimhaut, Pseudomembranbildung, Rektoskopie meist negativ
Histologie	Kryptenabszesse (akute Leukozytose in den Krypten), keine Granulome, oberflächliche Mikroulzerationen mit akutem entzündlichen Exsudat	Granulome, chronisches Bild, ausgeprägte mononukleäre Zellinfiltration, lineare Ulzera bis in die Submukosa	Hämosiderin-Makrophagen

NIERENANATOMIE

Nierenanatomie

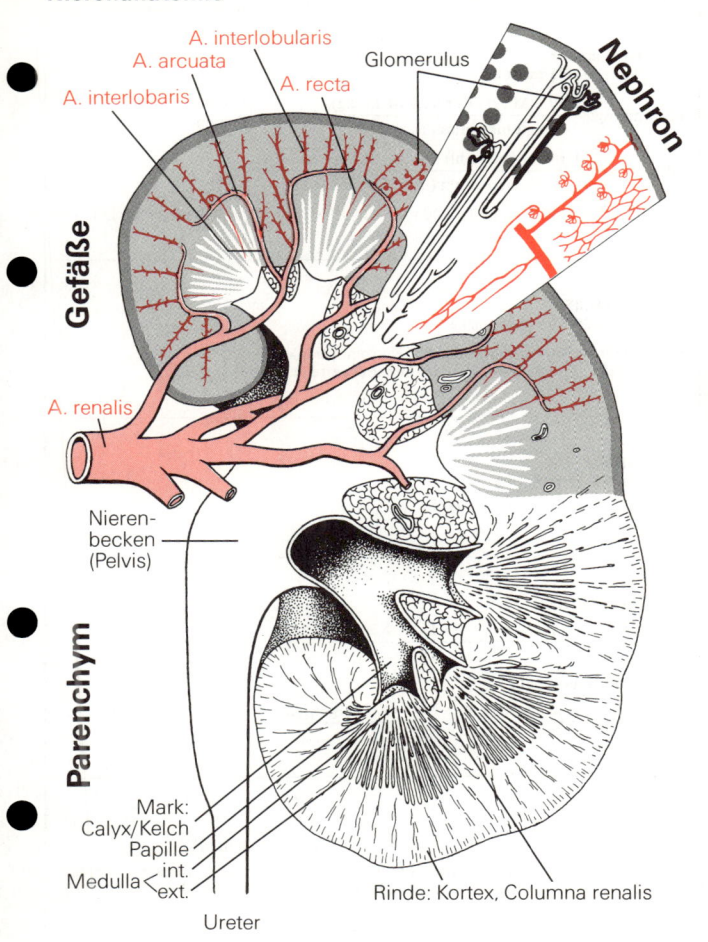

Gefäße

- A. interlobularis
- A. arcuata
- A. interlobaris
- A. recta
- A. renalis
- Glomerulus
- Nephron
- Nierenbecken (Pelvis)

Parenchym

- Mark:
  - Calyx/Kelch
  - Papille
  - Medulla int.
  - ext.
- Ureter
- Rinde: Kortex, Columna renalis

141

NEPHROLOGISCHE BERECHNUNGEN

Berechnungen zur Nephrologie

Kreatininclearance
Normwert: 90–125 ml/min

Berechnung: $\dfrac{(150 - \text{Alter}) \cdot \text{Körpergewicht (kg)}}{\text{Serumkreatinin (µmol/l)}}$ Männer: +10 % Frauen: −10 %

oder $\dfrac{\text{Urinvolumen (ml)} \cdot \text{Urinkreatinin (µmol/l)}}{\text{Plasmakreatinin (µmol/l)} \cdot \text{Zeit (min)}}$

Zeiten: 24 h = 1440 min, 12 h = 720 min, 8 h = 480 min, 6 h = 360 min, 4 h = 240 min

Serumosmolalität
Normwert: 285–295 mosmol/kg

Osmolalität = (Na-Konzentration + K-Konzentration) · 2 + R
(R: allenfalls erhöhte Glukose oder Harnstoffwerte in mmol/l addieren)

Anionenlücke:
Normwert: 8–12 mmol/l

Anionenlücke = $Na^+ - (Cl^- + HCO_3^-)$

Wasserdefizit in Liter

Berechnung: $\dfrac{(\text{gemessenes } Na^+ - 142) \cdot \text{Körpergewicht}}{700}$

Natriumdefizit in mmol/l

Berechnung: $\dfrac{(142 - \text{gemessenes } Na^+) \cdot \text{Körpergewicht}}{5}$

Bikarbonatdefizit

Negativer Basenüberschuß (Basendefizit) · 0,3 · Körpergewicht in kg

Die Formel erlaubt die direkte Berechnung der benötigten Natriumbikarbonatmenge in Milliliter, wenn 8,4 %iges Natriumbikarbonat gebraucht wird (1 ml = 1 mmol)

KREATININCLEARANCE

Nomogramme zur Kreatininclearance.

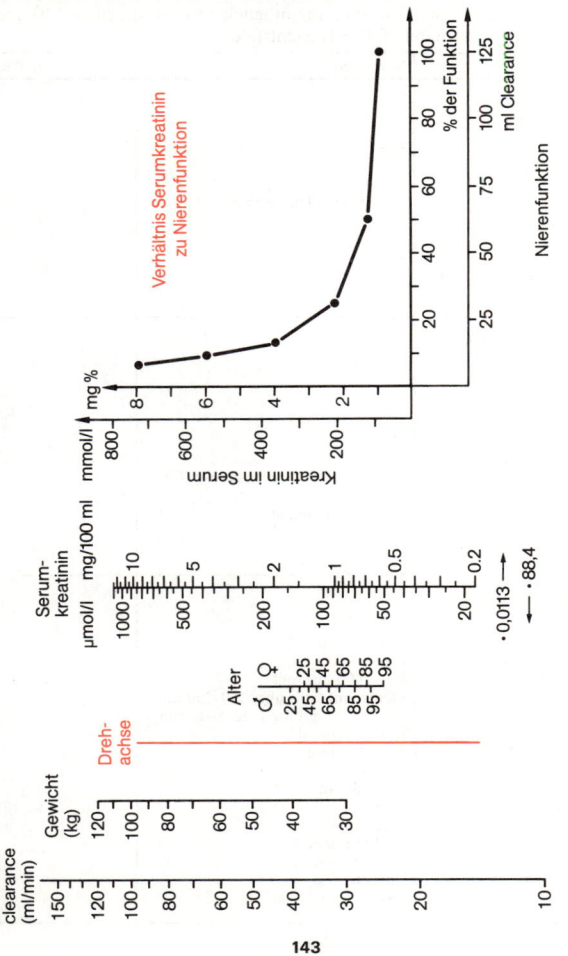

Verhältnis Serumkreatinin zu Nierenfunktion

% der Funktion / ml Clearance

Nierenfunktion: 25, 50, 75, 100, 125

Kreatinin im Serum: mg % (8, 6, 4, 2) / mmol/l (800, 600, 400, 200)

Serumkreatinin mg/100 ml / µmol/l: 10, 5, 2, 1, 0.5, 0.2 / 1000, 500, 200, 100, 50, 20

· 0,0113
· 88,4

Alter ♂ / ♀: 25/25, 45/45, 65/65, 85/85, 95/95

Drehachse

Gewicht (kg): 120, 100, 80, 70, 60, 50, 40, 30

Kreatininclearance (ml/min): 150, 120, 100, 80, 70, 60, 50, 40, 30, 20, 10

Anwendung:
1. Verbinde Gewicht mit Alter
2. Drehe Lineal um Kreuzungspunkt mit der Drehachse auf Serumkreatinin
3. Lese links die Kreatininclearance ab

URINNORMWERTE

Normalwerte des Urins

Streifentest und Sedimentuntersuchung möglichst sofort (maximal 1 h) nach Uringewinnung verarbeiten. GF = Gesichtsfeld

Bestimmung	Normwert	Hausinterner Wert
Streifentest (semiquantitativ)		
pH	4,5–8	
Eiweiß	Negativ	
Glukose	Negativ	
Ketonkörper	Negativ (bei Hunger positiv)	
Urobilinogen	–	
Bilirubin	–	
Blut	–	
Hb aus Erythrozyten	–	
Leukozyten	–	
Sedimentuntersuchung		
Zylinder: hyaline	Gelegentlich	
granulierte	–	
Wachs	–	
Erythrozyten	–	
Leukozyten	–	
Epithelien	–	
Leukozyten	Männer 0–2/GF; Frauen 0–5/GF	
Erythrozyten	0–2/GF	
Epithelien	Bei Frauen möglich	
Fettkörper	–	
Bakterien	–	
Quantitative Analysen (pro 24 h)		
Volumen	750–1500 ml	
Spezifisches Gewicht	1003–1030	
Osmolalität	350–1400 mosmol	
Restharnmenge	Wenige ml (falls über 100–150 ml: urologische Abklärung)	
Natrium	100–250 mmol	
Kalium	25–100 mmol	
Chlorid	135 mmol	
Kalzium	Unter 3,8 mmol	
Phosphor	30 mmol	
Kreatinin	9–15 mmol	
Kreatininclearance	90–125 ml/min	
Amylase	25–75 U/ml	
Eiweiß	Unter 0,15 g	
Glukose	0,3–1,7 mmol	

RENALE SYNDROME

Synopsis der nephrologischen Syndrome

Syndrom	Für Diagnose wegleitende Symptome	Weitere klinische Befunde	Urinbefunde
Akutes Nierenversagen	Oligurie bis Anurie, täglich steigendes Kreatinin	Hämaturie, Hypertonie, Ödeme	Hämaturie, Pyurie, Proteinurie
Chronisches Nierenversagen	Azotämie > 3 Monate, Urämie-Zeichen (vgl. Tabelle S. 147) Kleine Nieren	Oligurie, Nykturie, Polyurie, Hypertonie, Ödeme	Hämaturie, Proteinurie, breite Zylinder
Akute Nephritis	Hämaturie, Azotämie, Oligurie, Ödeme	Hypertonie	Hämaturie, Erythrozytenzylinder, Proteinurie, Pyurie
Nephrotisches Syndrom	Proteinurie über 3,5 g/d, Hypalbuminämie < 30 g/l, Hyperlipidämie, Ödeme	Nykturie	Lipidurie, ovale Fettkörper, hyaline Zylinder, Hämaturie
Tubulopathien	Elektrolytstörungen, Polyurie, große Nieren	Nykturie	Hämaturie, Proteinurie, Glukosurie, Zellzylinder
Steinleiden	Steinanamnese, Koliken, Hämaturie	Steinabgang	Hämaturie, Pyurie
Obstruktion	Oligurie bis Anurie, Harnretention, Azotämie	Dysurie, Nykturie, große Prostata, große Nieren, Harnretention	Hämaturie, Pyurie
Harnwegsinfekte	Bakteriurie > 10^5 Kolonien/ml Urin, Bakteriennachweis im Urin, Pyurie	Dysurie, Pollakisurie, Fieber, dolente Nierenloge und Blase	Leukozytenzylinder, Hämaturie

AKUTES NIERENVERSAGEN

Akutes Nierenversagen

1. Prärenal (kreislaufbedingte Ursachen)

Hypovolämie	Exsikkose, Verbrennungen, Blutungen, gastrointestinale und renale Verluste, Third-space-Verluste
Verminderte Herzleistung (low output)	Herzinsuffizienz, Myokardinfarkt, Perikardtamponade, Rhythmusstörungen
Vasodilatation	Sepsis, anaphylaktische Reaktion, Antihypertensiva

2. Renal (in der Niere gelegene Ursachen)

Vaskulär	Maligne Hypertonie, Vaskulitis, renal-arterieller Verschluß, Nierenvenenthrombose, Aortenaneurysma, Nierenrindennekrose (bei DIG)
Glomerulär	Glomerulonephritis
Interstitiell	Interstitielle Nephritis, Pyelonephritis, Medikamente, Hyperkalzämie, Hyperurikämie, diffuse leukämische Infiltration
Tubulär	Tubulusnekrose (alle prärenalen Ursachen), Hämolyse, Rhabdomyolyse, Medikamente, Röntgenkontrastmittel, Schwermetalle, organische Lösungsmittel
Varia	Septischer Abort, Eklampsie, postpartal, hepatorenales Syndrom, multiples Myelom

3. Postrenal (im Harntrakt liegende Ursachen, Obstruktion)

Niere	Papillennekrose, Eiweißausfällung (multiples Myelom), Karzinom, Wilms-Tumor, polyzystische Nieren, ektope Nieren
Ureter	Retroperitoneale Krankheiten, Aortenaneurysma, akzidentelle Ligatur, iatrogene oder kongenitale Striktur, Bestrahlungsfolge, Schwangerschaft, Ureterozele, Urethralklappen, ureterovesikaler Reflux, Tumoren (Ureter, Magen-Darm-Trakt, gynäkologisch)
Blase und Prostata	Hyperplasie, Prostatitis, Prostataabszeß, neurogene Blase, diabetische Neuropathie, Schistosomiasis, Fremdkörper, Tumoren (Blase, Prostata, Magen-Darm-Trakt, gynäkologisch)
Urethra	Strikturen, Klappen, Phimose, Hypo-Epispadie, Fremdkörper, Meatusstenose, Karzinom (Urethra, Penis)

Urinbefunde bei akutem Nierenversagen

	Urinvolumen	Urinosmolalität	Urin Natrium	Quotienten		
				Urin-/Plasmakreatinin	Urin-/Plasmaharnstoff	Harnstoff/Kreatinin im Plasma
Normalwerte	750–1500 ml/d	350 mosmol/l	15–40 mmol/l	~ 80	20	10
Prärenal	Oligurie	> 500	< 20	> 40	> 8	> 10
Renal	Oligurie	< 400	> 40	< 20	< 2	~ 10
Postrenal	Olig-/Anurie	< 400	> 40		< 8	~ 10

Klinische Synopsis der Urämie

[nach Schoenfeld PY, Humphreys MH (1981) A general description of the uremic state. In: Brenner BM, Rector FC Jr. (eds) The kidney. Saunders, Philadelphia]

Hauptursachen: Diabetische Nephropathie
Analgetikanephropathie
Glomerulonephritis

1. **Kardiovaskulär**
   Kreislaufinstabilität,
   arterielle Hypertonie,
   Herzinsuffizienz,
   Kardiomyopathie,
   Perikarditis,
   beschleunigte Arteriosklerose,
   urämische Flüssigkeitslunge

2. **Gastrointestinal**
   Anorexie, Nausea, Erbrechen,
   Gastroenteritis,
   Ulzera und Blutungen,
   Foetor uraemicus,
   Hepatitis

3. **Elektrolyt- und Wasserhaushalt**
   Metabolische Azidose
   Natrium-, Kalium-, Phosphor-,
   Kalzium-, Magnesiumschwankungen,
   Volumeninstabilität

4. **Bewegungsapparat**
   Renale Osteopathie,
   sekundärer Hyperparathyreoidismus,
   gestörtes Wachstum,
   Myoklonus,
   motorische Schwäche,
   muskuläre Irritabilität

5. **Metabolisch**
   Kohlenhydratintoleranz,
   Eiweißmangel,
   Hyperlipidämie,
   Hyperurikämie

6. **Endokrin**
   Infertilität,
   sexuelle Dysfunktion,
   Amenorrhö,
   Schilddrüsendysfunktion,
   Hypothermie

7. **Neurologisch**
   Zentral
   Urämisches Koma,
   Schlafstörungen,
   Kopfweh,
   Gedächtnisstörungen,
   Lethargie,
   Flapping-Tremor,
   hypertensive Enzephalopathie,
   subdurales Hämatom,
   epileptiforme Krämpfe,
   Dysäquilibriumsyndrom,
   Dialysedemenz

   peripher
   Neuropathie (peripher u. autonom),
   restless legs

8. **Psychologisch**
   Depression,
   Angstgefühle,
   Verneinung,
   psychotische Reaktionen

9. **Hämatologisch**
   Normochrome normozytäre Anämie,
   ↑ Ferritin, ↓ Erythropoetin,
   Leukopenie, Lymphopenie,
   Hämolyse,
   hämorrhagische Diathese,
   Splenomegalie, Hypersplenismus,
   ↑ Infektneigung,
   ↓ Komplementfaktoren,
   ↑ Fibrinogen

10. **Dermatologisch**
    Pallor,
    Hyperpigmentierung,
    Pruritus,
    Ekchymosen

11. **Ophthalmologisch**
    Retinopathie,
    Keratopathie,
    "Red-eye"-Syndrom

NIERENVERSAGEN

Management bei Nierenversagen

Erste Maßnahmen	1. Rascher Ausschluß von prä- und postrenalen Ursachen 2. Therapeutisch: Furosemid i.v., Mannitol i.v. 3. Weitere Suche nach der Ätiologie
Klinik	Täglich Körpergewicht feststellen, Flüssigkeitsbilanz, Beurteilung des Hydratationszustands, Beurteilung des Bewußtseins, Suche nach Perikarditis und Flüssigkeitslunge, Augenfunduskontrolle, Schonung der Vorderarmvenen, [a]Beurteilung von Neuropathie und Osteopathie, psychologische und familiäre Beurteilung sowie Arbeitsplatzbeurteilung, evtl. Koronarabklärung
Labor	Serum: Elektrolyte, Nierenparameter, Osmolalität, Eiweiß, Blutgase, [a]Amylase, [a]Fettstatus Urin: Urinstatus, Urinbakteriologie, Osmolalität, 24-h-Urin für: Kreatininclearance, Elektrolyt-, Eiweiß- und Harnstoffausscheidung Hämatologie: Weißes und rotes Blutbild, Thrombozyten, Gerinnungsstatus Röntgen: Ultraschall des Abdomens, Thorax-Röntgen Varia: EKG, [a]Hepatitisserologie, Computertomogramm, Isotopen-Nephrogramm
Ernährung	Kochsalzrestriktion, Flüssigkeitsrestriktion (Regel: tägliche Ausscheidung + 500 ml, außer bei Polyurie), Eiweiß: mindestens Verluste ausgleichen, 40 g/d
Therapieprinzipien	Dosierung der Medikamente der aktuellen Nierenfunktion anpassen (vgl. Tabelle S. 292 ff), Hyperkaliämiekorrektur, Hypertonietherapie, Azidosekorrektur, Schleifendiuretika, Phosphorbinder, Ulkusprophylaxe, [a]Anämiekontrolle, [a]Osteopathietherapie, [a]Hepatitisimpfung
Nierenersatzverfahren	Absolute Indikation: Perikarditis, Flüssigkeitslunge, Bewußtseinstrübung, schwere Urämie, [a]Shunt anlegen, [a]Peritonealkatheter, [a]Transplantationstypisierung, HIV-Test

[a] Zusätzliche Untersuchungen bei chronischem Nierenversagen

NEPHROLITHIASIS

Nephrolithiasis [Coe FL, Favus MS (1983) Nephrolithiasis. In: Petersdorf RG, et al. (eds) Harrison's principles of internal medicine. McGraw-Hill, New York]

Steinart	Ursachen	Abklärung	Therapie
Alle Steine		2–3 mal Ca^{++} im Serum, Harnsäure, Urinstatus, Urinbakteriologie, Na, K, P, Kreatinin, 24-h-Urin für: Ca^{++}, Harnsäure, Kreatininclearance; Ultraschall, evtl. IVP, chemische Steinanalyse, evtl. Parathormonbestimmung	Flüssigkeitszufuhr mindestens 2 l/d, Vermeiden von Dehydratation, Analgetika, evtl. Infekttherapie, je nach Lokalisation und Größe: chirurgisch/urologisches Vorgehen
Kalziumstein (75–85 %)	Idiopathische Hyperkalzurie	Normales Serum-Ca^{++}, Hyperkalzurie	Thiaziddiuretika, Vermeiden von Milchprodukten und kalziumhaltigem Mineralwasser
	Hyperurikosurie	Urinharnsäure über 750–800 mg/d	Allopurinol, Vermeiden von purinhaltigen Nahrungsmitteln (Fleisch, Fisch, Geflügel)
	Hyperparathyreoidismus	↑ Ca^{++}, ↓ P im Serum, ↑ Parathormon	Parathyreoidektomie
	Hyperoxalurie (Darmoperationen)	Urinoxalsäure über 50 mg/d	Colestyramin, Vermeiden von Spinat, Rhabarber
	Distal tubuläre Azidose	Hyperchlorämische Azidose, Urin pH > 6	Bikarbonatzufuhr
Harnsäurestein (5–10 %)	Idiopathisch, Gicht, chron. Darmkrankheiten, Ileostoma, Tumortherapie	Harnsäuresteine, klinische Gicht	Urin-pH auf 6–7 anheben, Allopurinol, Vermeiden von purinhaltigen Nahrungsmitteln (Fleisch, Fisch, Geflügel)
Struvitstein „Infektstein" (10 %)	Chron. Harnwegsinfekte	Infektabklärung (vgl. Tabelle S. 150, 151)	Resistenzgerechte antibiotische Therapie, chirurgische Sanierung, evtl. Urinansäuerung
Zystinstein (1 %)	Hereditäre Zystinurie	↑ Zystinausscheidung im Urin	Diurese 3–4 l/d, Alkalisierung des Urins auf pH 7, evtl. Penicillamin

HARNWEGSINFEKT

Harnwegsinfekt (HWI)

Taktik
Folgende Fragen müssen bei einem Verdacht auf HWI rasch beantwortet werden:
1. Liegen die typischen Symptome vor?
2. Liegt ein einfacher „unterer" HWI vor, oder
3. ist die Niere mitbeteiligt?
4. Liegen Problemkeime vor?
5. Liegen spezielle Probleme beim Patienten vor?

Symptomatik (Cave: HWI kann symptomatisch oder asymptomatisch verlaufen)
Leitsymptome:
- Bakteriurie (über 10^5 Keime pro ml Urin)
- Pyurie (über 10 Leukozyten pro Gesichtsfeld)
- Leukozytenzylinder
- Dysurie, Pollakisurie

Begleitsymptome:
- Druckdolente Nierenloge und/oder Blasengegend
- Azotämie
- Fieber, Leukozytose
- Hämaturie, Proteinurie

Pathogene Keime
90% der HWI: **E. coli**
Restliche Keime: Proteus, Klebsiellae, Pseudomonas, Streptococcus faecalis, Staphylococcus aureus, Candida, Mycobacterium tuberculosis
Rezidivierende HWI: Meist gramnegative Stäbchen
Mit Stein assoziiert: Meist Proteus
Infektionswege: Meist aufsteigend, selten hämatogene Streuung (v. a. subakute bakterielle Endokarditis)

Begünstigende Faktoren
- Obstruktion der Harnwege (Prostata!)
- Pathologischer vesikoureteraler Reflux
- Instrumentation, Dauerkatheter
- Steine
- Schwangerschaft
- Diabetes mellitus
- Abwehrschwäche

Diagnostik

Symptomatik
vgl. oben

↓

Uringewinnung
- Mittelstrahl
- Evtl. Einmalkatheter
- Selten suprapubische Punktion

↓

Urinsediment
- Bakterienzahl
- Pyurie
- Leukozytenzylinder
- Eiweiß, Nitritreaktion

↓

Urinbakteriologie
- Gram-Präparat
- Quantitative Kultur

↓

Radiologie
1. IVP
2. Ultraschall
   - Erstinfekt beim Mann
   - Zweitinfekt bei Mädchen
   - Relapsinfektion
   - Obstruktion

Harnwegsinfekt (HWI)

Therapie

Prinzip: - Antibiotische oder chemotherapeutische Behandlung, wenn Pyurie vorhanden
- Bakteriologische Erfolgskontrolle

Einfacher HWI	„Single-shot"-Therapie, Kurzzeittherapie
Relaps-HWI	Gleicher Erreger, gemäß Antibiogramm behandeln (ca. 3 Wochen)
Rezidiv-HWI	Neuer Erreger, wie bei einfacher HWI vorgehen
Chronisch-rezid. HWI	Akuter Schub nach Antibiogramm, Langzeitprophylaxe
Pyelonephritis	14 Tage behandeln, bakteriolog. Erfolgskontrolle
Mit Stein assoziiert	Urologisches chirurgisches Vorgehen
Diabetiker	14 Tage lang behandeln, bakteriol. Erfolgskontrolle
Postcoital	Blase unmittelbar postcoital leeren, evtl. 1 Tbl. eines Antibiotikums postcoital per os
Asymptom. Bakteriurie	Keine Therapie (Ausnahme: Harnwegsobstruktion, Diabetiker, Schwangere)

Hausinterne Richtlinen (selbst eintragen):

DIURETIKA

Diuretika

Präparat	Wirkungsort	Ionenausscheidung im Urin				Serum-Parameter			Varia
		Na^+/H_2O	K^+	Cl^-	Ca^{++}	pH-Veränderung	Harnsäure	Blutzucker	
Alle Diuretika							↑	↑	Führen zu Exsikkose, prärenaler Niereninsuffizienz. Stören Na^+, K^+, Cl^-, Ca-Haushalt. Greifen in den Säure-Basen-Haushalt ein. Können zu Hyperurikämie und Hyperglykämie führen
Mannitol	Proximaler Tubulus	↑	(↑)			–			Volumenüberlastung (Lungenödemgefahr)
Acetazolamid		↑		(↑)		→			Karboanhydrasehemmer, ↑ HCO_3^--Ausscheidung (führt zu metabolischer Azidose). Cave: Leberinsuffizienz
Furosemid Etacrynsäure	Aszendierender Schenkel der Henle-Schleife	↑↑↑	↑↑	↑	↑		↑	↑	Schleifendiuretika, Hypokaliämie, metabolische Alkalose, ototoxisch. Cave: Leberinsuffizienz
Thiazide	Anfang distaler Tubulus	↑↑	↑	↑	→		↑	↑	Hypokaliämie, metabolische (hypochlorämische) Alkalose, Potenzierung der Furosemidwirkung. Cave: Leberinsuffizienz
Metolazon		↑↑	↑	↑	→		↑	(↑)	
Spironolacton	Ende distaler Tubulus	↑							Kaliumsparer/Aldosteronantagonist, Gynäkomastie, bei Leberinsuffizienz erlaubt
Triamteren		↑	→			→			Kaliumsparer
Amilorid		↑	→			→			Kaliumsparer

SÄURE-BASEN-STÖRUNGEN

Säure-Basen-Haushalts-Störungen
(vgl. Kap. Pneumologie, Tabelle S. 108–111)

Respiratorische Alkalose (Hyperventilation)	
1. Zentral	Stimulation des Atemzentrums (Angst, Fieber, Hypoxämie, Salizylate, Anstrengung)
2. Thorakal	Reflexstimulation des Atemzentrums (Lungenembolie, Pneumonie, Atelektase, Lungenödem, Asthma)
3. Varia	Sepsis, Überbeatmung, Schwangerschaft, Leberzirrhose

Respiratorische Azidose (Hypoventilation)	
1. Zentral	Gestörte Funktion des Atemzentrums (Trauma, medikamentös/toxisch)
2. Thorakal	Gestörte Atemmechanik (Polio, Myasthenia gravis, Trauma)
	Gestörte Lungenstruktur (Emphysem)

Metabolische Alkalose	
1. ↑ Säureverlust	Magensaftverlust, Diuretikatherapie, schwerer Kaliummangel, Morbus Cushing, Morbus Conn
2. ↑ HCO_3^--Angebot	Iatrogene HCO_3^--Zufuhr, Milchalkali-Syndrom, Überbeatmung von chronisch hypokapnischen Patienten, Metabolisierung von Ketonkörpern und Laktat zu HCO_3^-

Metabolische Azidose (Kußmaul-Atmung)		
1. ↑ Säureangebot (↑ Anionenlücke, Normochlorämie)	Ketoazidose	(Diabetes, Hunger, Alkohol)
	Laktatazidose	(Schock, Biguanidintoxikation, CO-Intoxikation, terminale Leberzirrhose, Leukämie)
	Medikamentös/ toxisch	(Methylalkohol, Äthylenglykol, Salizylate, Isoniazid, Zyanid, Nitroprussid)
2. ↑ HCO_3^--Verlust (Normale Anionenlücke, Hyperchlorämie)	HCO_3^--Verlust	(Diarrhö, Darmfisteln, Pankreasfisteln, Ileostoma, Karboanhydrasehemmergabe, Ureterosigmoidostomie)
	Chlor-Retention	(Renaltubuläre Azidose, Zufuhr von Arginin, Lysin, NH_4Cl
3. ↓ Säureelimination	Niereninsuffizienz, Hypoaldosteronismus, kongenitale Enzymdefekte	

SIADH/PROTEINURIE/HÄMATURIE

SIADH (Syndrom der inadäquaten (übermäßigen) ADH[a]-Ausschüttung)

Kriterien:
- Hyponatriämie und tiefe Serumosmolalität
- Keine Dehydratation
- Urinosmolalität höher als Serumosmolalität
- Natrium- und Serumosmolalitätsanstieg unter Wasserrestriktion
- Normale Funktion von Nieren, Hypophyse, Schilddrüse, Nebennieren

Ursachen	
ZNS-Krankheiten	Enzephalitis, Meningitis, Hirnabszeß, Hirntumor, Schädel-Hirn-Trauma, Subarachnoidalblutung, subdurales Hämatom, Sinusvenenthrombose, Guillain-Barré-Syndrom, zentraler Lupus erythematodes
Lungenkrankheiten	Pneumonie (bakteriell und viral), Tbc, Lungenabszeß, Empyem, chronisch-obstruktive Lungenkrankheit, PEEP-Beatmung
Ektope ADH-Produktion (paraneoplastisch)	Kleinzelliges Bronchialkarzinom, Pankreaskarzinom, Duodenalkarzinom, Leukämie, Morbus Hodgkin, Thymom
Medikamentös	Carbamazepin, Chlorpropamid, Clofibrat, Cyclophosphamid, Lithium, Narkotika, Nikotin, Oxytozin, Thiazide, Trizyklika, Vasopressin, Vinblastin, Vincristin
Varia	Hypothyreose, Morbus Addison, Hypopituitarismus, emotionaler Streß

[a] ADH antidiuretisches Hormon

Proteinurie

Renal-parenchymatös Glomerulonephritis[a], interstitielle Nephritis[a], Tubulopathien, Zystennieren, nephrotisches Syndrom, Glomerulosklerose (Diabetes, Hypertonie)
Renovaskulär Nierenvenenthrombose[a]
Extrarenal Orthostatisch, ausgeprägte Lendenlordose, infektiös
Systemische Krankheiten Systemischer Lupus erythematodes[a], multiples Myelom, Morbus Waldenström, Amyloidose, benigne monoklonale Gammopathie

[a] Mit Hämaturie

Hämaturie

Renal-parenchymatös Glomerulonephritis[b], Pyelonephritis[b], Tuberkulose, hypernephroides Nierenkarzinom, Nierenbeckenkarzinom, Zystenniere, Trauma (inkl. schwere körperliche Aktivität)
Renovaskulär Nierenvenenthrombose[b], Niereninfarkt, Nierenrindennekrose
Ableitende Harnwege und Prostata Urogenitaltuberkulose, Zystitis (Bilharziose), Urethritis, Blasen- und Prostatakarzinom, Trauma (inkl. Instrumentation), Steine
Systemische Krankheiten Systemischer Lupus erythematodes[b], Vaskulitis, Thrombo- und Koagulopathien (vgl. Tabelle S. 202), Polyzythämie
Varia Antikoagulanzienblutung, benigne familiäre Hämaturie

[b] Mit Proteinurie

NATRIUM/KALIUM

Natrium

Hypernatriämie	Hyponatriämie
1. ↑ **Zufuhr** Salzeinnahme Natriumbikarbonat Na-Penizilline 2. ↓ **Renale Ausscheidung** Diabetes insipidus (renal, hypophysär) Osmotisch 3. **Endokrin** Morbus Cushing Prim. Hyperaldosteronismus Hyperosmolares Koma diabetikum 4. **Varia** Laborfehler	1. ↓ **Zufuhr** Polydipsie 2. ↑ **Gastrointestinale Verluste** Erbrechen, Diarrhö Absaugen von Magensaft Fisteln 3. ↑ **Renale Verluste** Polyurische Phase des akuten Nierenversagens Salzverlustniere Saluretika Osmotisch 4. **Endokrin** Morbus Addison SIADH (vgl. Tabelle S. 154) Ketoazidotisches Koma diabetikum 5. **Mit Wasserhaushaltsstörungen** (vgl. Tabelle S. 142) 6. **Varia** Laborfehler Verdünnungseffekt Artefiziell bei Hyperlipidämie, Hyperproteinämie

Kalium

Hyperkaliämie	Hypokaliämie
1. ↑ **Zufuhr** Infusion von Kalium Alte Blutkonserven 2. ↓ **Renale Ausscheidung** Akutes Nierenversagen Chronisches Nierenversagen Morbus Addison Hypoaldosteronismus Diuretika (Kaliumsparer) 3. **Verschiebung aus den Zellen** Azidose Crush-Syndrom Hämolyse, Rhabdomyolyse Verbrennungen Digitalisintoxikation Sukzinylcholin Hyperkaliämische paroxysmale Paralyse 4. **Varia** Falsche Entnahmetechnik In-vitro-Hämolyse Laborfehler Thrombozytose, Leukozytose	1. ↓ **Zufuhr** Malnutrition 2. ↑ **Gastrointestinale Verluste** Erbrechen, Diarrhö, Fisteln Laxanzienabusus 3. ↑ **Renale Verluste** Osmotische Diurese Diuretika (Saluretika, Karboanhydrasehemmer) Morbus Cushing Hyperaldosteronismus (primär und sekundär) Renal-tubuläre Azidose Metabolische Alkalose 4. **Verschiebung in die Zellen** Alkalose Insulintherapie Hypokaliämische paroxysmale Paralyse 5. **Varia** Magnesiummangel Laborfehler Diabetische Ketoazidose

KALZIUM/PHOSPHOR

Kalzium

Hyperkalzämie	Hypokalzämie
1. ↑ **Zufuhr** Hypervitaminose A/D Milchalkali-Syndrom	1. ↓ **Zufuhr** Malabsorption
2. **Endokrin** Primärer Hyperparathyreoidismus Tertiärer Hyperparathyreoidismus Hyperthyreose Akromegalie NNR-Insuffizienz Ektope ADH-Produktion	2. **Endokrin** Hypoparathyreoidismus Sekundärer Hyperparathyreoidismus Vitamin-D-Mangel (Rachitis, Osteomalazie)
	3. **Elektrolytstörungen** Hypomagnesiämie Hyperphosphatämie
3. **Medikamente** Thiaziddiuretika Lithium	4. **Medikamente** Antiepileptika
4. **Varia** Knochenmetastasen Therapie von Tumoren mit Metastasen Multiples Myelom Immobilisation Morbus Boeck Erholung nach akutem Nierenversagen Laborfehler	5. **Varia** Hypoalbuminämie Pankreatitis Distale renal-tubuläre Azidose Laborfehler

Verweis: Therapie der Hyperkalzämie, vgl. S. 157

Phosphor

Hyperphosphatämie	Hypophosphatämie
1. ↑ **Zufuhr**	1. ↓ **Zufuhr** Malnutrition Malabsorption Aethylismus chronicus Parenterale Ernährung ohne P Zusatz
	2. ↑ **Renale Verluste** Renal tubuläre Azidose Fanconi Syndrom
2. **Endokrin** Hypoparathyreoidismus Sek, Tert Hyperparathyreoidismus Koma diabetikum Hyperthyreose Akromegalie	3. **Endokrin** Prim. Hyperparathyreoidismus Vit D Resistente Rachitis
	4. **Elektrolytstörungen** Hyperkalziämie Hypomagnesiämie
3. **Medikamente** Diphosphonate Zytostatika-Therapie	5. **Medikamente** Diuretika Phosphorbinder Antazida, Salizylatintoxikation
4. **Varia** Azidose Niereninsuffizienz Verbrennung Laborfehler	6. **Varia** Alkalose Gram-negative Sepsis Laborfehler

HYPERKALZÄMIE

Behandlungsmöglichkeiten der Hyperkalzämie
[nach Wilkins EW Jr. et al. (eds) (1983) MGH textbook of emergency medicine, 2nd edn. Williams & Wilkins, Baltimore]

Vgl. Tabelle S. 156

Vorkommen:
V.a. Mammakarzinom, Lungentumor, multiples Myelom unter Therapie, Knochenmetastasen, paraneoplastisch, Sarkoidose, Vit-D-Überdosierung, Hyperparathyreoidismus (primär), Immobilisierung

Symptomatik:
Polyurie, Polydipsie, Dehydratation, Anorexie, Nausea, Erbrechen, Somnolenz bis Koma, Obstipation, Muskelschwäche, Niereninsuffizienz bis Anurie, QT-Zeit-Verkürzung im EKG

Therapieschema (schrittweise von 1–6 vorgehen)

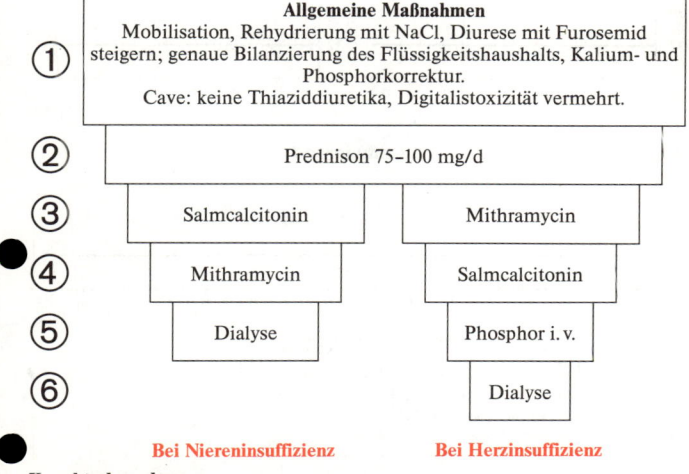

① **Allgemeine Maßnahmen**
Mobilisation, Rehydrierung mit NaCl, Diurese mit Furosemid steigern; genaue Bilanzierung des Flüssigkeitshaushalts, Kalium- und Phosphorkorrektur.
Cave: keine Thiaziddiuretika, Digitalistoxizität vermehrt.

② Prednison 75–100 mg/d

③ Salmcalcitonin | Mithramycin

④ Mithramycin | Salmcalcitonin

⑤ Dialyse | Phosphor i.v.

⑥ | Dialyse

Bei Niereninsuffizienz   **Bei Herzinsuffizienz**

Korrekturberechnung

Hypalbuminämie:
Differenz von 40 g/l Albumin in g/l ausrechnen, pro fehlendes g/l 0,02 mmol/l addieren.

FIEBERTYPEN

Fiebertypen

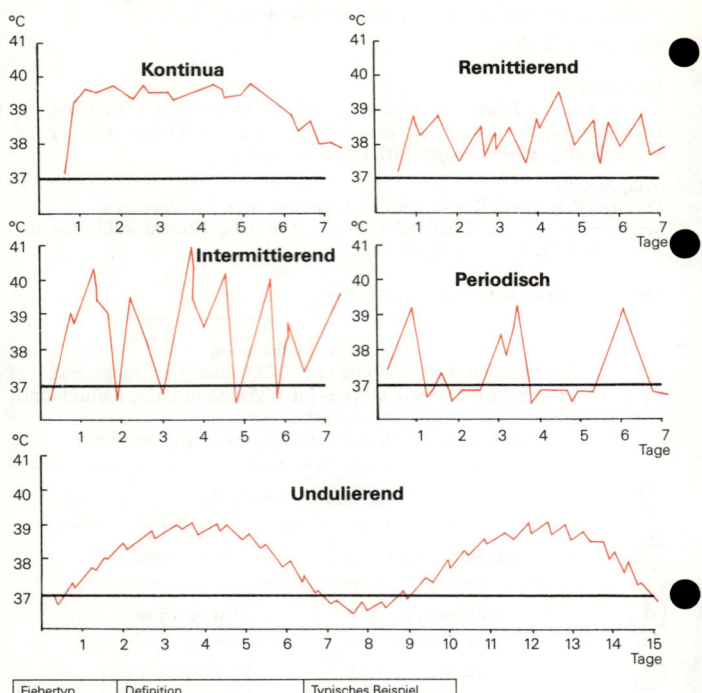

Fiebertyp	Definition	Typisches Beispiel
Kontinua	Tagesschwankung um 1 °C	Typhus, Paratyphus
Remittierend	Tagesschwankung über 1 °C	Sepsis, Tuberkulose
Intermittierend	Tagesschwankung über 2 °C	Sepsis
Periodisch	Fieberfreie Intervalle	Malaria
Undulierend	Wellenförmig über Tage	Brucellosen, Pel-Ebstein-Fieber bei M. Hodgkin

FIEBER

Fieber unbekannter Ursache [Petersdorf RG, Wallace JF (1971), Fever of unknown origin. In: Barondess JA (eds), Diagnostic approaches to presenting syndromes, Williams & Wilkins, Baltimore]

Kriterien: – Dauer über 3 Wochen
– Temperatur mehrfach über 38,5 °C
– Keine Diagnose nach einer Woche intensiven Suchens

1. **Tumor** (ca. 20 %) *Retikuloendotheliales System* Leukämie, Morbus Hodgkin, Non-Hodgkin-Lymphom, multiples Myelom (selten) *Metastasierende Tumoren* Gastrointestinal, Lunge, Niere, Knochen, Melanom *Solide, lokalisierte Tumoren* Niere, Leber, Lunge, Pankreas, Vorhofmyxom
2. **Infektionen** (ca. 40 %) *Granulomatöse Infekte* Tuberkulose, Kokzidioidomykose, Histoplasmose, Aktinomykose, Nocardiose *Eitrige Infektionen* Im rechten oberen abdominalen Quadranten (Cholangitis, Cholezystitis, Leberabszeß, subphrenischer Abszeß, subhepatischer Abszeß) *Abszesse bei Darmkrankheiten* Divertikulitis, Appendizitis, Entzündungen im kleinen Becken *Renale Infektionen* Pyelonephritis, perinephritischer Abszeß, intrarenaler Abszeß, ureterale Obstruktion mit Infektion *Subakute bakterielle Endokarditis* *Varia* AIDS (vgl. Seite 170, 171), Meningokokken, Gonokokken (mit Arthritis), Listerien, Brucellen, Malaria, infektiöse Mononukleose, Zytomegalie, Coxsackie, Amöben, Leptospiren, Trichinen, Q-Fieber
3. **Kollagenkrankheiten** (ca. 15 %) Rheumatisches Fieber, systemischer Lupus erythematodes, chronische Polyarthritis, Riesenzellarteriitis
4. **Varia** (ca. 25 %) Drug-fever, multiple Lungenembolien, Thyreoiditis, Sarkoidose, hämolytische Anämie, Enteritis regionalis, Morbus Whipple, granulomatöse Hepatitis, familiäres Mittelmeerfieber, selbstinduziertes Fieber, undiagnostiziert

MELDEPFLICHTIGE INFEKTIONSKRANKHEITEN   Memorix

Meldepflichtige Infektionskrankheiten. x = Meldung, t + s unverzügl. = telefonisch und schriftlich unverzüglich, s = schriftlich, t = telefonisch, 24 h = innerhalb 24 h, 1 W = innerhalb 1 Woche, K = Kollektivmeldung

Krankheiten	Art der Meldung							
	Verdacht		Erkrankung		Todesfall		Ausscheider	
	D	CH	D	CH	D	CH	D	CH
Abdominaltyphus	x		x	t+s, unverzügl.	x	s	x	t+s, unverzügl.
Botulismus	x		x		x			
Brucellosen	x			s, 24 h	x			
Cholera	x	t+s, unverzügl.	x	t+s, unverzügl.	x	s	x	t+s, unverzügl.
Diphtherie			x	t+s, unverzügl.	x	s		t+s, unverzügl.
Exanthematöse (bakt., viral)				s, 1 W, K				
Fleckfieber	x	t+s, unverzügl.	x	t+s, unverzügl.	x	s		
Gasbrand			x	s, 24 h	x			
Gastrointestinale Infekte Bakt. Lebensmittelintox.	x		x	t, s, 1 W, K	x	s	x	
Gelbfieber			x	s, 24 h	x			
Gonorrhö[a]		s		s				
Grippeartige KKH (Häufung)				s, 1 W, K				
Hepatitis			x	s, 1 W, K	x			
Keuchhusten					x			
Lepra	x		x	s, 24 h	x			
Leptospirose (kongenital)			x		x			
Listeriose (kontenital)			x		x			
Lymphogranuloma inguinale[a]		s		s				
Malaria			x	s, 24 h	x			

160

MELDEPFLICHTIGE INFEKTIONSKRANKHEITEN

Krankheit					
Masern					t+s, unverzügl.
Meningitis (bakteriell)			x	s	
Milzbrand	x		x	s, 24 h	s	t+s, 24 h
Parathypus	x		x	t+s, unverzügl.	s	
Pest	x		x	t+s, unverzügl.	s	
Pocken	x	t+s, unverzügl.	x	t+s, unverzügl.	s	x
Poliomyelitis	x		x	s, 24 h	s	
Puerperalsepsis			x			
Q-Fieber			x			
Rötelnembryopathie		x				
Rotz		x				
Rückfallfieber	x		x			
Scharlach			x			
Shigellenruhr	x		x			
Syphilis[a]		s	x	s		x
Tetanus				s, 24 h		
Tollwut	x	t+s, unverzügl.	x	t+s, unverzügl.	s	
Toxoplasmose (kongenital)			x			
Trachom			x	s, 24 h		
Tuberkulose (alle Formen)			x	s, 1 W	s	
Tularämie	x		x			
Ulcus molle[a]		s		s, 1 W		
Virale hämorrhag. Fieber	x		x			
ZNS (andere Infektionen)				s	s	

[a] Gewisse Fälle

GRAM-FÄRBUNG

Gram-Färbung

1. Präparat lufttrocknen
2. Fixieren (3mal durch Flamme ziehen)
3. Färben mit Kristallviolettlösung[a] für 30–60 s
4. Spülen mit Leitungswasser
5. Färben mit Jodlösung[a] für 30–60 s
6. Spülen mit Leitungswasser
7. Entfärben mit Alkohol[a], bis keine Farbwolken mehr abgehen
8. Spülen mit Leitungswasser
9. Gegenfärbung (Karbolfuchsin/Safranin)[a] für 10–30 s
10. Spülen mit Aqua dest. und trocknen lassen

Resultat:
Grampositive Bakterien: dunkelblau
Gramnegative Bakterien: rot

[a] Die Lösungen können verschieden zusammengesetzt sein, hausinterne Richtlinien beachten.

Die häufigsten Erreger in der Gram-Färbung

Material	Grampositiv			Gramnegativ	
	Kokken	Stäbchen		Kokken	Stäbchen
Liquor	Pneumo			Meningo	Hämophilus
Nasennebenhöhlen (auch Anaerobier)	Pneumo				Hämophilus
Rachen	Strepto				
Sputum (auch Tbc)	Pneumo Staph. aureus				Hämophilus Legionellen Klebsiellen
Pleuraerguß (auch Anaerobier)	Staph. aureus Pneumo Strepto (A)				Hämophilus Enterobacteriaceae
Gelenkspunktat (auch Tbc)	Staph. aureus Strepto (β-hämolysierend)			Gono	Enterobacteriaceae
Urin	Enterokokken (= Strepto D)				Coli Klebsiellen Proteus
Stuhl					Coli Salmonellen Shigellen Campylobacter
Kontamination	Staph. albus Staph. epidermidis				

Memorix

SYNOPSIS INFEKTIONEN

Synopsis wichtiger Infektionskrankheiten

[nach Petersdorf RG (1983) The syndromic approach to treatable infections. In: Petersdorf RG, et al. (eds) Harrison's principles of internal medicine, 10th edn. McGraw-Hill, New York]

Krankheiten	Häufige/wichtige Erreger	Seltene Erreger
Pneumonie	Pneumokokken, Mykoplasmen, Legionellen, Hämophilus, Mycobacterium tuberculosis, Staph. aureus, respiratorische Viren	Streptokokken, gramnegative Stäbchen, Pilze, Pneumocystis carinii, Chlamydia psittaci
Lungenabszeß	Staph. aureus, Anaerobier, Klebsiellen	
Sinusitis	Pneumokokken, Streptokokken, Hämophilus	Staph. aureus
Pharyngitis	Respiratorische Viren, Streptokokken, Gonokokken	Corynebacterium
Epiglottitis	Hämophilus	
Otitis/Mastoiditis	Pneumokokken, Hämophilus, Staph. aureus, Streptokokken	Pseudomonas, Proteus
Endokarditis	Streptokokken, Staph. aureus, Enterokokken, Anaerobier, gramnegative Stäbchen	Staph. epidermidis, Candida
Septische Thrombophlebitis	Staph. aureus, Enterokokken, gramnegative Stäbchen	
Gastroenteritis	Salmonellen, Shigellen, Enteroviren, Campylobacter, Staph. aureus, Clostridien, Giardia, E. coli	Pseudomonas, Vibrio, Amöben
Cholangitis, Cholezystitis, Peritonitis, abdomin. Abszeß	E. coli, Enterokokken, Anaerobier, gramnegative Stäbchen	Clostridium, Staph. aureus
Harnwegsinfekt	E. coli, gramnegative Stäbchen, Pseudomonas, Enterokokken	Staph. aureus
Urethritis	Gonokokken, Chlamydien, Mykoplasmen, Treponema pallidum	Herpesviren, Staph. epidermidis
Osteomyelitis	Staph. aureus, gramnegative Stäbchen	Streptokokken, Tbc
Arthritis	Staph. aureus, Gonokokken, Streptokokken, gramneg. Stäbchen	Tbc
Meningitis	Meningokokken, Pneumokokken, Hämophilus, gramnegative Stäbchen, Mykobakterium tuberculosis, Tbc	Pilze, Listerien
Hirnabszeß	Pneumokokken, Anaerobier, Streptokokken	Pilze, Protozoen

BAKT. INFEKTE

Übersicht der bakteriellen Infektionskrankheiten

	Erreger	Hauptkrankheiten	Inkubationszeiten
Grampositive Kokken	– Staphylokokken (Haufen)	Hautinfekte, Arthritis, Osteomyelitis, Sepsis, Endokarditis bei Drogensüchtigen, Toxin: Lebensmittelintoxikation	1–3 Tage
	– Streptokokken (Ketten)	Angina, Scharlach, Erysipel Spätkrankheiten: rheumatisches Fieber, rheumatische Endokarditis, Glomerulonephritis	2–5 Tage
	– Peptostreptokokken (anaerob)	Abszeßbildung	2–3 Wochen
	– Pneumokokken (Diplokokken)	Pneumonie, obere Luftwegsinfektionen	1–2 Tage
Gramnegative Kokken	– Meningokokken } Diplokokken	Meningitis	2–3 Tage
	– Gonokokken	Gonorrhö, Arthritis, Pharyngitis	3–5 Tage
Grampositive Stäbchen	– Korynebakterien	Diphtherie	2–5 Tage
	– Listerien	Listeriose	
	– Erysipelothrix	Erysipeloid	2–3 Tage
	– Bacillus anthrax	Milzbrand	1–7 Tage
	– Clostridium tetani	Tetanus	6–14 Tage
	– Clostridium botulinum	Botulismus	
	– Clostridium perfringens	Gasbrand	1–3 Tage
Gramnegative Stäbchen	– Enterobakterien E. coli Klebsiellen Salmonellen Shigellen Proteus Enterobacter Serratia	Abdominalinfektionen Harnwegsinfekte Harnwegsinfekte Typhus, Lebensmittelintoxikationen Bakterielle Ruhr (Dysenterie) Harnwegsinfekte Harnwegsinfekte	2 Wochen 2–7 Tage
	– Pseudomonas	Harnwegsinfekte	
	– Hämophilus	Meningitis, Epiglottitis	
	– Vibrio cholerae	Cholera	1–2 Tage
	– Campylobacter	Diarrhö, Gastroenteritis	
	– Brucellen	Bang, Maltafieber	6–20 Tage
	– Pasteurellen	Pest	1–3 Tage
	– Yersinien	Enterokolitis	
	– Legionellen	Pneumonie	2–10 Tage
	– Bacteroides, Fusobakterium (anaerob)	Abszeßbildung	
Mykobakterien	– Mycobacterium tuberculosis	Tuberkulose	6–8 Wochen
	– Mycobakterium leprae (Ziehl-Neelsen-Färbung)	Lepra	Monate bis Jahre
Spirochäten	Treponema pallidum	Lues	3–4 Wochen
	Leptospiren	M. Weil	1 Woche
	Borrelia recurrentis	Rückfallfieber	1 Woche
	Borrelia vincenti (Dunkelfelduntersuchung)	Angina Plaut-Vincenti	
Rickettsien	R. rickettsii	Rocky Mountains spotted fever	
	R. prowazeki	Fleckfieber (epidemischer Typhus)	10 Tage
	R. mooseri	Endemischer muriner Typhus	1–2 Wochen
	R. burneti	Q-Fieber	10–14 Tage
Höhere Bakterien	Nocardia	Nocardiose	
	Actinomyces	Aktinomykose	
Varia	Mykoplasmen	Pneumonie	
	Chlamydien	Geschlechtskrankheiten	3 Tage bis 3 Wochen
	Chlamydia psittaci	Trachom	1–2 Wochen
		Pneumonie	1–2 Wochen

IMMUNSUPPRESSION/TUBERKULINREAKTION

Wichtigste Erreger bei abwehrgeschwächten Patienten

Bakterien	Generell	Apathogene Keime (Opportunisten)
	Grampositiv	Staph. aureus, Listerien
	Gramnegativ	E. coli, Klebsiellen, Proteus, Pseudomonas, Salmonellen, Serratia, Hämophilus
	Andere	Mykobakterien (Tbc, atypische), Nocardia
Viren		Herpes simplex, Hepatitis, Masern, Varicella-Zoster, Zytomegalie, Papovaviren
Pilze		Candida albicans, Aspergillus, Cryptococcus, Coccidioides immitis
Protozoen		Pneumocystis carinii, Toxoplasma gondii

Interpretation der Tuberkulinhautreaktion
[nach Herzog C, Birkhäuser MH (1980) Tuberkulin Screeningtests in der Praxis. Schweiz Med Wochenschr 110:1818].

Test	Induration in mm (nach 48–72 h)		
	Positiv	Fraglich positiv	Negativ
Mendel-Mantoux	≥ 6	5–2	< 2
Tine-Test	≥ 2		< 2
Monotest	≥ 2		< 1

VIRALE INFEKTE I

Übersicht der viralen Infektionskrankheiten

[Mit freundlicher Genehmigung modifiziert nach: Lerner AM, Masor (1983) Families of viruses infecting humans and some associated diseases.

Gruppe		Erreger
RNA-Viren	Picornaviren (Enteroviren)	Coxsackie-Viren A, B ECHO-Viren, Rhinoviren Polioviren (1–3) Hepatitis A
	Orthomyxoviren Paramyxoviren	Influenza A, B, C Parainfluenza Masernvirus Mumpsvirus RS-Virus
	Coronaviren	Coronavirus
	Rhabdoviren	Lyssavirus (Rabies) Marburg-Virus
	Togaviren	Arbovirus A Arbovirus B Rubiviren
	Arenaviren	Lassavirus Lymphozytäres Choriomeningitisvirus
	Reoviren	Rotaviren Orbivirus
DNA-Viren	Herpesviren	Herpes simplex I Herpes simplex II Varicella-Zoster-Virus Zytomegalievirus Epstein-Barr-Virus
	Adenoviren	Adenovirus
	Poxviren	Variola Vakzinia Molluscum contagiosum
	Parvoviren	Norwalk-Agens
	Papovaviren	Papillomavirus
		Hepatitis-B-Virus
	Retroviren	Hepatitis non-A-non-B HTLV-III-Virus (HIV)

VIRALE INFEKTE II

In: Petersdorf RG, et al. (eds) Harrison's principles of internal medicine, 10th edn. McGraw-Hill, New York]

Hauptkrankheiten	Inkubationszeit
Exanthem, aseptische Meningitis, Myo-/Perikarditis, Pleurodynie	9–14 Tage
"Common cold", Schnupfen	
Poliomyelitis	7–10 Tage
Hepatitis A (epidem. Hepatitis)	20–40 Tage
Influenza A, B, C	1–4 Tage
Bronchitis, kindlicher Krupp	2–3 Tage
Masern	8–14 Tage
Mumps	20 Tage
Pneumonie	3–7 Tage
"Common cold", Schnupfen	
Tollwut	20–60 Tage (max. 2 Jahre)
Hämorrhagisches Fieber	4–16 Tage
Enzephalitis	
Gelbfieber, Hämorrhag. Fieber, Dengue, Enzephalitis	4–6 Tage
Röteln	12–14 Tage
Lassafieber, Pneumonie	7–10 Tage
Lymphozyt. Choriomeningitis	
Diarrhö	
Colorado tick fever	
Herpes labialis	4–8 Tage
Herpes genitalis, Meningoenzephalitis	4–8 Tage
Herpes zoster (Gürtelrose), Varizellen (Windpocken)	14–16 Tage
Zytomegalie	
Mononukleose	7–14 Tage
Pharyngitis, Pneumonie	
Pocken	8–17 Tage
Enzephalitis	9–13 Tage
Molluscum contagiosum	2–6 Wochen
Diarrhö	
Warzen	
Hepatitis B (Serumhepatitis)	60–180 Tage
Hepatitis NANB	Jahre
AIDS	Monate–Jahre

VIRUSDIAGNOSTIK I

Methoden der Labordiagnostik bei Viruskrankheiten

Bundesamt für Gesundheitswesen, Bern (1985). Infektionskrankheiten, Diagnose und Bekämpfung.

Krankheitsbild	Virusisolierung	Direkter Virusnachweis	Serologie
Bläschen-förmiges Exanthem	Ja, Vesikelflüssigkeit oder Abstrich von Erosionen, Krusten nicht brauchbar Zeit: 1–10 Tage	Ja bei Herpes und Pocken Nein bei Coxsackie Zeit: 2–24 h	Nein. Außer: Varizellen/Zoster: Titeranstieg bzw. IgM-Nachweis
Diarrhöen	Nein	Ja, im wesentlichen nur Rotavirus Zeit: 4–72 h	Nein
Zentral-nerven-system	Ja, nur Mumps und Enteroviren. Rachenmaterial, Stuhl, evtl. Liquor Zeit: 3–15 Tage	Ja, nur Herpes und evtl. Masern Biopsiematerial	Ja: Mumps, Masern, Polio, Titeranstieg; Nein: bei allen anderen Viren
Zecken-encephalitis	Nein	Nein	Ja: IgM-Nachweis bzw. Titeranstieg
Respirations-trakt	Ja, Nasen-, Rachen-, Bronchialsekret Zeit: 3–20 Tage	Ja, Rhinopharyn-gealaspirat Zeit: 4–24 h	Ja: Titeranstieg
Augen-affektionen	Ja, nur Herpes und evtl. Chlamydien. Abstrich Zeit: 1–7 Tage	Nein (Chlamydien ja)	Nein
Hepatitis	Nein	Nein	Ja: Hep. A: IgM-Nachweis, Hep. B: HB_sAg, Anti-HB_c, Anti-HB_c-IgM Ergänzung: Anti-HB_s, Anti-HB_e
Pränatale Infektionen	Ja Rachenmaterial, Urin Zeit: bis 6 Wochen	Nein	Ja für Röteln und Zytomegalie: IgM und IgG bei Mutter u. Kind gleichzeitig

VIRUSDIAGNOSTIK II

Entnahme und Versand von Untersuchungsmaterial

Material	Entnahme	Versand für Virusisolierung	Versand für Direktnachweis
Nasenabstrich	Mit Tupfer unter Nasenmuschel	0°C, in VTM[a]	-
Rhinopharyngealsekret	Aspirat	0°C, ohne Zusatz	Wie Isolierung
Rachenabstrich	Mit Tupfer von Mandeln und Pharynx	0°C, in VTM[a]	-
Rachenspülflüssigkeit	Gurgeln mit Rachenspülflüssigkeit[a]	0°C, Flüssigkeit ohne Zusatz	-
Bronchialsekret	Möglichst wenig Flüssigkeit verwenden	0°C, Flüssigkeit ohne Zusatz	Wie Isolierung
Augen (Konjunktiva)	Mit Tupfer von oberem und unterem Lid	0°C, in VTM[a], für Chlamydien spezielles Transportmedium	Chlamydien: auf Objektträger ausstreichen
Bläschenflüssigkeit	Isolierung: mit Tupfer oder Nadel. Direktnachweis: Punktion mit Nadel (nicht Wegwerfnadel mit Silikonüberzug!) oder Glaskapillare	0°C, in VTM[a]	Ohne Zusatz direkt in Nadel oder Glaskapillare in Röhrchen
Mukosaerosionen	Mit Tupfer, nach Entfernung des nekrotischen Materials, von Rand und Grund der Läsion	0°C, in VTM[a]	-
Urin	Endstrahl	0°C, Verwendung von VTM[a] nur nach Absprache mit dem Labor	Ohne Zusatz
Stuhl		Ohne Zusatz	Ohne Zusatz
Liquor	Punktion	0°C, ohne Zusatz	-
Gewebe (Biopsie, Autopsie)		Nur nach Absprache mit Labor	
Blut: Virusisolierung	Punktion	-70°C, Antikoagulans, Spezialtransport!	-
Blut: Serologie	Punktion ohne Zusatz	Zimmertemperatur	-

[a] VTM (Virustransportmedium) bzw. Spülflüssigkeit im Labor, das die Untersuchung durchführt, anfordern

AIDS

Erworbenes Immunmangelsyndrom (AIDS)
A. Definitionen
(1) AIDS (Acquired Immune Deficiency Syndrome) ist gemäß Definition des Center for Disease Control (CDC) eine erworbene Immunschwäche (v. a. zelluläre, T-Zell-vermittelte Immunität) viraler Genese (HIV/LAV-/HTLV-III Virus), welche mit opportunistischen Infektionen und/oder Kaposi-Sarkom einhergeht, wobei bekannte Ursachen für einen erworbenen zellulären Immunmangel (z. B. Steroid-, Zytostatikatherapie, Tumoren) nicht vorhanden sein dürfen. Wenn folgende Kriterien zutreffen, darf man, auch bei sonst passenden Befunden, *nicht* von AIDS sprechen: negativer HTLV-III-Antikörper-Nachweis im Serum und normale Zahl von Helfer-T-Lymphozyten (OKT4) oder normale OKT4/8-Ratio.

(2) Lesser AIDS
Ätiologisch unklare Thrombopenie oder Herpes zoster oder Candida-Stomatitis bei seropositiven Personen.

(3) LAS (Lymphadenopathie-Syndrom)
Lymphadenopathie an ≧ 2 extrainguinalen Stellen von mindestens dreimonatiger Dauer ohne erklärbare Ursache. Sofern durchgeführt, muß die Histologie eine reaktive Hyperplasie zeigen.

(4) ARC (AIDS-Related Complex)
Vorliegen von ≧ 2 der klinischen Symptome und ≧ 2 Laborbefunde bei einem Risikopatienten.

B. Vorkommen – Epidemiologie – Prognosen

(Europa, USA; cave: epidemiologische Daten wechseln rasch)	(% der Erkrankten)
Homosexuelle / Bisexuelle	70–80%
Drogensüchtige (heterosexuell)	15–20%
Hämophile	1%
Empfänger von Bluttransfusionen	2%
Heterosexuelle Partner von AIDS-Patienten	7%
Unbekannt	4–7%
Pneumozystis carinii Pneumonie	ca. 60%
Kaposi-Sarkom	ca. 30%
Mortalität	40–50(–100 ?) %
Serokonversion	2–12 Wochen
Inkubationszeit (noch wenige Daten)	2–5 Jahre
Es erkranken an AIDS (nach HIV-Infektion)	35–50%
Es erkranken an ARC	ca. 25%
Asymptomatische Carrier	50–60%

C. Infektionen
(1) Anamnestisch oft:
- Lues, Gonorrhoe, Hepatitis

(2) Opportunistische Infektionen
Durch Protozoen und Helminthen verursachte Infektionen
- Pneumocystis-carinii-Pneumonie (H, M)[a]
- Strongyloidiasis mit Pneumonie oder ZNS-Befall oder disseminiert (H)
- Toxoplasmose mit Pneumonie oder ZNS-Befall (H, M)
- Intestinale und/oder pulmonale Kryptosporidiose, Diarrhoe länger als 1 Monat (H, M)
- Kryptosporidiendiarrhoe (H, M)

Erworbenes Immunmangelsyndrom (AIDS) (Fortsetzung)

Pilzinfekte
- Candida-Ösophagitis (H), endoskopische weiße Plaques auf erythematösem Grund (M), oft als Erstmanifestation
- Kryptokokkose mit Lungen- oder ZNS-Befall oder disseminiert (K, S, H)
- Coccidioides-Pneumonie (K, M)
- Aspergillose mit ZNS-Befall oder disseminiert (H, K, S)

Bakterielle Infekte
- Atypische Mykobakteriose, disseminiert (K)
- Nocardia (K, M)

Virusinfektionen
- Zytomegalieinfektion mit Pneumonie, Gastrointestinal- oder ZNS-Befall (H)
- Herpes-simplex-Virus-Befall mit mukokutaner Beteiligung (mindestens 1 Monat dauernd, ulzerierend) oder Pneumonie, Gastrointestinalbefall oder disseminiert (K, H/Z)
- Progressive multifokale Leukenzephalopathie (H) (vermutlich durch Papovavirus verursacht)

Tumoren
- Kaposi-Sarkom bei Personen unter 60 Jahren (H)
- ZNS-Lymphome (H)

---

[a] Sicherung der Diagnose mittels:
H = Histologie, K = Kultur, M = Mikroskopie, S = Serologie, Z = Zytologie

D. Klinische Symptome

Klinische Symptome[a]	Vorkommen in %
1. Extrainguinale Lymphadenopathie an ≥ 2 Stellen	50 %
2. Gewichtsverlust ≥ 7 kg oder ≥ 10 % des Körpergewichts	85 %
3. Fieber ≥ 38 °C, intermittierend, kontinuierlich	80 %
4. Diarrhoe	50 %
5. Müdigkeit, Schwäche	90 %
6. Nachtschweiß	

[a] Mehr als drei Monate Dauer, keine andere Erklärung.

E. Laborbefunde

1. Verminderte T_4-Helfer-Zellen
2. Quotient T_4-Helfer: T_8-Suppressorzellen vermindert
3. Anämie oder Leukopenie oder Lymphopenie oder Thrombopenie
4. Serumglobuline erhöht
5. Verminderte Lymphozyten-Transformation nach Mitogenen
6. Kutane Anergie (Multitest Mérieux)
7. Zirkulierende Immunkomplexe vermehrt

Quellen
(1) Centers for Disease Control Revision of the Case Definition of Acquired Immunodeficiency Syndrome for National Reporting – United States. Morbid Mortal Weekly Rep. *34*, 373, 1985
(2) WHO Collaborating Centre on AIDS, Paris. Situation by 31st March 1985

TROPENREISEN

Inzidenz von Erkrankungen nach Tropenreisen

[Steffen R (1984) Reisemedizin. Springer, Berlin Heidelberg New York]
Inzidenz von Gesundheitsstörungen, Erkrankungen und Todesfällen pro 100 000 Reisende bei einmonatigem Aufenthalt in einem Entwicklungsland

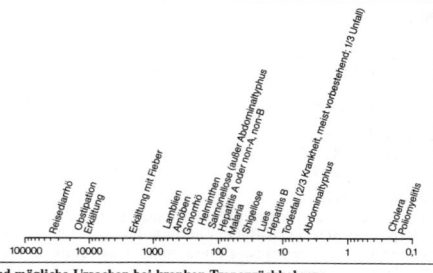

Reisediarrhö, Obstipation Erkältung, Erkältung mit Fieber, Lamblien Amöben Gonorrhö, Helminthosen Salmonellen, Poliomyelitis, Hepatitis A oder non-A non-B, Malaria, Shigellose, Lues, Hepatitis B, Todesfall (2/3 Krankheit, meist vorbestehend; 1/3 Unfall), Abdominaltyphus, Cholera Poliomyelitis

100000   10000   1000   100   10   1   0,1

Wegleitende klinische Symptome und mögliche Ursachen bei kranken Tropenrückkehrern

Symptom	Mögliche Ursachen
Meningo-/Enzephalitis	Malaria, Typhus, Gelbfieber, Dengue, Arboviren, afrik. Trypanosomiase, Meningokokken, Poliomyelitis, Leptospiren, Tuberkulose
Epilepsie	Malaria, Toxoplasmose, Zystizerkose
Myokarditis	Chagas, Echinokokken, Trichinellen, Leptospiren, Borrelien, Typhus, Poliomyelitis
Perikarditis	Psittakose
Endokarditis	Bruzellen, Rickettsien (Q-Fieber)
Hämoptoe	Tuberkulose, Paragonimus, Amöben, Askariden, Echinokokken (Zystenruptur)
Dolente Hepatomegalie	Amöbenabszess, Hepatitis, Kala-Azar, Echinokokken
Ikterus	Hepatitis, Malaria, Gelbfieber, Arboviren, Leptospiren, Borrelien
Splenomegalie	Typhus, Tuberkulose, Bruzellose, Leptospiren, Borrelien, Malaria, Kala-Azar, afrik. Trypanosomiase, Schistosomen
Lymphadenopathie	Toxoplasmose, Kala-Azar, Filariosen, afrik. Trypanosomiase
Diarrhoe/Dysenterie	Salmonellen, Shigellen, Cholera, Campylobacter, Amöben, Lamblien, Schistosomen
Myalgien	Leptospiren
Konjunktivitis	Arboviren
Schüttelfrost	Malaria, Typhus, Dengue, Gelbfieber, virale hämorrhagische Fieber, Salmonellen, Borrelien, Rickettsien
Anämie normozytär	Chronische Infektionen Hämolyse: Plasmodium falciparum, Kala-Azar, Bartonellen, Toxoplasmose, afrik. Trypanosomiase, Salmonellen, Cholera, Schistosoma mansoni, Sichelzellanämie, Thalassämie, Glukose-6-Phosphat-Dehydrogenase-Mangel
mikrozytär	Eisenmangel: Ancylostoma duodenale, Amöben, Schistosomen, nutritiv
makrozytär	B_{12}-Mangel: Diphyllobotrium latum, chronische Lambliase B_{12} und Folsäure-Mangel: tropische Sprue

Ablauf der Beratung und Impfungen bei Reisen in Entwicklungsländer.

[Steffen R (1984) Reisemedizin. Springer, Berlin Heidelberg New York]

Publikum	1. Konsultation	2. Konsultation
Hoteltouristen, Geschäftsreisende	Gelbfieber Cholera (1 Dosis) Poliomyelitis (Boosterung oder 1. Dosis) Tetanus (Boosterung oder 1. Dosis, evtl. mit Diphtherie)	– (evtl. Poliomyelitis, 2. Dosis) (evtl. Tetanus, 2. Dosis)
Wann ideal:	2–6 Wochen vor Abreise	–
Entwicklungshelfer, „Abenteurer"	Gelbfieber Cholera, 1. Dosis Poliomyelitis oder Typhus Tetanus (Boosterung oder 1. Dosis, evtl. mit Diphtherie)	Immunglobulin (evtl. Cholera, 2. Dosis) Typhus (evtl. Tetanus, 2. Dosis)
Wann ideal:	3–7 Wochen vor der Abreise	1–2 Wochen vor der Abreise

Möglichst nicht gleichzeitig:
- Poliomyelitis p.o. / Typhus p.o. (> 2 Wochen)
- Viruslebendvakzine / Immunglobulin (> 2 Wochen)
- Typhus p.o. / Antibiotika, Sulfonamide, Malariaprophylaxe (> 7 Tage)
- Bei Anamnese schwerer Nebenwirkungen

Malariaprophylaxe:
Wegen der sich rasch ändernden Resistenzlage empfehlen wir, sich vor Reiseantritt über den aktuellen Stand zu informieren.

IMPFUNGEN/FERNREISEN II

Obligatorische Impfungen und verseuchte Gebiete
(Bulletin des Bundesamtes für Gesundheitswesen Nr. 8 26.2.1987) Stand: 26.2.1987, gemäß WHO

	Gelbfieber			Länder	Cholera	
	Obligator. Impfung	Empfohl. Impfung	Verseuchte Gebiete		Obligator. Impfung	Verseuchte Gebiete
Afrika	+	+		Angola	+	
				Benin		+
	+		+	Burkina Faso (Obervolta)		+
		+		Burundi		+
	+			Kamerun		+
	+			Zentralafrikanische Republik		
				Komoren	+	
	+			Kongo		
		+		Äthiopien		
		+		Äquatorialguinea		+
	+			Gabun		
	+		+	Gambia		
		+	+	Ghana		
		+		Guinea	+	+
		+		Guinea-Bissau		+
	+	+ (Safari)		Elfenbeinküste		+
				Kenia		+
	+[a]	+		Liberia		+
				Mali		+
	+[a]			Mauretanien		+
				Moçambique		+
	+			Niger		
	+		+	Nigeria		
	+			Ruanda	+	
	+[a]	+		São Tomé u. Príncipe		
	+			Senegal		
		+		Sierra Leone		+
		+		Somalia	+	
		+	+	Sudan		
				Swasiland		+
		+		Tansania	+[a]	+
		+		Tschad		
	+			Togo		
	+			Uganda		
	+		+	Zaire		+
Südamerika		+	+	Bolivien		+
		+	+	Brasilien		
		+	+	Kolumbien		
		+		Ecuador		
	+[a]	+		Franz. Guayana		
		+		Guyana		
		+		Panama		
		+	+	Peru		
		+		Surinam		
		+		Venezuela		
Asien				Indien		+
				Indonesien		+
				Iran		+
				Malaysia		+
				Thailand		+
				Vietnam		+

[a] Für gewisse Situationen ist die verlangte Impfung nicht obligatorisch. Für Reisende, welche ein Endemiegebiet durchreisen, gelten teilweise andere Impfvorschriften. Detaillierte weitere Impfauskünfte, auch über die Malariaprophylaxe, sind bei einem Impfzentrum, einem Tropenarzt oder bei Gesundheitsämtern erhältlich.

Synopsis der Immunisierung bei Interkontinentalreisen
[Steffen R (1984) Reisemedizin. Springer, Berlin Heidelberg New York]

P = Primovakzination, R = Revakzination,
O = offiziell, E = effektiv, L = nach letzter Dosis

Immunisierung	Applikation	Schutz-wirkung (%)	Wirkdauer ab	bis
Gelbfieber	s.c.	> 99	P: 10. Tag R: 1. Tag[a]	O: 10 Jahre E: lebenslang
Cholera	i.c./s.c./i.m.	~ 50	P: 6. Tag R: 1. Tag[a]	O: 6 Monate E: 3–4 Monate
Poliomyelitis	p.o. i.m.	> 99 > 99	4 Wochen 4–6 Wochen	Lebenslang (?) 5(–10?) Jahre
Tetanus	i.m.	> 99	4 Wochen	10 Jahre
Diphtherie	i.m.	~ 80		5(–10) Jahre
Immunglobulin	i.m.	~ 80	4.–7. Tag	~ 4 Monate
Hepatitis B	i.m.	~ 95	30.–60. Tag	5 (?) Jahre
Hyperimmun-B-Immunglobulin	i.m.	~ 85	4.–7. Tag	~ 1 Monat
Vivotif, Typhoral L	p.o.	~ 90	14. Tag (L)	3 Jahre
Pest	i.m.	?	Wenige Tage	6 Monate
Tollwut	i.c./s.c./i.m.	> 99	~ 7 Tage	2–3 Jahre
Tuberkulose (BCG)	i.c.	0–80		10 (?) Jahre
Meningokokken	s.c.	90	7. Tag	1–3 Jahre
Frühsommer-Meningo-enzephalitis	i.m.	98	Wenige Wochen	~ 3 Jahre

[a] Revakzination innerhalb von 10 Jahren (Gelbfieber),
bzw. von 6 Monaten (Cholera)

IMPFEMPFEHLUNG BGA I

Memorix

Impfempfehlungen der Ständigen Impfkommission des Bundesgesundheitsamtes (BGA) (STIKO), Berlin.

(Abdruck mit freundlicher Genehmigung) Stand: Juni 1984

Impfungen für Erwachsene

In Weiterführung des Impfplanes für Kinder werden nachfolgend Impfungen aufgeführt, die im Erwachsenenalter von Bedeutung sind. So sollten manche Impfungen des Kindesalters in späteren Lebensjahren aufgefrischt oder bislang versäumte Impfungen nachgeholt werden (Diphtherie, Tetanus, Röteln), andere können bei besonderen epidemischen Ereignissen oder Risiken in Betracht kommen (Poliomyelitis, Tollwut, Tuberkulose). Manche Impfungen sind bei Reisen in bestimmte Gebiete auf Grund der internationalen Gesundheitsvorschriften erforderlich oder zum individuellen Schutz empfehlenswert. Die Entscheidung über Art und Umfang der Impfungen obliegt dem Arzt in jedem Einzelfall unter Abwägung von Indikation und Kontraindikation.

Die Erwachsenenimpfungen sind in ihrer praktischen Bedeutung sehr unterschiedlich, sie werden in folgende Kategorien eingeteilt:

A = Impfungen mit breiter Anwendung und erheblichem Wert für die Volksgesundheit;

S = Impfungen in Sonderfällen;

R = Reiseimpfungen, von der WHO veröffentlichte Infektionsgebiete beachten;

RS = Reiseimpfungen in Sonderfällen.

Kategorie	Impfung gegen	Indikation bzw. Reiseziele	Anwendung (Beipackzettel beachten)
R	Cholera	Südostasien, Afrika, südl. d. Sahara; sonstige Infektionsgebiete (BGA-Merkblätter Nr. 25, 27)	1. Injektion: 0,5 ml 2. Injektion: 1,0 ml im Abstand von 1–4 Wochen
S	Diphtherie	bei Ausbrüchen oder regional erhöhter Morbidität	stark reduzierte Dosis (2–5 I.E.) subkutan
A, R		bei Tetanusauffrischimpfungen	in Kombination mit Tetanusimpfstoff (Td)
RS, S	FSME (Frühsommer-meningo-enzephalitis)	Naturherde in Österreich, Südosteuropa und Süddeutschland Waldarbeiter, Jäger usw.	Grundimmunisierung: 2 Injektionen im Abstand von 1–3 Monaten 2. Injektion im Abstand von 9–12 Monaten; Auffrischimpfungen
R	Gelbfieber	Mittel- und Südamerika; Afrika zwischen 17° nördl. und 17° südl. Breite (BGA-Merkblatt Nr. 27)	Lebendimpfung; Wiederholung im Bedarfsfall in zehnjährigem Abstand nur in hierfür staatlich zugelassenen Impfstellen
S	Influenza	Personen über 60 Jahre und Personen mit bestimmten Grundleiden, infektionsgefährdetes Personal (BGA-Merkblatt Nr. 11)	jährliche Impfung im Spätsommer, Herbst, mit einem Impfstoff mit aktueller Antigenkombination
A		Bei Pandemien durch Erregerwechsel größerer Personenkreise	abhängig von der endemischen Situation
RS	Meningo-kokken-infektionen	exponierte Personen, z.B. Entwicklungshelfer im Meningitisgürtel Afrikas; Brasilien	Impfung gegen Serotyp A und C nach Angaben des Herstellers
S	Pneumo-kokken-infektionen	Risikofälle, z.B. bei chronischen Lungen- und Herzkrankheiten, Diabetes, Leberzirrhose, Krankheiten der Niere, der Milz, der blutbildenden Organe usw.	1 Injektion; Wiederholung der Impfung nicht vor Ablauf von 3 Jahren, da sonst schwere lokale Reaktionen auftreten

Impfempfehlungen der BGA (Fortsetzung)

Kategorie	Impfung gegen	Indikation bzw. Reiseziele	Anwendung (Beipackzettel beachten)
R, S	**Poliomyelitis**	nach Grundimmunisierung im Kleinkindesalter und Auffrischung im 10. Lebensjahr; Personen mit erhöhter Gefährdung in 10jährigem Abstand; Reisende jeden Alters in warme Länder, wenn letzte Impfung länger als 10 Jahre zurückliegt; Riegelungsimpfung bei Ausbrüchen; (Ärzte-Merkblatt des „Deutschen Grünen Kreuzes")	grundsätzlich 1 Impfschluck; bei Erwachsenen, die noch niemals eine Schluckimpfung erhalten haben, kann aus Sicherheitsgründen (minimal erhöhtes Impfschadensrisiko) auch mit inaktivierter Vakzine (nach Salk) begonnen werden (2 Injektionen im Abstand von 4 Wochen); danach soll sich eine dreimalige trivalente Schluckimpfung anschließen (Mindestabstand zwischen den Impfschlucken: 4 Wochen)
A	**Röteln**	Frauen im gestationsfähigen Alter ohne Rötelnantikörper (BGA-Merkblatt Nr. 30, Ärzte-Merkblatt des „Deutschen Grünen Kreuzes")	nach der Impfung Konzeptionsverhütung für 2 Zyklen; Wochenbettimpfung; Impferfolgskontrolle erforderlich
A, R	**Tetanus**	alle Personen 10 Jahre nach der letzten Tetanusimpfung Exposition (Verletzung)	bei früherer Grundimmunisierung jeweils 1 Injektion möglichst mit Td-Impfstoff; bei fehlender oder mangelhafter Grundimmunisierung simultane passive und aktive Immunisierung; bei ausreichender Grundimmunisierung aktive Auffrischimpfung, wenn letzte Tetanusimpfung länger als 5 Jahre zurückliegt
S	**Tollwut**	postexpositionell; präexpositionell bei Laboratoriumspersonal, Tierärzten, Jägern und ähnl. Risikogruppen (BGA-Merkblatt Nr. 3)	HDC-Impfstoff in empfohlenem Dosierungsschema
S	**Tuberkulose**	tuberkuloseansteckungsgefährdete, tuberkulinnegative Personen	BCG-Impfung
S	**Virushepatitis B**	vorrangig: 1. HB-gefährdetes medizinisches und zahnmedizinisches Personal; 2. Dialysepatienten, Patienten mit häufiger Übertragung von Blut oder Blutbestandteilen, vor ausgedehnten chirurgischen Eingriffen (z. B. Operationen unter Verwendung der Herz-Lungen-Maschine); 3. Patienten in psychiatrischen Anstalten oder vergleichbaren Fürsorge-Einrichtungen für Zerebralgeschädigte oder Verhaltensgestörte, einschließlich des Pflegepersonals; 4. Personen mit engem Kontakt mit HBsAg-positiven Personen (z. B. Wohngemeinschaft) einschl. Neugeborene HBsAg-positiver Mütter; 5. Besondere Risikogruppen wie z. B. Prostituierte, Homosexuelle, Drogenabhängige, länger einsitzende Strafgefangene; 6. Reisende in HB-Endemiegebiete bei engem Kontakt zur einheimischen Bevölkerung	Hepatitis B-Impfstoff nach den Vorschriften der jeweiligen Hersteller

VAKZINE

Gebräuchliche Vakzine

Aktive Immunisierung
(Zufuhr von Antigen zur Stimulation der körpereigenen Antikörperbildung)

Ätiologie	Inaktivierte Vakzine	Lebend abgeschwächte	Toxoid
Anthrax	+		
Cholera	+		
Diphtherie			+
Gelbfieber		+	
Hepatitis	+		
Influenza	+		
Masern		+	
Meningokokken	+		
Mumps	+		
Pest	+		
Pneumokokken	+		
Polio	+	+	
Pocken		+	
Rocky Mountains spotted fever	+		
Röteln		+	
Tetanus			+
Tollwut	+		
Tuberkulose		+	
Tularämie		+	
Typhoid (Salmonellen)	+		
Typhus (Rickettsien)	+		
Vakzinia		+	

Passive Immunisierung
(Zufuhr von Antikörpern, so daß keine eigene Antikörperbildung erfolgt; nur kurze Wirkung, Gefahr der Anaphylaxie, Anwendung v. a. postexpositionell)

Ätiologie	Menschliches Serum	Pferde-/Rinderserum
Botulismus		+
Clostridium perfringens		+
Diphtherie		+
Hepatitis A	+	
Hepatitis B	+	
Masern	+	
Mumps	+	
Pertussis	+	
Polio	+	
Rabies	+	+
Rhesusimmunglobin (Anti-Rh_0)	+	
Röteln	+	
Schlangenserum		+
Tetanus	+	+
Vakzinia	+	
Varizellen-Zoster	+	

ANGRIFFSPUNKTE ANTIBIOTIKA

Angriffspunkte der Antibiotika am Bakterium

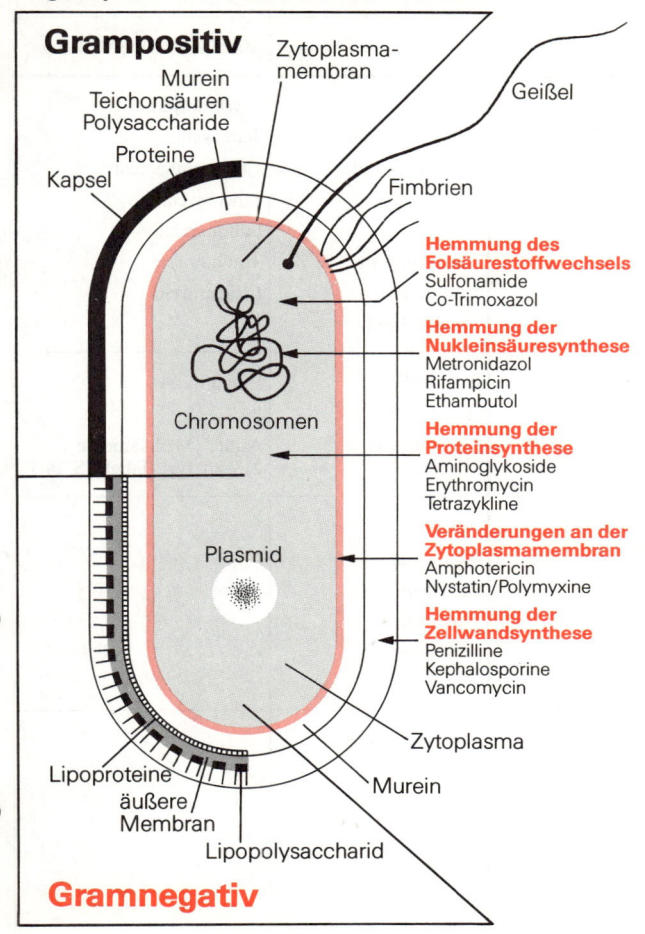

Grampositiv

- Zytoplasmamembran
- Murein
- Teichonsäuren
- Polysaccharide
- Proteine
- Kapsel
- Geißel
- Fimbrien
- Chromosomen
- Plasmid
- Zytoplasma
- Murein
- Lipoproteine
- äußere Membran
- Lipopolysaccharid

Gramnegativ

Hemmung des Folsäurestoffwechsels
- Sulfonamide
- Co-Trimoxazol

Hemmung der Nukleinsäuresynthese
- Metronidazol
- Rifampicin
- Ethambutol

Hemmung der Proteinsynthese
- Aminoglykoside
- Erythromycin
- Tetrazykline

Veränderungen an der Zytoplasmamembran
- Amphotericin
- Nystatin/Polymyxine

Hemmung der Zellwandsynthese
- Penizilline
- Kephalosporine
- Vancomycin

CHEMOTHERAPEUTIKA

Synopsis antimikrobieller Substanzen

Gruppe	Mikrobizide Wirkung	Mikrobistatische Wirkung
Antibiotika (natürliche und synthetische)	Penizilline Kephalosporine Aminoglykoside Vancomycin Polymyxine Nalixidinsäure Nitrofurantoin Metronidazol	Erythromycin Tetrazykline Chloramphenicol Lincomycin Sulfonamide Trimethoprim Clindamycin
Tuberkulostatika	Isoniazid Rifampicin Streptomycin	Ethambutol PAS Andere Medikamente 2. Wahl (vgl. Tabelle S. 181)
Antivirale Substanzen	Aciclovir Amantadin Interferon Idoxuridin Metisazon Vidarabin	
Antimykotika	Amphotericin B Flucytosin Griseofulvin Ketoconazol Miconazol Nystatin	

TUBERKULOSTATIKA

Synopsis der Tuberkulostatika

Medikament	Dosierung pro Tag	Dosierung intermittierend (z. B. 2x/Woche)	Nebenwirkungen und Interaktionen	Kontrolluntersuchungen	Varia
Basismedikamente der 1. Wahl					
Isoniazid (INH)	5-10 mg/kg max. 300 mg	15 mg/kg (evtl. i. m.)	↑ SGOT, ↑ SGPT, Hepatitis, SLE-Syndrom, hemmt Abbau von Disulfiram u. Phenytoin, Disulfiramzeffekt bei Alkoholkonsum, periphere Neuropathie, toxische Enzephalopathie, Cave: Barbiturate	Leberanamnese, SGOT, SGPT, antinukleäre Antikörper	Bakterizid für extra- und intrazelluläre Tbc-Bakterien, Azetylierung in Leber, Ausscheidung renal
Rifampicin (RMP)	10 mg/kg max. 600 mg	Ungünstig Leuko- und Thrombopenie	↑ SGOT, ↑ SGPT, Ikterus, Hepatitis, Pruritus, Appetitlosigkeit, Nausea, vermindert Wirkung von Kumarinen, Kontrazeptiva, Steroiden, Digitalis, Cave: Kachexie, vorbestehender Leberschaden	Leberanamnese, SGOT, SGPT, Bilirubin	Bakterizid für extra- und intrazelluläre Tbc-Bakterien, Ausscheidung via Galle, Rotfärbung des Urins und der Tränen (Kontaktlinsen!)
Ethambutol (EMB)	25 mg/kg max. 2 g	50 mg/kg	Optikusneuritis (meist reversibel)	Visus, Gesichtsfeld- und Farbsinnprüfung	Bakteriostatisch für extra- und intrazelluläre Tbc-Bakterien, Anpassung an Nierenfunktion
Streptomycin (SM)	15-20 mg/kg max. 1g	25-30 mg/kg i. m.	Irreversible N.-VIII-Schäden (Hörverlust, Tinnitus, Vertigo), nephrotoxisch	Audiogramm, Vestibularisprüfung, Kreatinin, Harnstoff	Bakterizid für extrazelluläre Bakterien, Ausscheidung renal
Pyrazinamid (PZA)	25 mg/kg max. 2,5 g	50 mg/kg	Hepatotoxisch, Hyperurikämie, Arthralgie	SGOT, SGPT, Harnsäure	Bakterizid für intrazelluläre Bakterien in saurem Milieu
2. Wahl			Paraaminosalizylsäure (PAS), Capreomycin, Kanamycin, Ethionamid, Protionamid, Cycloserine, Viomycin		
Varia			Vitamin B_6 (Pyridoxin) als „Neuritisprophylaxe" 40 mg/d peroral. Kortikosteroide – sichere Indikationen: Meningitis-Tbc, Ureteral-Tbc; weitere Indikationen: Tbc der serösen Häute, Miliar-Tbc (Lungenfibrose)		

ANTIBIOTIKA

Fakultativ pathogene Infektionserreger, häufige Erkrankungen und Antibiotikatherapie

[Simon C, Stille W (1985) Antibiotika in Klinik und Praxis, 6. Aufl. Schattauer, Stuttgart]

Name und Synonyma	Normales Vorkommen	Typische Erkrankungen	Geeignete Antibiotika
Staphylococcus aureus Koagulasepositive Staphylokokken	Haut, oberer Respirationstrakt	Furunkel, Wundeiterungen, Mastitis, eitrige Parotitis, abszedierende Pneumonie, postantibiotische Enterokolitis, Nahrungsmittelvergiftungen, Fremdkörperinfektionen, Osteomyelitis	*Flucloxacillin, Clindamycin,* bei Sensibilität *Penicillin G,* Erythromycin, Fusidinsäure, Cefazolin, Vancomycin
Staphylococcus epidermidis, koagulasenegative Staphylokokken	Immer auf der Haut, Nasenschleimhaut	Endokarditis, Fremdkörperinfektionen	Wie bei Infektionen durch Staphylococcus aureus (s. o.)
Streptococcus pyogenes, β-hämolysierende Streptokokken, der Gruppe A, A-Streptokokken	Rachen	Erysipel, Scharlach, Angina, rheumatisches Fieber, Puerperalfieber, Phlegmone, Sepsis	*Penicillin G,* Oralpenicillin, bei Allergie Erythromycin, Cefazolin, Oralkephalosporine
Streptococcus pneumoniae, Pneumokokken	Oberer Respirationstrakt	Lobärpneumonie, Bronchitis, Nebenhöhleninfektionen, Ulcus corneae, Meningitis, Pleuraempyem, Sepsis, Otitis media	Wie bei Infektionen durch Streptococcus pyogenes (s. o.)
Streptokokken der Gruppe B, B-Streptokokken, Str. agalactiae	Genitaltrakt, Intestinaltrakt, Erreger von Tierinfektionen	Neonatale Sepsis u. Meningitis, gynäk. Infektionen, Pyelonephritis	*Penicillin G,* Cefuroxim, Cefotaxim
Streptokokken der Gruppe D, Enterokokken, Str. faecalis, Str. faecium u. a.	Intestinaltrakt, Urethra	Harnwegsinfektionen, vom Darm ausgehende Mischinfektionen, Sepsis, Endokarditis	*Ampicillin,* Erythromycin, Doxycyclin, Vancomycin, Mezlocillin, Imipenem
Andere aerobe Streptokokken, vergrünende und nichthämolysierende Streptokokken	Oberer Respirationstrakt, Intestinaltrakt	Subakute bakterielle Endokarditis (E. lenta)	*Penicillin G,* Cefazolin, Lincomycine, Vancomycin
Anaerobe Streptokokken, Peptostreptokokken	Intestinaltrakt, Mundhöhle, Vagina	Vom Darm oder Genitale ausgehende Mischinfektionen, Zahninfektionen, Hirn-, Lungenabszeß	*Penicillin G,* bei Mischinfektionen auch Tetracyclin, Lincomycine, Erythromycin

ANTIBIOTIKA

Fakultativ pathogene Infektionserreger, häufige Erkrankungen und Antibiotikatherapie (Fortsetzung)
[Simon C, Stille W (1985) Antibiotika in Klinik und Praxis, 6. Aufl. Schattauer, Stuttgart]

Name und Synonyma	Normales Vorkommen	Typische Erkrankungen	Geeignete Antibiotika
Escherichia coli Kolibakterien	Intestinaltrakt, evtl. auch Mund, Vagina	Harnwegsinfektionen, Urosepsis, Säuglingsmeningitis, Cholangitis	*Ampicilline, Mezlocillin, Piperacillin, Co-Trimoxazol,* Kephalosporine, Gentamicin, Sulfonamid, Norfloxacin
Keime der Klebsiella-Enterobacter-Gruppe	Intestinaltrakt, auch Respirationstrakt	Wie durch E. coli, auch als Klebsiellenpneumonie	*Cefotaxim, Cefoxitin, Gentamicin, Amikacin, Co-Trimoxazol,* Imipenem, Norfloxacin
Proteusarten, Pr. vulgaris, Pr. mirabilis, Pr. morganii, Pr. rettgeri	Intestinaltrakt	Harnwegsinfektionen, seltener bei Urosepsis, Verbrennungen, Wundinfektionen, chronischer Otitis	*Ampicilline, Mezlocillin, Cefoxitin, Amikacin,* Gentamicin, Co-Trimoxazol, Norfloxacin
Pseudomonas aeruginosa	Normalerweise nicht auf Haut oder Schleimhaut, häufig in Abwasser und Schmutz, z.T. auch Intestinaltrakt	Wundinfektionen, besonders Verbrennungen, chronische Otitis, Harnwegsinfektionen, Sepsis, chronische Bronchitis, Ecthyma gangraenosum, Nabelinfektionen	*Tobramycin, Gentamicin, Amikacin, Azlocillin,* Piperacillin, Ceftacidim, Cefsulodin, Norfloxacin, Imipenem
Haemophilus influenzae	Respirationstrakt	Chronische Bronchitis, Bronchopneumonie, Mittelohr- und Nebenhöhleninfektionen, Konjunktivitis, Meningitis, Sepsis, Epiglottitis	*Ampicilline, Cefuroxim,* Cefotaxim, außerdem Erythromycin, Azidocillin, Tetrazykline
Bacteroides melaninogenicus	Oberer Respirationstrakt, selten auch Darm	Zahneiterungen, Lungenabszeß, Pleuraempyem, Hirnabszeß	*Penicillin G, Metronidazol*
Bacteroides fragilis	Intestinaltrakt, Mundhöhle	Vom Darm ausgehende Mischinfektionen, Appendizitis, Pylephlebitis, septische Thrombophlebitis, Genitalinfektionen, Abszesse mit fötidem Eiter	*Metronidazol, Cefoxitin, Clindamycin,* z.T. auch Mezlocillin oder Piperacillin (in höherer Dosis)

ANTIBIOTIKA I

Übersicht der Antibiotika/Chemotherapeutika/Antimykotika

Gruppe		Generic name	Hinweise	Präparatenamen (selbst eintragen)
Penizilline	Aminopenizilline	Penicillin Ampicillin Amoxicillin Bacampicillin Amoxicillin mit Clavulansäure	Große Unterschiede bestehen in der oralen Resorption. β-Laktamase-Instabilität, außer bei Amoxicillin mit Clavulansäure Cave! Allergie	
	Penizillinase-resistente Antistaphylokokken	Oxacillin Cloxacillin Flucloxacillin	Eine Oxacillinresistenz ergibt Hinweise für eine β-Laktamase-Induktion	
	Antipseudomonas	Azlocillin Mezlocillin Piperacillin Ticarcillin mit Clavulansäure	Synergistische Wirkung mit Aminoglykosiden; β-Lactamase-Instabilität, außer Ticarcillin mit Clavulansäure	
Cephalosporine	1. Generation	Cephazolin Cefacetril Cefapirin Cefradin	Basiscephalosporine auch bei Penizillinallergie einsetzbar; eher grampos. Erreger	
	2. Generation	Cefamandol Cefuroxim Cefoxitin Cefotiam	Cave! β-Laktamase-Induktion. Eher gramneg. Erreger; gezielt nach Antibiogramm einsetzen	
	3. Generation	Ceftizoxim Cefotaxim Cefoperazon Ceftazidim Ceftriaxon Lamoxactam Cefsulodin	Cave! β-Laktamase-Induktion. Eher gramneg. Erreger; gezielt nach Antibiogramm einsetzen. Antistaphylokokkenwirkung vorhanden	
	Orale	Cephaclor (1.) Cefalexin (2.) Cefadroxil (3.)	Große Resorptionsunterschiede. Erregerlücken für Enterokokken und Bacteroides	

Übersicht der Antibiotika/Chemotherapeutika/Antimykotika (Fortsetzung)

Gruppe	Generic name	Hinweise	Präparatenamen (selbst eintragen)
Amino-glykoside	Amikacin Gentamicin Netilmicin Neomycin Sisomicin Spectinomycin Tobramycin	Oto- und nephrotoxisch, Serumspiegel bestimmen	
Tetrazykline	Doxycyclin Demeclocyclin (Oxy-) Tetracyclin	Vorwiegend bei Infektionen mit atypischen Erregern (Chlamydien, Mykoplasmen, Rickettsien)	
Varia	Chloramphenicol Clindamycin Erythromycin Lincomycin Spiramycin Thienamycin Vancomycin Metronidazol Ornidazol	Blutbildkontrollen! Pseudomembranöse Kolitis V. a. bei Mykoplasmen Ototoxisch (Spiegel!) } Anaerobierinfekte. Trichomonaden und andere Parasiten	
Polypeptide	Bacitracin Colistin Polymyxin B		
Quinolone	Ciprofloxacin Norfloxacin Nalixidinsäure		
Chemo-therapeutika	Trimethoprim Co-trimoxazol Nitrofurantoin Sulfonamide	Cave: Polyneuropathie	
Anti-mykotika	Amphotericin B Flucytosin Griseofulvin Ketoconazol Miconazol Nystatin		

VIROSTATIKA

Synopsis antiviraler Substanzen

HSV = Herpes-simplex-Virus, VZV = Varicella-Zoster-Virus, EBV = Epstein-Barr-Virus, CMV = Zytomegalievirus, HS = Herpes simplex, V. = Viren, INF = Interferon

Generic name	Anwendungsspektrum	Wirkungsmechanismus	Applikationsart	Übliche Erwachsenendosis	Nebenwirkungen/Varia
Aciclovir	HSV, VZV, EBV CMV?	Inhibition der Virusreplikation	Salbe Tropfen Tabl., Amp.	3–6 mal tägl. 5/tägl. 3mal 5 mg/kg/KG	Anpassung bei Niereninsuffizienz. Als Prophylaxe bei immunsuppr. Pat. Kein Effekt bei postherp. Schmerzen
Amantadin	Prophylaxe von Influenza A	Verhindert Eindringen der V. in die Zellen	p.o.	2mal 100 mg	Nervosität
Interferon	Prophylaxe von Rhinoviren	Inhibiert Proteinsynthese und „Virusansammlung"	Nasenspray	3–4 mal tägl.	Abnahme von Erkältungen α-INF: Hum. Leukozyten β-INF: Fibroblasten γ-INF: Lymphozyten
Idoxuridin	HS-Keratitis	Inhibiert die Virusreplikation	Salbe Tropfen		Korneale Ablagerungen
Metisazon	Vaccinia Variola	Inhibiert die Proteinsynthese	p.o.	1mal 200 µ/kgKG, dann 50 mg/kgKG, 8mal	Nausea, Erbrechen
Vidarabin	VZV, HSV, CMV, EBV	Inhibiert Virusreplikation	i.v.	15 mg/kg/d als Infusion über 12 h	Nausea, Erbrechen Cave: zusammen mit Allopurinol

Luesserologie.

VDRL = veneral disease research laboratory; RPR = rapid plasma reagin; TPHA = Treponema-pallidum-Hämagglutination; FTA = Immunfluoreszenzabsorption; TPI = Treponemaimmobilisation

Test		Pos. Resultat in % PRIM.	SEK.	TERT.	Spezifität	Testindikation	Persistenz über Jahre
Unspezifische Reaginteste (Kardiolipin)							
VDRL	Flockungstest Quantitative Aussage	70	100	0	Klein	Screening	Abnehmend
RPR	Agglutination Automatisiert, Reihenuntersuchungen	80	100	0			
Spezifische Treponemen-Ak-Teste							
TPHA	Hämagglutination	65	100	95	Groß	Screening	Bleibt positiv
FTA Abs	Immunfluoreszenz	85	100	98		Bestätigung	
TPI (Nelson)	Immobilisation	50	97	95			

Interpretation Luestestresultate

TPHA	VDRL	FTA	Interpretation
Pos.	Pos.	Pos.	Behandlungsbedürftige Lues
Pos.	Neg.	Pos.	DD: behandelte Lues, oder Lues I
Neg.	Neg.		Keine Lues (Cave: Inkubationszeit)
Pos.	Neg.	Neg.	⎫ Kontrolle nach 14 Tagen
Neg.	Neg.	Pos.	⎬
Neg.	Pos.	Neg.	⎭ Unspezifische Reaktion

NEUTROPHILE

Verteilung der Neutrophilen bei versch. Krankheiten.

Quelle: Modifiziert nach Haden RL. Am J Clin Pathol 5:354, 1935

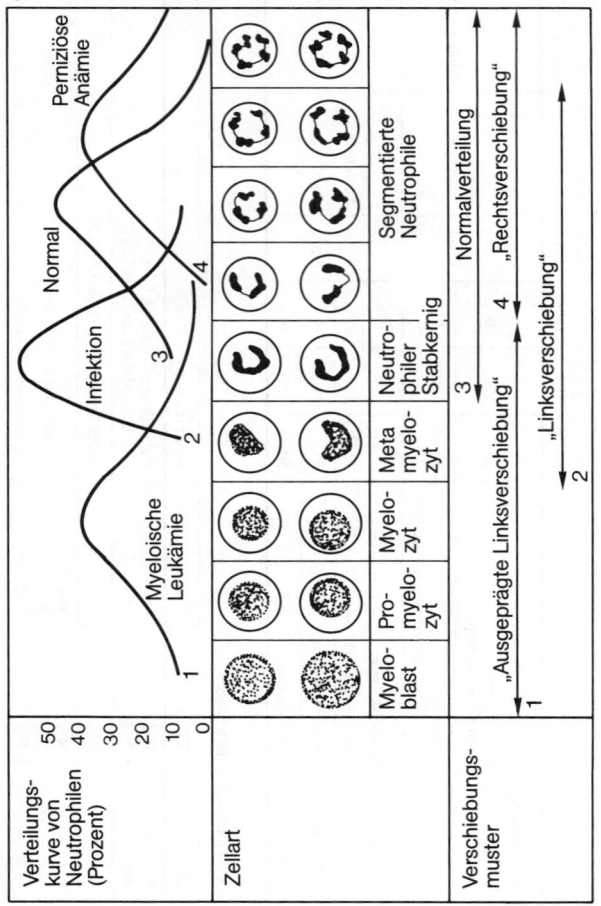

Verteilungs-kurve von Neutrophilen (Prozent)	Perniziöse Anämie / Normal / Infektion / Myeloische Leukämie
Zellart	Myeloblast | Promyelozyt | Myelozyt | Metamyelozyt | Neutrophiler Stabkernig | Segmentierte Neutrophile
Verschiebungsmuster	„Ausgeprägte Linksverschiebung" (1) — „Linksverschiebung" (2, 3) — Normalverteilung (4) — „Rechtsverschiebung"

BLUTBILDUNG

Memorix

Stufen der Blutbildung

Stammlinien	Knochenmark				Peripheres Blutbild
Thrombopoese	Megakaryoblast	Promegakaryozyt	Megakaryozyt		Thrombozyten
Erythropoese	Pronormoblast / Proerythroblast	Basophiler/früher Normoblast/Erythroblast	Polychromatischer/später Normoblast Erythroblast	Orthochromatischer Normoblast	Retikulozyt / Erythrozyt
Stammzelle	Lymphoblast	Prolymphozyt			Lymphozyt
Myelopoese	Myeloblast	Promyelozyt	Myelozyt (Eosinophil / Neutrophil / Basophil)	Metamyelozyt (juven. Formen)	Stabkernige / Segmentkernige
	Monoblast	Promonozyt			Monozyt

189

BLUTBILD

Normalwerte des Blutbildes

	Männer	Frauen
Hb g/dl	14–18	12–16
Hk %	41–51	37–47
Erythrozyten ($\cdot 10^6$)	4,5–6,0	4,0–5,5

MCV fl $\dfrac{Hk \cdot 10}{Ec}$	87 ± 7
MCH pg $\dfrac{Hb \cdot 10}{Ec}$ $(= Hb_e)$	29 ± 2
MCHC g/dl $\dfrac{Hb \cdot 100}{Hk}$	34 ± 2

Retikulozyten ‰	10–20
Thrombozyten	150 000–400 000
Leukozyten	4 000–10 000

Differentialblutbild		Prozentual	Absolut
Neutrophile	segmentiert	40–70	2 000–7 000
	stabkernig	5–15	200–800
Eosinophile		2–10	100–600
Basophile		0–1	0–100
Lymphozyten		20–40	1 500–5 000
Monozyten		2–10	100–800

MCV   Mittleres korpuskuläres Volumen
MCH   Mittleres korpuskuläres Hämoglobin
MCHC Mittlere korpuskuläre Hämoglobin-Konzentration

Hinweis: Eisenparameter, vgl. S. 196; Gerinnungsparameter, vgl. S. 197–199

BLUTERSATZ

Blutersatzpräparate

	Frischblut	Erythrozyten-konserve	Erythrozyten-konzentrat	Thrombozyten-konzentrat	FFP
Def.	Vollblut	Vollblut-konserve (minus 100 ml Plasma)	Konzentrierte Erythrozyten (minus 200 ml Plasma)	Thrombozyten-konzentrat aus 4-6 Spendern gepoolt	Fresh-frozen plasma
Ind.	Blutung bei Thrombozyto-penie, Blutung bei Gerinnungs-faktormangel. Bei Massen-transfusionen jede 5. Einheit	Größere Blutungen	Ec-Ersatz (wenig Kreis-laufbelastung) Hkt-Anstieg/ Konzentrat: 2-3%	Blutung bei Thrombozyto-penie	Blutungen bei Gerinnungs-faktormangel, Antikoagulan-zien oder DIG
Hkt	$40 \pm 7\%$	$47 \pm 3\%$	$70 \pm 10\%$		
Vol.	500 ml	400 ml	300 ml	250 ± 50 ml	250 ± 50 ml
Nach-teile	Hepatitisgefahr, Volumen-belastung, Halt-barkeit 24-48 h	Volumen-belastung		Kurze Haltbar-keit (ca. 8 h)	

Vorgehen bei Transfusionszwischenfall
- Erneute Typisierung von Spender- und Empfängerblut
- Nachweis von freiem Hb, Hämoglobinurie, Haptoglobinabfall
- Hyperbilirubinämie, Suche nach intravaskulärer Gerinnung

Komplikationen nach Bluttransfusionen
- „Kältezufuhr", Luftembolie, Hypervolämie
- Zitratintoxikation, Hyperkaliämie, Azidose
- Kontamination mit Bakterien, Viren, Parasiten

AB0-System

Blutgruppe (Phänotyp)	Geno-typ	Antigene an Erythrozyten	Antikörper an Erythrozyten	Häufigkeit	Spendeschema
0	00	Keine	Anti-A Anti-B	40%	
A	AA A0	A	Anti-B	43%	
B	BB B0	B	Anti-A	12%	
AB	AB	A und B	Keine	5%	

Hausübliche Teste vor Bluttransfusion (bitte selbst eintragen):

BLUTBILDMORPHOLOGIE

Morphologie des roten Blutbildes
[nach Wintrobe MM, et al. (eds) (1981) Clinical hematology, 8th edn. Lea & Febiger, Philadelphia]

	Beschreibung	Morphologie	Klinische Bedeutung
Änderungen der Färbung	Anisochromie	Verschiedene Anfärbbarkeit	Bei allen Anämien möglich
	Polychromasie	Basophile Tönung Basophile Tüpfelung	Junge Erythrozyten Bleivergiftung
Änderungen der Größe	Anisozytose	Verschieden große Erythrozyten	V.a. perniziöse Anämie
	Makrozyten	∅ über 8,5 µm	Beschleunigte Erythropoese Makrozytäre Anämie
	Mikrozyten	∅ unter 7 µm	Mikrozytäre Anämie
Änderungen der Form	Poikilozytose	Verschiedene Formen	Zeichen geschädigter Erythropoese
	Target-Zellen	Hypochromie mit zentraler Pigmentierung	Mikrozytäre Anämie, Postsplenektomie, Leberzirrhose
	Akanthozyten	Spiculae an der Erythrozytenoberfläche	Urämie, Leberkrankheiten mit Hämolyse, Pyruvatkinasemangel
	Elliptozyten		Elliptozytose, megaloblastäre Anämie
	Stechapfelformen		Artefakt durch Austrocknen
	Sichelzellen		Sichelzellenanämie
	Sphärozyten		Sphärozytose, erworbene immunhämolyt. Anämie
	Schistozyten	Helmformen, Fragmentierung	Mikroangiopathische hämolyt. Anämie
	Stomatozyten		Äthylische Leberzirrhose, hereditäre Stomatozytose
Einschlüsse	Sideroblasten	Eisengranula	Sideroblastäre Anämie, perniziöse Anämie, Postsplenektomie, Bleivergiftung
	Heinz-„Innenkörper"	Hämoglobindenaturierungsprodukte	Postsplenektomie, Phenazetinabusus, Glukose-6-Phosphat-Dehydrogenasemangel
	Howell-Jolly-Körper	Kernreste	Postsplenektomie, Milzfibrose, Erythroleukämie, megaloblastäre Anämie

ANÄMIE/MORPHOLOGIE

Einteilung der Anämie (morphologisch)
[nach Wintrobe MM, et al. (eds) (1981) Clinical hematology, 8th edn. Lea & Fetziger, Philadelphia]

Morphologie	Laborparameter			Pathogenese	Therapie
	Retikulozyten	Eisen	Ferritin		
Normozytär MCV 87 ± 7 MCH 29 ± 2 MCHC 34 ± 2	↑ ↑ ↓ 	 ↑ n-↑ 	 n-↑ n-↑	Akuter Blutverlust Hämolytische Anämie Knochenmarkinsuffizienz Renale Anämie Anämie bei Leberkrankheiten, Infekt, chronischen und endokrinen Krankheiten	Blutersatz (vgl. S. 196)
Mikrozytär MCV < 80 MCH < 27 MCHC <32	 n ↓ ↓	 ↓ n ↑ ↓	 ↓↓ n ↑ n ↑	Chronischer Blutverlust Eisenmangel Hämoglobinopathien (z. B. Thalassämie) Sideroblastäre Anämie Chronische Krankheiten (gelegentlich)	 Eisengabe (vgl. S. 191) Pyridoxin (Vitamin B$_6$)
Makrozytär MCV > 94 MCH > 31 MCHC > 36	n ↑ n ↑ n ↓	↑ ↑ 	 	Vitamin-B$_{12}$-Mangel Folsäuremangel Gesteigerte Erythropoese (Hämolyse, Blutung) DNA-Synthesestörung (Zytostatika, genetisch) Leberkrankheiten, Postsplenektomie, Myxödem, aplastische Anämie	Vitamin B$_{12}$ Folsäure

Grundsatz: Die Anämie ist ein Symptom und keine Krankheit. Die zugrundeliegende Krankheit muß behandelt werden.

ANÄMIE/ÄTIOLOGIE

Einteilung der Anämie (ätiologisch)
[nach Wintrobe MM, et al. (eds) (1981) Clinical hematology, 8th edn. Lea & Febiger, Philadelphia]

1. Erythrozytenverlust	Akute oder chronische Blutung
2. Hämolyse	
Extraerythrozytäre, erworbene Ursachen	Immunhämolytische Anämie (Iso- oder Autoantikörper), mikroangiopathische hämolytische Anämie, Infektionen (Malaria, Clostridien, Septikämien, Toxoplasmose, Cholera), medikamentös-toxisch (viele Medikamente, Insekten- oder Schlangengifte, Gammastrahlen, Hämodialyse)
Intraerythrozytäre, kongenitale Ursachen	Defekte der Erythrozytenmembran, Defekte der Erythrozytenenzyme, Hämoglobinopathien
3. Ungenügende Erythrozytenproduktion	
Mangel an essentiellen Substanzen	Eisen, Vitamin B_{12}, Folsäure, Vitamin B_1, Vitamin B_6
Knochenmarkinsuffizienz	Aplastische Anämie (medikamentös-toxisch, idiopathisch) Knochenmarkinfiltration (Leukämie, Lymphom, multiples Myelom, Metastasen, Myelofibrose)
Sekundär	Endokrin (Panhypopituitarismus, Myxödem, Morbus Addison) Chronische Nierenkrankheiten Chronisch entzündliche Krankheiten (Infektionen, Kollagenosen) Chronische Leberkrankheiten

ANÄMIE/ABKLÄRUNG

Abklärung der Anämie

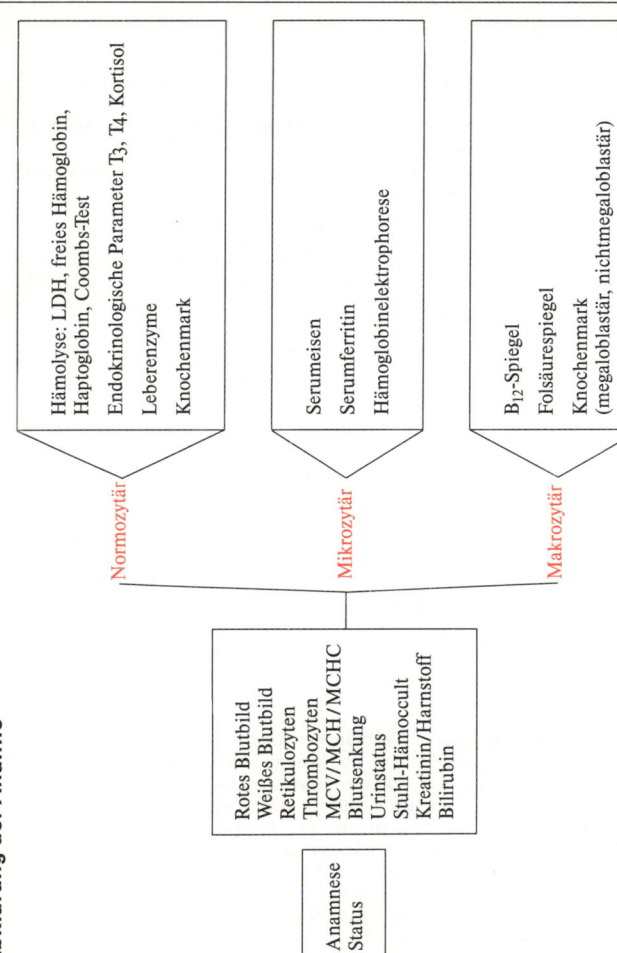

Anamnese
Status

- Rotes Blutbild
- Weißes Blutbild
- Retikulozyten
- Thrombozyten
- MCV/MCH/MCHC
- Blutsenkung
- Urinstatus
- Stuhl-Hämoccult
- Kreatinin/Harnstoff
- Bilirubin

Normozytär:
- Hämolyse: LDH, freies Hämoglobin, Haptoglobin, Coombs-Test
- Endokrinologische Parameter T_3, T_4, Kortisol
- Leberenzyme
- Knochenmark

Mikrozytär:
- Serumeisen
- Serumferritin
- Hämoglobinelektrophorese

Makrozytär:
- B_{12}-Spiegel
- Folsäurespiegel
- Knochenmark (megaloblastär, nichtmegaloblastär)

EISEN

Eisenhaushalt

Eisenstoffwechsel:
Regulation der Eisenbilanz über Resorption von Eisen aus der Nahrung über Dünndarmmukosa
→ nach Austritt aus Mukosa Bindung an **Trägerprotein = Transferrin,** von dort Abgabe an den **Erythrozyten**
überschüssiges Eisen wird durch Bindung an das **Eisenspeicherprotein (= Ferritin)** gespeichert.

Täglicher Eisenverlust	= 1 mg/d
Minimaler täglicher Eisenbedarf für Erwachsene	= 12 mg/d (normale Resorption 10–20% davon Resorption in der Schwangerschaft ca. 40%)
Verlust durch Menstruation	~ 15–45 mg
Verlust durch Schwangerschaft	~ 300–400 mg
Eisenverlust durch Blutung:	2 ml Blut ≈ 1 mg Eisen.

Wichtige Laborparameter zum Eisenstoffwechsel
Ferritin: (Normalwert 15–200 ng/ml) Eisenspeicherprotein, das mit gespeichertem Eisen gut korreliert, bei Eisenmangel erniedrigt, sonst normal oder erhöht

↓	= Eisenmangelanämie
Normal – ↑	= Anämie bei chronischen Krankheiten (Tumor, Infekt, renal, chronische Polyarthritis)
↑	= Leberkrankheiten, perniziöse Anämie, Leukämie
↑↑↑	= Hämochromatose, Lebernekrose, Eisentransfusion

Transferrin: verhält sich reziprok zu Ferritin (bei Eisenmangel erhöht)

Eisensubstitution:
- **perorale Eisensubstitution Therapie der Wahl**
 (nur 2wertiges Eisen (Fe^{2+}) und besonders Sulfatverbindungen werden gut resorbiert, Resorption ca. 20% der gegebenen Menge, möglichst nüchtern einnehmen, langsam wegen Nebenwirkungen von 1 x 100 mg, später auf 2 x 100 mg täglich oral steigern, ca. nach 10 Tagen Retikulozyten ↑, Hb-Anstieg täglich ca. 0,1–0,2 g%. Nach Normalisierung des Blutbildes noch ca. 2 Monate 50–100 mg/d weiter zum Auffüllen des Eisendepots).
- parenterale Eisentherapie äußerst selten
 (nur bei schwersten Magenunverträglichkeiten), viele Nebenwirkungen. Cave Allergie, **sehr** langsam i. v.
 (1 Erythrozytenkonserve = Zufuhr von 200 mg Eisen)

GERINNUNG/FAKTOREN/MEDIKAMENTE

Gerinnungsfaktoren (vgl. S. 199)

Faktor	Synonyma	Funktionsort im Gerinnungssystem	Krankheiten
I	Fibrinogen	Common	Afibrinogenämie
II	Prothrombin	Common	Vitamin-K-Mangel, Leberkrankheit
III	Gewebsthromboplastin	Extrinsic	
IV	Kalziumionen	Universell	
V	Proakzelerin	Common	Hereditärer Mangel
VII	Prokonvertin	Extrinsic	Vitamin-K-Mangel, Leberkrankheit, hereditär
VIII	Antihämophiler Faktor A	Intrinsic	Hämophilie A
IX	Antihämophiler Faktor B Christmas-Faktor	Intrinsic	Hämophilie B, Vitamin-K-Mangel, Leberkrankheiten
X	Stuart-Faktor	Common	Vitamin-K-Mangel, Leberkrankheit, hereditär
XI	Plasmathromboplastinvorläufer (PTA)	Intrinsic	Hereditär
XII	Hagemann-Faktor	Intrinsic	Hereditär
XIII	Fibrinstabilisierender Faktor	Common	Hereditär

Medikamentenwirkung und deren Antidota am Gerinnungssystem

Medikament	Antidot
Heparin Hauptwirkung: Antithrombin. Inaktiviert: II a, IX, X; hemmt die Umwandlung von Prothrombin zu Thrombin. Entfaltet seine Wirkung in Anwesenheit von Heparinkofaktor (Antithrombin III). Kurze Halbwertszeit	Protamin
Kumarine Hauptwirkung: Vitamin-K-Antagonist. Inaktiviert: II, VII, IX, X. Lange Halbwertszeit	Vitamin K$_1$ Wird in der Leber zur Synthese der Faktoren II, VII, IX, X gebraucht
Fibrinolytika Streptokinase, Urokinase Hauptwirkung: fördern die Umwandlung von Plasminogen zu Plasmin	Antifibrinolytika Tranexamsäure (AMCA), Epsilon-aminocapronsäure (EACA) Hauptwirkung: hemmen die Aktivation von Plasminogen

GERINNUNGSTESTE

Gerinnungsteste

Test (Normwert)	Testfunktion	Ursachen für pathologisches Testresultat
Thrombozyten 150 000–400 000		Thrombozytose, Thrombozytopenie
Quick (Thromboplastinzeit, Prothrombinzeit) 70–100 %	Globaltest des „Extrinsic"-Systems, Überwachung der Kumarintherapie	Mangel oder Inhibition von I, II, V, VII, X. Vitamin-K-Mangel, Antikoagulation mit Kumarinen, Leberkrankheiten
PTT (Partielle Thromboplastinzeit Standard: 68–82 s Aktiviert: 11–15 s	Globaltest des „Intrinsic"-Systems	Mangel oder Inhibition von I, II, V, VIII, IX, X, XI, XII. Vitamin-K-Mangel, Antikoagulation mit Kumarinen
Thrombinzeit 13–17 s	Überwachung der Heparintherapie	Afibrinogenämie, Thrombininhibitoren, Heparintherapie
Blutungszeit Ivy: 1–9 min Duke: 1–4 min	Globaltest der Thrombozytenfunktion	Thrombozytopenie, Morbus von Willebrand, Thrombasthenie, Azetylsalizylsäure
Gerinnungszeit Lee-White: 8–18 min	Globaltest des „Extrinsic"- und „Common"-Gerinnungssystems	Faktorenmangel (unter 3 %): I, II, V, VIII, IX, X, XI, XII
Gerinnungsfaktoren 50–200 % der Norm		Hereditärer Mangel, Leberkrankheit, DIG
Fibrinogen 150–450 mg% 1,5–4,5 g/l		Afibrinogenämie, DIG, Infektionen
Fibrinogenspaltprodukte (FSP) Über 8 µg/ml	Semiquantitativer Latexnachweis der FSP (X, Y, D, E)	DIG, Fibrinolysetherapie, Leberkrankheiten
Äthanoltest	Nachweis von Fibrinmonomer	DIG, Fibrinolysetherapie
Euglobulinlysezeit Über 2 h	Globaltest der fibrinolytischen Aktivität	DIG, Fibrinolysetherapie, Leberkrankheiten
Reptilasezeit 18–22 s	Abklärung einer DIG bei bereits heparinisierten Patienten	DIG

DIG = Disseminierte intravasale Gerinnung

GERINNUNGSKASKADEN

Blutgerinnung

Vaskuläre Phase
- Exposition von Kollagen Endothelzellen
- Verletzung → Vasokonstriktion → verlangsamte Blutströmung
- Gewebsverletzung

Plättchenphase
- Plättchen → Adhäsion → Aggregation → Plättchenthrombus

Koagulationsphase

INTRINSIC:
- XII → XIIa
- XI → XIa (Ca^{++})
- IX → IXa
- VIII (Ca^{++})

EXTRINSIC:
- Gewebsthromboplastin III
- VII (Ca^{++})

COMMON:
- X → Xa
- V → Va (Ca^{++})
- Prothrombin → Thrombin
- Fibrinogen → Fibrin$_s$
- XIII → XIIIa → (Ca^{++}) → Fibrin$_i$

Fibrinolyse
- Plasminogen → Plasmin → Fibrin(ogen)-Abbauprodukte

Gerinnungstests: **|** Blutungszeit, **■** PTT, **■** Prothrombinzeit (Quick), **■** Thrombinzeit, **■** Euglobulinlysezeit

ANTIKOAGULATION I

Störfaktoren der oralen Antikoagulation

Verstärkung der Wirkung (Quick-Wert sinkt, Blutungsgefahr)	Abschwächung der Wirkung (Quick-Wert steigt, ungenügender Thromboseschutz)
Medikamente:	**Medikamente:**
Abführmittel, besonders paraffinhaltige	Aktivkohle
Acetylsalizylsäure[a]	Acetylcholin
Allopurinol	ACTH
Alufibrat	Adrenalin
Amiodaron	Atropin
Anabole Steroide	**Barbiturate**[a]
Antibiotika (oral)	Biguanide
Azapropazon[a]	**Carbamazepin**
Bezafibrat	Colestyramin
Benziodaron (Carbamazepin)	(Digitalis)
Chinin, Chinidin	(Diuretika)
Chloralhydrat[a]	Dimethylbiguanid
Chloramphenicol	Ganglienblocker
Chlorpropamid	**Glutethimid**
Cimetidin	Griseofulvin
Clofezon[a]	Haloperidol[b]
Clofibrat	Kontrazeptiva (oral)
Dextranpräparate	Laxanzien
Disulfiram	Meprobamat
Etacrinsäure	Mercaptopurin
Fenyramidol	Metronidazol
Flufenaminsäure[a]	Neuroleptika[b]
Glucagon	Penicilline
Indometacin[a]	**Phenytoin** (bei längerer Behandlung)
Lokalanästhetika	Purinderivate
Mefenaminsäure[a]	Rifampicin
Methyldopa	Steroide[a]
Metronidazol	Strophanthin
Monoaminooxydasehemmer	Thiuracil
Mutterkornalkaloide	Thyreostatika
Nalidixinsäure	Vitamin-K-(Präparate)
Naproxen	Vitaminkombinationen
Neomycin	
Nifluminsäure[a]	
Nikotinsäurederivate	
Nortriptylin	

ANTIKOAGULATION II

Störfaktoren der oralen Antikoagulation (Fortsetzung)

Verstärkung der Wirkung (Quick-Wert sinkt, Blutungsgefahr)	Abschwächung der Wirkung (Quick-Wert steigt, ungenügender Thromboseschutz)
Oxyphenbutazon[a] Phenothiazinpräparate **Phenylbutazon**[a] Phenytoin (zu Beginn der Behandlung) Piroxicam Probenecid Propafenon Ranitidin Rauwolfiapräparate **Salizylate**[a] Sulfinpyrazon Schilddrüsenhormone (Thyroxin, Trijodthyronin) **Sulfinpyrazon** Sulfonamide Sulfonylharnstoffe Thiobarbiturate Tolbutamid Trizyklische Antidepressiva Zentropil	**Stark Vitamin-K-haltige Nahrungsmittel*** (> 0,1 mg Vitamin K/100 mg): Spinat (3–4,6) Kohlarten (1–3), Sauerkraut Tomaten (0,4–0,8) (Schweine)-Leber (0,4–0,8), Innereien Sojabohnen, auch Keimlinge (0,2) Bohnen (0,3), Erbsen (ca. 0,3) (Schweine)-Fleisch (ca. 0,2) Sonnenblumenöl (ca. 0,5) * auch abhängig von Fettaufnahme, zu fettreiche Ernährung gleichzeitig meiden
Sonstige: Alkoholismus Hepatopathie anderer Genese Cholezystopathie Fieber Herzinsuffizienz mit Leberstauung Hyperthyreose Hohes Alter Malabsorption Radiotherapie	Sonstige: Adipositas Hypothyreose, Myxödem

Alternative Medikamente:

[a] **Schmerzmittel:** Paracetamol, (Metamizol), zentral wirkende Analgetika
  Antirheumatika: Diclofenac, Sulindac, Ketoprofen, Tolmetin

[b] **Schlafmittel:** Diazepam, Flurazepam, Nitrazepam

HÄMORRHAGISCHE DIATHESEN

Hämorrhagische Diathesen

		Vaskulopathie	Thrombopathie	Koagulopathie
Krankheiten	Hereditär	Teleangiektasie Osler-Rendu-Weber Ehlers-Danlos-Syndrom Kavernöses Hämangiom	Thrombasthenie Glanzmann-Naegeli Riesenthrombopathien Thrombozytopenie	Hämophilie A/B Morbus von Willebrand Gerinnungsfaktormangel Afibrinogenämie
	Erworben	Medikamentös-toxisch Parainfektiös (z. B. Meningokokken) Metabolisch (Cushing, Vit.-C-Mangel, Kortikosteroidgabe) Autoimmun (Purpura Schoenlein-Henoch)	Idiopath. thrombopen. Purpura (ITP) (M. Werlhof) Medikamente (Azetylsalizylsäure, Dipyridamol, Phenylbutazon, Sulfinpyrazon, Heparin) Urämie	Antikoagulanzienblutung Fibrinolysetherapie Leberkrankheiten Vit.-K-Mangel DIG (dissem. intravas. Gerinn.)
Symptomatik	Petechien	++	+++	–
	Suffusionen	+	++	++
	Epistaxis	+++	++	++
	Magen-Darm-Blutungen	++	+++	++
	Menorrhagie	+++	++	(+)
	Hämaturie	(+)	+	+++
	Hämatome viszeral	–/+	–	+++
	Hämarthrose	–	–	+++
	Zerebrale Blutung	–	++	+
	Postraumatische } Blutung Postoperative	–/+	+++	+++
	Rumpel-Leede-Zeichen	n/path.	path.	n
Labor				Extrinsic / Intrinsic
	Thrombozyten	n	n/↓	n / n
	Quick	n	n	path. / n
	PTT	n	n	n / path.
	Blutungszeit	n/↑↑	↑↑	n/↑ / n
	Gerinnungszeit	n	n	n / ↑

202

BLUTSENKUNG

Blutsenkungsreaktion

Normwerte: Männer (♂) nach 1 h 3–8 mm, nach 2 h 5–18 mm
Frauen (♀) nach 1 h 6–11 mm, nach 2 h 6–20 mm

Reaktion	Tumor	Infektion	Kollagenose	Varia
↑↑↑ Erhöht (über 100 mm nach 1 h)	Plasmozytom M. Waldenström M. Hodgkin	Rheum. Fieber Sepsis Peritonitis	Vaskulitis Polyarthritis Polymyalgia rheumatica	Nephrot. Syndrom
↑↑ Erhöht (über 50 mm nach 1 h)	Metastasierende Tumoren	Bakterielle Infekte		Gewebsnekrosen Herzinfarkt Chronische Leberkrankheiten
↑ Erhöht (bis 50 mm nach 1 h)	Leukämie	Tuberkulose		Postoperativ Anämie Hyperlipämie Schwangerschaft (nach der 8. Woche) Menstruation Orale Kontrazeptiva falsche Bestimmungstechnik (zu warm, Heizung!, Sonneneinstrahlung, zu wenig Zitrat)
↓ Erniedrigt	Polycythaemia vera			Polyglobulie Herzinsuffizienz Kryoglobulinämie Exsikkose Ikterus Anabolika Plasmaexpander falsche Bestimmungstechnik (Kälte, zuviel Zitrat, Alkohol oder Wasserreste im Röhrchen)

EIWEISS-ELEKTROPHORESE

Eiweißelektrophorese

[McMorran M, Paraskevas F (1981) Methods of Examining the Immune System. In: Wintrobe MM, et al. (eds) Clinical hematology, 8th edn, Lea & Fetziger, Philadelphia]

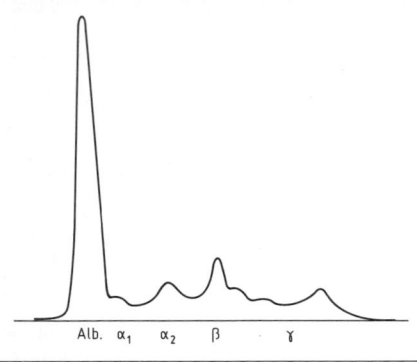

Alb. α_1 α_2 β γ

Gesamtprotein 60–84 g/l	Albumin	Globuline			
		α_1	α_2	β	γ
Konzentration g/l	35–50	0,6–1,5	0,4– 3,4	2,1– 4,9	2,5–7,1
% Anteil	52–68	2,4–4,4	6,1–10,1	8,5–14,5	10–21
Proteine	Trägereiweiß für Bilirubin, Hormone, Fettsäuren, Medikamente Aufrechterhaltung des kolloidosmot. Drucks	α_1/α_2-Lipoprotein α_1-Antitrypsin α_2-Makroglobulin Haptoglobin Zäruloplasmin thyroxinbindendes Globulin		β-Lipoproteine Transferrin	Immunglobuline
Bedeutung von tiefen Werten	↓ Synthese ↑ Verluste (renal, enteral) Tumor, Entzündung	Chronische Leberkrankheiten, Defektdysproteinämie		Chronische Leberkrankheiten	Antikörpermangel, Tumor des lymphatischen Systems, Kortikosteroide, Immunsuppressiva, nephrotisches Syndrom, exsudative Enteropathie
Bedeutung von hohen Werten	Exsikkose, Hypoglobulinämie	Akute Entzündung, nephrotisches Syndrom		Paraproteinämie, Hyperlipidämie, nephrotisches Syndrom	Rheumatische Krankheiten, Kollagenosen, chron. Infektionen, chron. Leberkrankheiten, Paraproteinämie
Akute Entzündung	Albumin vermindert, Alphaglobuline erhöht				
Chronische Entzündung	Albumin vermindert, Alpha- und Gammaglobuline vermehrt				

Plasma: (flüssiger Blutanteil): Serum + Fibrinogen + Gerinnungsfaktoren
Serum: Albumin + Globulin

COOMBS-TEST

Coombs-Test

Direkter Coombs-Test

Suchtest (wenn positiv, indirekten Coombs-Test durchführen). Nachweis von an Patientenerythrozyten gebundenen, inkompletten Antikörpern.

Ec mit anhaftenden AK (gewaschen)

Coombs-Serum (bivalente AK gegen Humanglobulin)

Agglutination: Beweis für das Vorhandensein von an Ec gebundenen, inkompletten AK

Indirekter Coombs-Test

Nachweis von im Patientenserum frei zirkulierenden Antikörpern (Überschuß)

Zu untersuchendes Serum mit inkompletten AK

bekannte Test-Ec

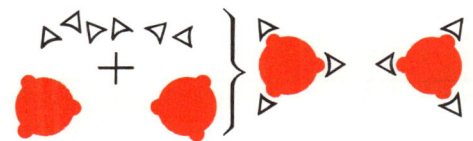

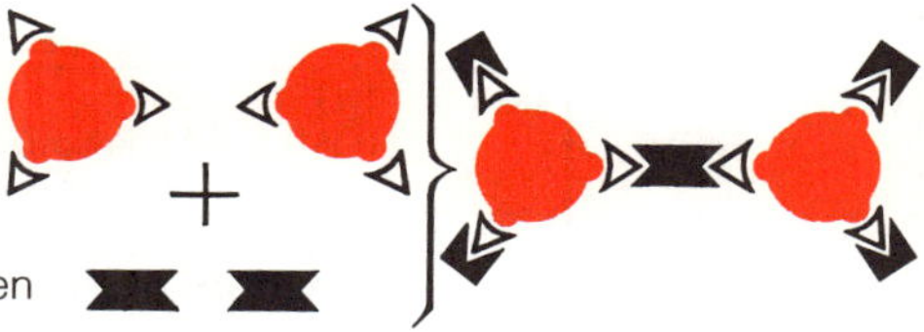

Anhaften der AK an den Test-Ec aber keine Agglutination

in einem 2. Schritt Zugabe von Coombs-Serum

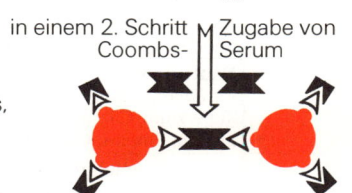

Agglutination: Beweis für das Vorhandensein von inkompletten AK im Serum

Vorkommen:

Erworbene hämolytische Anämien, nach Transfusionszwischenfall, bei Leukämie, Lymphom, Lupus erythematodes, primär chronische Polyarthritis, Zytomegalie, infektiöse Mononukleose, virale Pneumonie, Therapie mit Penicillin, α-Methyldopa; fetale Erythroblastose (Kind: direkter Coombs-Test positiv; Mutter: indirekter Coombs-Test positiv).

ALLERGIE/IMMUNSYSTEMERKRANKUNG

Allergische Reaktionstypen. (Nach Coombs und Gell)

Typ	Zeit	Agens	Krankheiten
I Soforttyp Anaphylaxie	Minuten	IgE	Anaphylaxie (Schock), Asthma bronchiale, allergische Rhinitis, Urtikaria, angioneurotisches Ödem
II Zytotoxisch	4–8 h	IgG, (IgM)	Transfusionsreaktion, immunhämolytische Anämie, Goodpasture-Syndrom
III Immunkomplex	4–8 h	IgG, (IgA, IgM)	Serumkrankheit, allergische Alveolitis, Vaskulitis, systemischer Lupus erythematodes, Glomerulonephritis
IV Spättyp zellvermittelt	24–72 h	T-Zellen	Tuberkulinreaktion, Kontaktekzem, Transplantatabstoßung, chronische Hepatitis

Abklärung von Immunsystemerkrankungen

[Lawton AR, Cooper MD (1983) Laboratory evaluation of host defense defects. In: Petersdorf RG, et al. (eds) Harrison's principles of internal medicine, 10th edn. McGraw-Hill, New York]

	T-Zell-System	B-Zell-System
Anamnese	Müdigkeit, AZ-Verschlechterung, Fieber, Infektionen, Gewichtsverlust	
	Reaktion auf Brennesseln, atypische Infektionen, chronische Diarrhö	Reaktion auf Impfungen
Labor (einfach)	BSR, rotes und weißes Blutbild, Thoraxröntgen, Immunelektrophorese, Komplement C_3, C_4, CH_{50}	
	Hauttest (Multitest: Diphtherie, Tetanus, Streptokokken, Tuberkulin, Candida, Trichophyton, Proteus, Glyzerin)	Antikörper gegen Röteln, Influenza, Tetanus, Diphtherie
Labor (speziell)	Anzahl T-Lymphozyten, Oberflächenmarker, Lymphknotenbiopsie	Anzahl B-Lymphozyten, Membranmarker (für γ-Globuline, C_3, Epstein-Barr-Virus) Immunfluoreszenzuntersuchung von Knochenmark, Lymphknotenbiopsie

IMMUNOLOG. TESTE

Klinisch-immunologische Teste

[nach Groß PS et al. (1984) Klinisch-immunologische Teste – Standortbestimmung 1983. Schweiz Med Wochenschr 7:114]

Aufgeführt ist eine Auswahl von sinnvollen und häufig gebrauchten Testen.

Organ	Krankheit	Test
Blut	Idiopathische thrombozytopenische Purpura	Antithrombozytäre Antikörper
	Autoimmunhämolytische Anämie	Coombs-Test, Wärme-, Kälte-Ak
	Perniziöse Anämie	Anti-intrinsic-factor-Ak
	Essentielle Kryoglobulinämie	Kryoglobuline
Endokrin	Autoimmunthyreoiditis (Hashimoto)	Antithyreoidale Ak
	Morbus Addison	Anti-Nebennierenrinden-Ak
	Diabetes mellitus Typ I	Anti-Inselzell-Ak
Haut	Pemphigus vulgaris	Antiepidermale Ak (interzellulär)
	Pemphigoid	Antiepidermale AK (Basalmembran)
	Angioneurotisches Ödem	C_1-Esterase-Inhibitor, C_4
Leber	Hepatitis (vgl. S. 136–139)	HBsAg, HBeAg etc.
	Chron. aggressive Hepatitis	Antinukleäre Ak, Anti-glatte-Muskelzellen-Ak
	Primär biliäre Zirrhose	Antimitochondriale Ak
Lunge	Asthma bronchiale (allergisch)	Hauttest vom Soforttyp (nach Anamnese gezielt)
	Goodpasture-Syndrom	
Systemkrankheiten	Systemischer Lupus erythematodes	Antinukleäre Ak, Anti-Nativ-DNA-Ak, C_3, C_4
	Sharp-Syndrom (MCTD)	Anti-RNA-Ak, Antinukleäre Ak
	Chronische Polyarthritis	Rheumafaktoren (Latex)
	Sjögren-Syndrom	Anti-Parotis-Ak
Tumor	Paraproteinämien	Immunelektrophorese
	Hepatom	Alphafetoprotein
	Keimzelltumor	Alphafetoprotein, Beta-HCG
	Thymom	Anti-quergestreifte-Muskulatur-Ak
	Adenokarzinom (Magen-Darm-Trakt)	Karzinoembryonales Ag (CEA, als Verlaufsparameter)
ZNS	Multiple Sklerose	Liquor: Gammaglobuline
	Myasthenia gravis	Anti-Azetylcholin-Ak

Hinweis: AIDS (vgl. S. 170, 171)

LEUKÄMIE

Leukämie

ALL akute lymphatische Leukämie, AML akute myeloische Leukämie, CLL chronisch-lymphatische Leukämie, CML chronisch-myeloische Leukämie.
[Gralnick H. et al.: Classification of acute leucemia, Ann of Int Med, 87, 740–753, 1977]

	ALL	AML	CLL	CML
Ätiologie	Ionisierende Strahlen, alkylierende Substanzen, Trisomie 21	Ionisierende Strahlen, alkylierende Substanzen, Benzol	Familiäre Häufung, vorwiegend Männer	Ionisierende Strahlen
Alter	Kinder 85% Erwachsene 15%	Erwachsene 82% Kinder 10%	Über 50 Jahre	25–45 Jahre
Inzidenz per 100 000	2–3	2–3	Unter 50 Jahre 5 Über 60 Jahre 20	Über 60 Jahre 3
Blutbild Leukozyten Thrombozyten Erythrozyten Varia	Lymphoblasten Hiatus leucaemicus ↓↓ Anämie	Myeloblasten Hiatus leucaemicus ↓↓ Anämie Auer-Stäbchen	↑↑ Lymphozyten n ↓ Anämie Gumprecht-Kernschatten	↑↑ Alle Reifestufen n ↑ Anämie ↓↓ Alkalische Leukozytenphosphatase Philadelphia-Chromosom

FAB[a]-Klassifikation der akuten Leukämie

Akute lymphoblastäre Leukämie

- L-1 Akute lymphatische Leukämie bei Kindern, homogene Zellpopulation
- L-2 Akute lymphatische Leukämie bei Erwachsenen, heterogene Zellpopulation
- L-3 Burkitt-Lymphom-ähnliche Leukämie, großzellig, homogene Zellpopulation

Akute myeloblastäre Leukämie

- M-1 Granulozytäre Differenzierung mit Maturation
- M-2 Granulozytäre Differenzierung mit Promyelozyten
- M-3 Granulozytäre Differenzierung mit hypergranulären Promyelozyten, begleitet von intravaskulärer disseminierter Gerinnung
- M-4 Akute myelomonozytäre Leukämie mit granulozytären und monozytären Zell-Linien
- M-5 Monozytenprädominanz mit gutem oder schlechtem Differenzierungsgrad
- M-6 Prädominante Erythroblasten mit schwerer Dyserythropoese

[a] FAB: French-American-British Cooperative Group

Tumoreinteilung

Gewebe	Benigne	Semimaligne Präkanzerosen fragl. Dignität	Maligne
Bindegewebe	Fibrom, Xanthom, Myxom	Desmoid, Basalfibroid	Fibrosarkom, Myxosarkom, Spindelzellsarkom, polymorphzelliges Sarkom, Rundzellsarkom
Fettgewebe	Lipom		Liposarkom
Knorpelgewebe	Enchondrom, osteochondrom, Chondroblastom, Chrondromyxoidfibrom	Beckenchondrom	Chondrosarkom
Knochengewebe	Osteom, Osteoid-Osteom, Osteoblastom, Osteoklastom		Osteosarkom, Retikulozellsarkom, Ewing-Sarkom
Muskulatur	Rhabdomyom, Leiomyom		Rhabdomyosarkom, Leiomyosarkom
Synovialis	Xanthomatöser Riesenzelltumor		Malignes Synovaliom
Nervengewebe	Ganglioneurom, Rankenneurom, Neurofibrom, Neurinom		Neuroblastom Neurogenes Sarkom
Gefäße	Hämangiom, Glomustumor, Lymphangiom	Infantiles Hämangioperizytom	Malignes Hämangioendotheliom, Angiosarkom, Lymphosarkom, Kaposi-Sarkom, malignes Hämangioperizytom
Lymphatisch/immunologisch	Benignes Lymphom, Histiozytom, Brill-Symmers, monoklonale Gammopathie		Non-Hodgkin-Lymphome, Morbus Hodgkin, CLL, multiples Myelom, Morbus Waldenström, H-chain-disease
Haut	Nävus	Basaliom, Spinaliom	Melanom
Epithel	Adenom	Appendixkarzinoid, Zylindrom, Papillom, Leukoplakie, Morbus Bowen, Bronchusadenom	Adenokarzinome, Plattenepithelkarzinome, unspezifische Karzinome, Dünndarmkarzinoid
Mesothel	Mesotheliom		Malignes Mesotheliom
Mischtumoren	Fibroadenoma mammae	Parotismischtumor	Wilms-Tumor

ZUSTAND TUMORPATIENT

Skalen zur Beurteilung des körperlichen Zustands von Tumorpatienten

[Casciate DA, Lowitz BB (1985) Manual of bedside oncology. Little, Braun, Boston]
ECOG Eastern Cooperative Oncology Group, AJC American Joint Commission for Cancer Staging and End Results Reporting

Zustandsbeschreibung	Karnofsky-Skala (%)	Zubrod-Skala (ECOG)	TNM-Skala (AJC)	Zustandsbeschreibung (AJC, ECOG)
Keine Beschwerden, keine Anhaltspunkte der Krankheit	100			Normale Aktivität
Kann normale Aktivitäten ausüben, kleinere Krankheitssymptome	90	0	0	
Einige Symptome bei Anstrengung	80			Krankheitssymptome, Patient ist ambulant und kann die Aktivitäten des täglichen Lebens meistern
Sorgt für sich selbst, kann weder normale Aktivitäten noch aktive Arbeit ausüben	70	1	1	
Benötigt gelegentliche Hilfe, kann aber seine persönlichen Bedürfnisse noch versehen	60			Außerhalb des Bettes mehr als 50 % der Zeit, braucht gelegentlich Hilfe
Braucht mehr Hilfe und häufige medizinische Betreuung	50	2	2	
Beeinträchtigt, braucht spezielle Pflege und Unterstützung	40			Mehr als 50 % der Zeit im Bett, braucht pflegerische Hilfe
Schwer beeinträchtigt, Hospitalisation indiziert, Tod noch nicht bevorstehend	30	3	3	
Sehr krank, Hospitalisation nötig, braucht aktive und stützende Therapie	20			Bettlägerig, braucht Hospitalisation
Moribund, Krankheitsverlauf rasch progredient	10	4	4	
Tod	0	5		

TNM-System

[UICC (1982) TNM classification of malignant tumors, 3rd edn. UICC, Geneva]
TNM Klinische Klassifizierung vor Behandlung
pTNM Klassifizierung nach chirurgisch/histopathologischer Untersuchung

T	Primärtumor
Tis	Nichtinvasives Karzinom (Carcinoma in situ)
T0	Keine Anhaltspunkte für Primärtumor
T1, T2, T3, T4	Anhaltspunkte für zunehmende Größe und Ausdehnung des Primärtumors
TX	Die minimalen Erfordernisse zur Erfassung des Primärtumors können nicht erfüllt werden

N	Regionale Lymphknoten
N0	Keine Anhaltspunkte für regionale Lymphknotenbeteiligung
N1, N2, N3	Anhaltspunkte für regionalen Lymphknotenbefall
N4	Anhaltspunkte für Befall juxtaregionaler Lymphknoten
NX	Die minimalen Erfordernisse zur Erfassung der regionalen Lymphknoten können nicht erfüllt werden

M	Metastasen
M0	Keine Anhaltspunkte für Fernmetastasen
M1	Anhaltspunkte für Fernmetastasen
MX	Die minimalen Erfordernisse zur Erfassung von Fernmetastasen können nicht erfüllt werden.

G	Histopathologisches Grading
G1	Hoher Differenzierungsgrad
G2	Mittlerer Differenzierungsgrad
G3	Tiefer Differenzierungsgrad oder undifferenziert
GX	Grad kann nicht bestimmt werden

L	Lymphatische Invasion
L0	Keine Anhaltspunkte für lymphatische Invasion
L1	Anhaltspunkte für Invasion oberflächlicher Lymphgefäße
L2	Anhaltspunkte für Invasion tiefer Lymphgefäße
LX	Lymphatische Invasion kann nicht bestimmt werden

V	Venöse Invasion
V0	Venen sind tumorfrei
V1	Efferente Venen sind tumorbefallen
V2	Distale Venen sind tumorbefallen
VX	Venöse Invasion kann nicht bestimmt werden

Cave: Alle meßbaren Größen in 2 Dimensionen angeben.

TUMOR-STAGING

Pathologisches Tumor-Staging

[Ultmann SE, Golomb HM (1983) Evaluative and staging procedures for tumors of selected organ systems. In: Petersdorf RG, et al. (eds) Harrison's principles of internal medicine, 10th edn. McGraw-Hill New York]

Ziel: Gewinnung von Gewebe zur **histologischen** Diagnose
  Erfassen der Tumorausdehnung

Tumor	Gewebserfassung (nichtoperativ)	Spezielles Labor	Spezielles Röntgen
Lunge	Sputumzytologie, Bronchoskopie mit Biopsie, transthorakale Biopsie, Mediastinoskopie, Pleurabiopsie, Ergußpunktion	Lungenfunktion, Blutgasanalyse, Ergußuntersuchungen	CT[a] Thorax, CT[a] Schädel, Knochenszintigramm
Brust	Biopsie (Feinnadel, Exzision), Lymphknotenbiopsie	Hormonrezeptoren	Mammographie, Thermographie, Knochenszintigraphie
Prostata	Zystoskopie, transrektale Biopsie	Saure Phosphatase	IVP, Beckenübersicht, Knochenszintigraphie
Ösophagus	Endoskopie + Biopsie, Mediastinoskopie		CT[a] Thorax, Bariumpassage
Magen	Endoskopie + Biopsie, Laparotomie	CEA, Hämoccult	Ultraschall, CT[a] Abdomen
Kolon	Endoskopie + Biopsie, Laparotomie	CEA, Hämoccult	Holzknecht, Ultraschall, CT[a] Abdomen
Pankreas	Endoskopie + Spülzytologie	CEA	Ultraschall, CT[a] Abdomen, ERCP, i.v. Cholangiogramm
Leber	Blindbiopsie, Laparoskopie + Biopsie	α-Fetoprotein, Hepatitisserologie	Ultraschall, CT[a] Abdomen
Lymphknoten	Lymphknotenbiopsie, KM-Biopsie, Leberbiopsie, Laparotomie, evtl. Splenektomie	Lymphozytentypisierung	CT[a] Thorax, CT[a] Abdomen, IVP, Lymphographie, Skelettszintigraphie
Ovar, Uterus	Laparoskopie + Biopsie, Papanicolaou, Spülzytologie, Kurettage, Rektoskopie, evtl. Oophoropexie	Hormonrezeptoren, β-HCG[b]	Ultraschall, CT[a] Abdomen, IVP
Testes	Hodenbiopsie	α-Fetoprotein, β-HCG[b]	CT[a] Becken, Lymphographie
Niere, Blase	Urinzytologie, Zystoskopie, Rektoskopie	Erythropoetin	Ultraschall, IVP, CT[a] Abdomen, Kavogramm, Arteriographie
ZNS	Liquorzytologie	Liquoruntersuchung	CT[a] Schädel, zerebrale Angiographie

[a] CT Computertomogramm
[b] β-HCG: humanes β-Choriongonadotropin

TUMOR-STAGING / -MARKER

Klinisches Staging von Tumorpatienten
Ziel: Erfassen der TNM-Faktoren
 Erstellen der Dokumentation ("flow sheet")

Anamnese	Familien- und persönliche Anamnese, Beginn erster Symptome (Schmerzen, Fieber, Gewichtsabnahme, Müdigkeit, paraneoplastische Symptome), bereits erfolgte Abklärungen oder Therapien
Status	Kompletter internistischer Status, Neurostatus, Augenhintergrund, speziell: Lymphknotenstationen (+ Waldeyer-Ring), Leber, Milz, Rektum, gynäkologische Untersuchung, Mamma, Hoden
Labor	Blutsenkungsreaktion, rotes und weißes Blutbild, Thrombozyten, Elektrolyte, Kalzium, Harnstoff, Kreatinin, Leberenzyme, Bilirubin, Albumin, Elektrophorese, Harnsäure, Urinstatus, Quick, EKG, Knochenmarkuntersuchung, Tumormarker
Röntgen	Thorax, Ultraschall Abdomen, Computertomographie, Lymphographie, IVP[a], i.v. Cholangiogramm, ERCP[b], Myelogramm
Szintigraphie	Skelett, Schilddrüse

[a] IVP intravenöses Pyelogramm
[b] ERCP endoskopische retrograde Cholangiopankreatographie

Tumormarker

Tumormarker	Tumor
Karzinoembryonales Antigen (CEA)	Gastrointestinaltrakt, Pankreas, Mamma, Lunge
α-Fetoprotein (AFP)	Hepatom, Hodenteratom
Saure Phosphatase	Prostata
β-Human-Choriongonadotropin (β-HCG)	Chorionkarzinom, Hodenmischtumor, Blasenmole
Parathormon	Parathyreoidea
Insulin	Insulinom
5-OH-Indolessigsäure (Serotoninmetabolit)	Karzinoid
Noradrenalinmetaboliten (Vanillinmandelsäure)	Phäochromozytom, sympathisches Neuroblastom
Immunglobuline	Myelom, M.Waldenström, Lymphom
Andere Hormone	Im Rahmen eines paraendokrinen Syndroms

METASTASEN

Okkulter Primärtumor mit Metastasen

Kriterien: Tumorfund in Metastase und initial negativ verlaufene Suche mit kurzer Überlebenszeit
Entscheidungshilfen: Art der Histologie, Ort der Metastase

Histologie	Suche Tumor in:
Plattenepithel	Hals-Nasen-Rachen-Raum, Lunge, Ösophagus, Magen, Blase
Adenokarzinom	Mamma, Niere, Lunge, Magen-Darm-Trakt, Prostata, Pankreas, Schilddrüse, Uterus
Undifferenziert	Lymphom, Mamma, Haut, Schilddrüse, Keimzellen
Varia	Nebenniere, APUD-System, Dünndarm

Anatomie	Suche Tumor in:
Zervikale Lymphknoten	Hals-Nasen-Rachen-Raum, Schilddrüse, Lunge, Magen
Axilläre Lymphknoten	Mamma, Lunge, gastrointestinal
Periumbilikale Masse	Gastrointestinal, Ovar, Uterus
Inguinale Masse	Rektum, Prostata, Hoden

Metastasen und möglicher Primärtumor

Primär-Tumor / Metastase	Schilddrüse	Lunge	Mamma	Magen	Kolon	Pancreas	Gallenwege	Niere	Harnblase	Prostata	Hoden	Ovar	Uterus/Zervix	Melanom	Lymphom	Ungeklärte Ätiologie
Gehirn		+++	++	+	+	+		++						++	+	++
Lunge	+	+	+++	+	+	+	+	++		+	++		+	++		+++
Maligner Pleuraerguß		++	+++	+	+	+						+		+	++	+
Leber		++	++	++	+++	++	+++		++				++	++	+	+
Knochen		++	+++	+	+		+	+	++	+++			+	+		+

Hodgkin-Lymphom (Einteilungen)

Klinische Stadieneinteilung (Ann-Arbor-Klassifikation)

Stadium I: Befall einer einzigen Lymphknotenstation oder eines einzigen extralymphatischen Organs

Stadium II: Zwei oder mehr Lymphknotenstationen auf der gleichen Seite des Zwerchfells oder ein oder mehrere Lymphknotenstationen und ein extralymphatisches Organ auf derselben Seite des Zwerchfells

Stadium III: Befall von Lymphknotenstationen auf beiden Seiten des Zwerchfells, extralymphatischer Organbefall möglich, Milzbefall möglich

Stadium IV: Diffuser extralymphatischer Organbefall

E: Extranodaler Befall

S: Milzbefall

A: Patient ohne allgemeine Symptome

B: Allgemeine Symptome:
Fieber über 38°C (Pel-Ebstein), Nachtschweiß, Gewichtsverlust von mehr als 10% des Körpergewichts in den letzten 6 Monaten

Histologische Einteilung

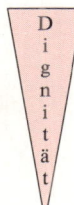

Dignität ↓

Lymphozytenreich, riesenzellarm

Nodulär sklerosierend

Mischform

Lymphozytenarm, riesenzellreich.

ZYTOSTATIKAWIRKUNG

Phasenspezifität der Zytostatika

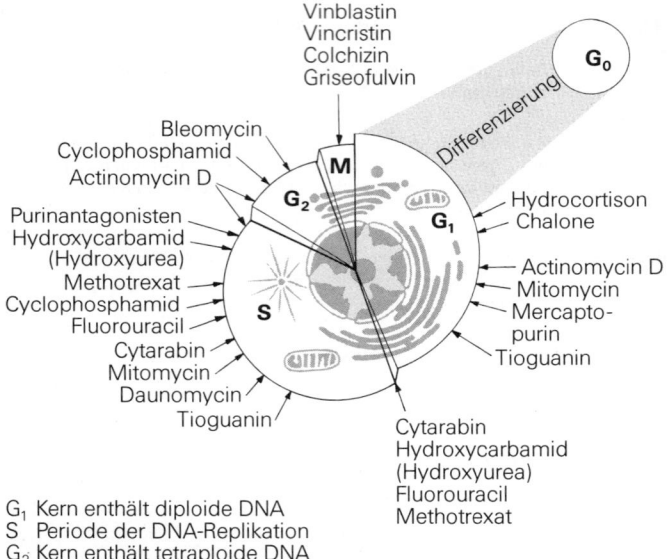

M: Vinblastin, Vincristin, Colchizin, Griseofulvin

G₂: Bleomycin, Cyclophosphamid, Actinomycin D

S: Purinantagonisten, Hydroxycarbamid (Hydroxyurea), Methotrexat, Cyclophosphamid, Fluorouracil, Cytarabin, Mitomycin, Daunomycin, Tioguanin

G₁: Hydrocortison, Chalone, Actinomycin D, Mitomycin, Mercaptopurin, Tioguanin

G₁/S-Übergang: Cytarabin, Hydroxycarbamid (Hydroxyurea), Fluorouracil, Methotrexat

G₀: Differenzierung

- G_1 Kern enthält diploide DNA
- S Periode der DNA-Replikation
- G_2 Kern enthält tetraploide DNA
- M Periode der Mitose (Pro-, Meta-, Ana-, Telophase)
- G_0 Ruhezustand, Teilungspotential vorhanden

ANGRIFFSPUNKTE ZYTOSTATIKA

Angriffspunkte der Zytostatika

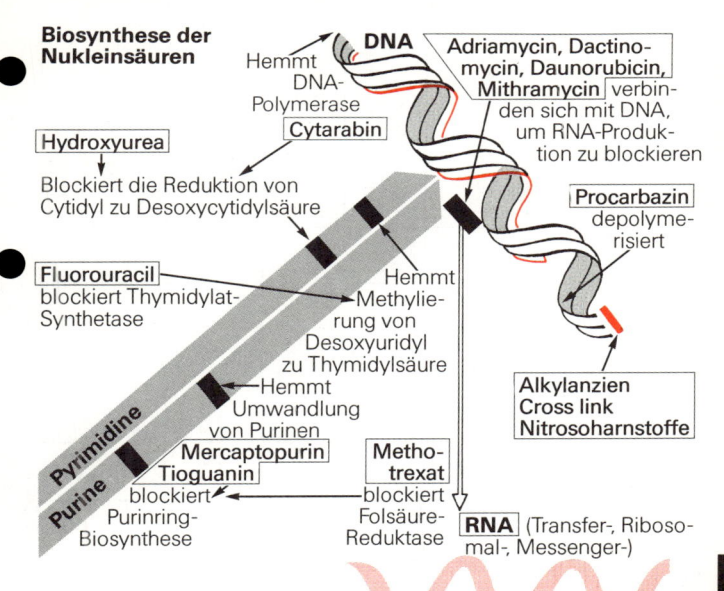

Biosynthese der Nukleinsäuren

DNA

Hemmt DNA-Polymerase — **Cytarabin**

Adriamycin, Dactinomycin, Daunorubicin, Mithramycin verbinden sich mit DNA, um RNA-Produktion zu blockieren

Hydroxyurea Blockiert die Reduktion von Cytidyl zu Desoxycytidylsäure

Procarbazin depolymerisiert

Fluorouracil blockiert Thymidylat-Synthetase

Hemmt Methylierung von Desoxyuridyl zu Thymidylsäure

Alkylanzien Cross link Nitrosoharnstoffe

Hemmt Umwandlung von Purinen

Pyrimidine / Purine

Mercaptopurin Tioguanin blockiert Purinring-Biosynthese

Methotrexat blockiert Folsäure-Reduktase

RNA (Transfer-, Ribosomal-, Messenger-)

⇩

L-Asparaginase hydrolysiert L-Asparagin ⟶ **Proteinsynthese** (Enzyme)

Vinca-Alkaloide Vinblastin, Vincristin – zerstören Spindel und halten Mitose an.

Steroidhormone Androgene, Östrogene, Progesterone, Glukokortikoide beeinflussen RNA-vermittelte Proteinsynthese. Wirken auf hormonell aktive Zellverbände.

op-DDD verhindert die Steroidbildung in der NNR. Verändert in der Peripherie den Metabolismus von Gluko- und Ketosteroiden.

ZYTOSTATIKANEBENWIRKUNGEN

Synopsis der Zytostatika   L = Leber, N = Niere

Klasse	Generic name	Abkürzungen	Elimination	Toxizität Leukozyten	Thrombozyten	Nausea/Erbrechen	Haarausfall	Andere Organe
Alkylanzien	Busulfan	BSF/BUS	L	+++	+++	+		Lungenfibrose
	BCNU (Carmustin)	BCNU	L	+++	+++	++	+	Lungenfibrose
	CCNU (Lomustin)	CCNU	L	+++	+++	++		
	MeCCNU	MeCCNU	L	+++	+++	++		
	Chlorambucil	CLB		(+)	(+)	+		
	Cisplatin	CDDP	L/N	+++	++	+++		Nephro-/ototoxisch
	Cyclophosphamid	CMP/CTX	L	++	++	++	++	Zystitis
	Melphalan	MEL	L	++	++	+		
	Streptozozin	SZT	N			++		Nephro-/hepatotoxisch
	Mechlorethamin (Nitrogen Mustard, Chlormethin)	HN-2		+++	+++	++	+	
	Thiotepa	TTP		+++	+++	++	+	
Antimetaboliten	Cytarabin	ARA-C	L	+	++	++	++	Diarrhö, Stomatitis
	5-Fluorouracil	5-FU	L	++	++	++	+	Hepatotoxisch
	6-Mercaptopurin	6-MP	L	++	++	+	+	
	Methotrexat	MTX	N	++	+	++	+	Mundulzera, neuro-/hepatotoxisch
	6-Tioguanin	6-TG	L	+	++	++	+	
Alkaloide	Vinblastin	VLB	L	++	++	(+)	(+)	
	Vincristin	VCR	L	(+)	(+)	(+)	++	Neurotoxisch, paralyt. Ileus
	Vindesin	VDS		+	++	++		Neurotoxisch
	VP 16 (Etoposid)	VP 16	L/N	+	++	++		Neurotoxisch
	VM 26 (Teniposid)	VM 26	L/N					
Antibiotika	Actinomycin D	ACD	L/N	++	++	+++	+	Stomatitis
	Bleomycin	BLM	N	(+)	(+)	(+)	+	Lungenfibrose
	Daunorubicin	DRB	L	+++	+++	+++	++	Kardiotoxisch, Stomatitis
	Doxorubicin	ADM	L	+++	+++	+++	++	Kardiotoxisch
	Mithramycin	MTM	L	++	+++	++		
	Mitomycin C	MMC	L	++	++	++		Nephro-/Pneumotoxisch
Varia	L-Asparaginase	L-ASP	L	+	+	+++		Pankreatitis
	Dacarbazin	DTIC	L	++	++	+++	+	Pseudogrippe
	Estramustin	EMP				++		
	Hexamethylmelamin	HXM	L	++	++	++		Neurotoxisch
	Hydroxyurea	HUR		++	++	++		
	Procarbazin	PCZ	L	++	++	++	+	Diarrhö, Depression
	Mitotane o-p'-DDD		L			++		Neurotoxisch
	Aminoglutethimid	AGL	N					Diarrhö, Cushingoid

ZYTOSTATIKANEBENWIRKUNGEN

Übersicht der Nebenwirkungen von Zytostatika

Frühphase (Stunden)	Hypersensivitätsreaktionen (Anaphylaxie), Nausea und Erbrechen, Schmerz an Injektionsstelle, Rhythmusstörungen, „grippeartiges" Syndrom
Intermediär (Tage)	Knochenmarkdepression (Nadir 1-3 Wochen bei den meisten Zytostatika, Nadir 4-6 Wochen bei Nitrosoharnstoffen, Melphalan), Stomatitis, Diarrhö, Haarausfall, Neuropathie, Nierenfunktionsverschlechterung, Immunsuppression
Spätphase (Monate)	Toxizität von Herz, Lunge, Leber, Endokrinium; Hyperpigmentation der Haut

Überwachung der Zytostatikanebenwirkungen

Organ	Toxizität	Zytostatika
Knochenmark	Leukopenie, Thrombozytopenie	Alle Zytostatika (Ausnahme: Bleomycin, L-Asparaginase)
Gastrointestinaltrakt	Stomatitis,	Adriamycin, Bleomycin, Methotrexat, 5-Fluorouracil, Actinomycin
	Gastritis,	Alkylanzien
	Diarrhö,	Methotrexat, 5-Fluorouracil
	paralytischer Ileus	Vincristin
Nervensystem	Periphere Neuropathie, Taubheit	Vincristin, Vinblastin, Vindesin, Cisplatin
Herz	Herzinsuffizienz	Adriamycin, Daunomycin
Lunge	Fibrose	Bleomycin, Busulfan, Methotrexat, Cyclophosphamid
Leber	Pathologische Leberwerte	Methotrexat, Cytarabin, L-Asparaginase, Mithramycin
Niere	Niereninsuffizienz	Methotrexat, Cisplatin, Mithramycin

ZYTOSTATIKADOSIERUNG

Dosisreduktion von Zytostatika in Prozent der vollen not-

Zytostatikum		Knochenmarkfunktion		
		Leukozyten > 4000 und/oder Thrombozyten > 100000	2500–4000 75000–100000	< 2500 < 75000
Alkylanzien	BCNU/CCNU	100	50	0
	Chlorambucil	100	50	0
	Cisplatin	100	100	0
	Cyclophosphamid	100	50	0
	Melphalan	100	50	0
	Mechlorethamin	100	50	0
	Procarbazin	100	50	0
Antimetaboliten	Cytarabin	100	50	0
	5-Fluorouracil[a]	100	50	0
	6-Mercaptopurin	100	50	0
	Methotrexat[a]	100	50	0
Alkaloide	Vinblastin	100	50	0
	Vincristin[b]	100	100	100
	VP-16[b]	100	50	0
Antibiotika	Actinomycin D[a]	100	50	0
	Daunorubicin	100	50	0
	Doxorubicin[a]	100	50	0
	Mitomycin C	100	50	0
	Kortikosteroide	100	100	50

[a] Bei Durchfall / Stomatitis 1 Woche warten
[b] Bei Neurotoxizität absetzen

ZYTOSTATIKADOSIERUNG

wendigen Dosis

Nierenfunktion				Leberfunktion				
Kreatinin µmol/l <120	120–180	180–300	>300	Bili- µmol/l <25 rubin mg/dl <1,5	25–50 1,5–3	50–85 3–5	>85 >5	
mg/dl <1,3	1,3–2	2–3,3	>3,3	GOT 2·Norm	2-5·Norm	>5·Norm		
				100	75	50	0	
Kreatinin-clearance ml/min	>60	50–60	<50	100	100	50	0	
	100	50	0					
100	100	100	0	100	100	75	0	
100	75	50	0					
100	100	100	0	100	100	100	0	
100	50	0	0	100	100	75	0	
100	100	100	100	100	100	100	0	
100	100	75	0	100	75	50	0	
100	100	100	100	100	50	25	0	
100	50	0	0	100	50	0	0	
100	100	100	100	100	100	100	100	

[Modifiziert nach Carter SK, Bakowski MT, Hellmann K (1977) Chemotherapy of cancer, 2nd edn. Wiley, New York; Sonntag RW (1979) Gebräuchliche Hormone und Zytostatika. In: Brunner KW, Nagel GA (Hrsg) Internistische Krebstherapie, 2. Aufl. Springer, Berlin Heidelberg New York]

TUMORTHERAPIE

Definitionen des Behandlungserfolges bei soliden Tumoren
[nach Miller AB, Hoogstraten B, Staquet M, Winkler A (1981) Reporting results of cancer treatement, Cancer 47:207]

Definition	Meßbare Krankheit	Nichtmeßbare Krankheit	Knochenmetastasen
Komplette Remission (Complete response, CR)	Verschwinden aller bekannten Krankheitszeichen. Die Beobachtungen müssen mindestens 4 Wochen auseinanderliegen	Verschwinden aller bekannten Krankheitszeichen für mindestens 4 Wochen	Komplettes Verschwinden aller Läsionen im Röntgen- oder Knochenszintigramm für mindestens 4 Wochen
Partielle Remission (partial response, PR)	Abnahme von mind. 50% der gesamten meßbaren Tumormasse. Die Beobachtungen müssen mindestens 4 Wochen auseinanderliegen. Kein Auftreten von neuen Läsionen oder Progression einer einzigen Läsion	Geschätzte Abnahme der Tumormasse von mindestens 50% in 4 Wochen	Partielle Größenabnahme von lytischen Läsionen, Rekalzifizierung von lytischen Läsionen, Dichteabnahme von blastischen Läsionen für mindestens 4 Wochen
Kein Ansprechen (No change, NC)	Eine 50%ige Abnahme der gesamten Tumormasse kann nicht festgestellt werden, oder: eine 25%ige Größenzunahme kann nicht festgestellt werden	Kein signifikanter Unterschied über 4 Wochen. Größenabnahme unter 50%, Größenzunahme unter 25%	Erst 8 Wochen nach Therapiebeginn ist eine Aussage möglich
Progression der Krankheit (Progressive disease, PD)	Größenzunahme von mind. 25% oder Auftreten neuer Läsionen	Geschätzte Größenzunahme mind. 25% oder Auftreten neuer Läsionen	Größenzunahme bestehender Läsionen, Auftreten neuer Läsionen

Verbesserung der Lebensqualität durch palliative Therapie

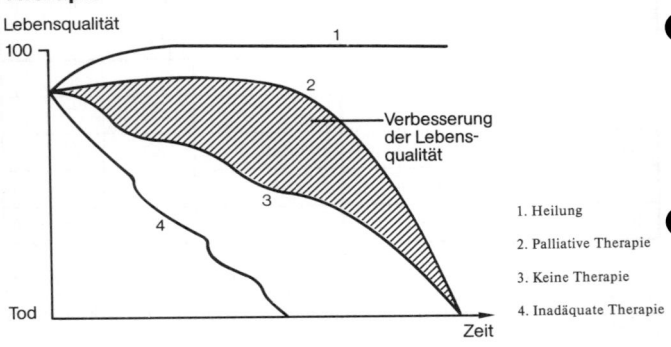

1. Heilung
2. Palliative Therapie
3. Keine Therapie
4. Inadäquate Therapie

SYNOPSIS ENDOKRINOLOGIE I

Synopsis des endokrinen Systems I

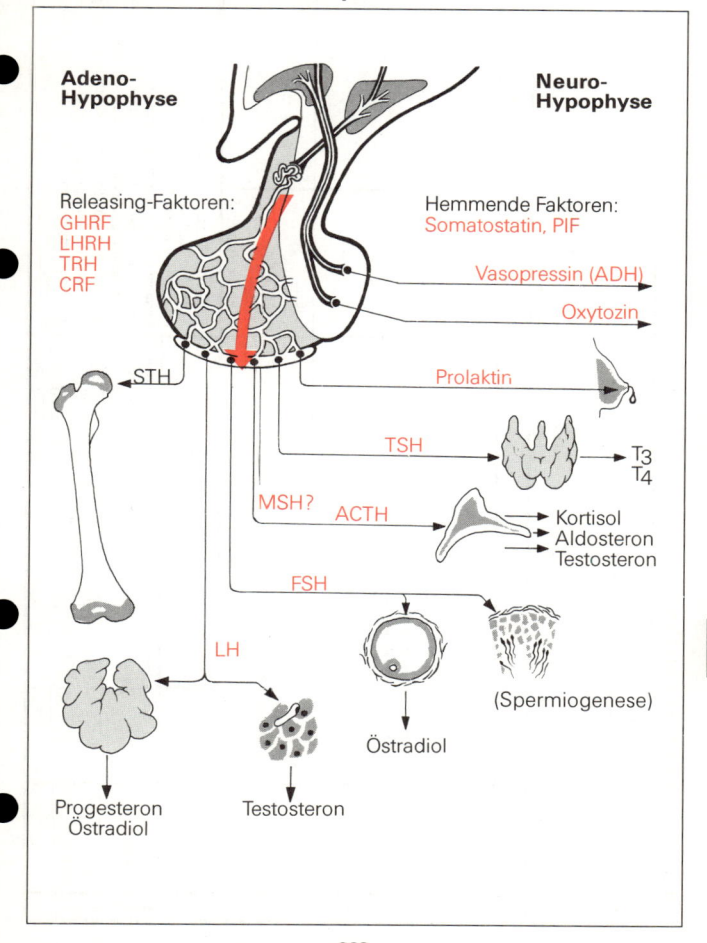

Adeno-Hypophyse

Neuro-Hypophyse

Releasing-Faktoren:
GHRF
LHRH
TRH
CRF

Hemmende Faktoren:
Somatostatin, PIF

Vasopressin (ADH)

Oxytozin

STH

Prolaktin

TSH → T_3 T_4

MSH? ACTH → Kortisol, Aldosteron, Testosteron

FSH

LH

(Spermiogenese)

Östradiol

Progesteron
Östradiol

Testosteron

SYNOPSIS ENDOKRINOLOGIE II

Synopsis des endokrinen Systems II

		GHRF	LH-RH	TRH	CRF			ADH/Vasopressin	Oxytozin
Hypothalamus	Releasing-Faktoren								
	Hemmende Faktoren	Somatostatin				PIF			
	Stimulationstest	Insulin L-Dopa	LH-RH Clomifen	TRH	Insulin Metopiron		TRH/ Chlorpromazin		
Hypophyse	Hormon	STH	LH/FSH	TSH	ACTH (MSH)		Prolaktin		
	Globale Unterfunktion	Panhypopituitarismus							
	Einzelne Hormonunterfunktion	Kinder: Kleinwuchs Erwachsene: path. Stimulationstest (GTT)	Kinder: keine prim. und sek. Geschlechtsmerkmale, eunuchoider Habitus. Erwachsene: sek. Amenorrhö, test. Atrophie	Hypothyreose	Sek. Addison		Fehlende Laktation	Diabetes insipidus	Fehlender Milcheinschuß
	Überfunktion	Kinder: Gigantismus Erwachsene: Akromegalie	Kinder: Pubertas praecox	Hyperthyreose	Cushing (↑ MSH: Hyperpigmentierung)		Frauen: Amenorrhö, Galaktorrhö Männer: Infertilität, Impotenz	SIADH (vgl. Tab. S. 154)	
Peripherie	Hormon		Östradiol, Testosteron	T3, T4	Kortisol, Aldosteron, Testosteron				
	Unterfunktion		Amenorrhö, test. Atrophie	Hypothyreose (Myxödem)	Prim. Addison, Hypoaldosteronismus				
	Überfunktion		Feminisierung, Virilisierung	Hyperthyreose (Basedow)	Cushing, Conn Adren. Virilisierung (Phäochromozytom)				

Abkürzungen: ACTH - adrenokortropes Hormon, ADH - antidiuretisches Hormon, CRF - Kortikotropin-releasing-Faktor, FSH - follikelstimulierendes Hormon, GHRF - Growth hormone releasing factor, LH - luteinisierendes Hormon, LHRH - luteinisierendes-Hormon-releasing-Hormon, MSH - melanozytenstimul. Hormon, PIF - Prolaktin-inhibiting-Faktor, SIADH, STH - somatotropes Hormon, TRH - Thyreotropin-releasing-Hormon, TSH - Thyreoidea-stimul. Hormon.

HYPER-/HYPOTHYREOSE

Symptomatik der Hyper-/Hypothyreose

	Hyperthyreose	Hypothyreose
Ätiologie	Morbus Basedow, toxisches Adenom, Schilddrüsenkarzinom. Exogen: iatrogen, selbstinduziert, Struma ovarii, TSH-Überschuß	Status nach Strumektomie, Radiojodtherapie, Thyreoiditis; hypophysäre Insuffizienz, Jodmangel
Allgemeine Symptome	↑ Metabolismus, Heißhunger, Gewichtsabnahme, Struma	↓ Metabolismus, Appetitlosigkeit, Gewichtszunahme, heisere Stimme
Integument	Thermophobie (Wärmeintoleranz), Schwitzen; feine, warme, feuchte Haut; feines Haar	Thermophilie (Kälteintoleranz), Frieren; rauhe, kalte, trockene Haut; grobes, struppiges Haar; aufgedunsenes Gesicht, dicke Zunge, Unterschenkelödeme
Kreislauf	Tachykardie, Palpitationen, Vorhofflimmern (digitalisrefraktär), supraventrikuläre Tachykardie, ↑ systolischer Blutdruck (↑ Blutdruckamplitude)	Bradykardie, Kardiomegalie, Hypotonie
Neurologisch	Nervös, allgemeine Unruhe, feinschlägiger Tremor, ↑ Motorik, schlechter Schlaf	Lethargisch, Apathie, Karpaltunnelsyndrom, ↓ Motorik, Schlafbedürfnis
Magen-Darm-Trakt	Gehäuft Stuhlgang, Durchfall	Obstipation
Gonaden	Oligo-/Amenorrhö, Männer: Gynäkomastie	Hypermenorrhö, Frauen: Galaktorrhö
Augen	Exophthalmus, Möbius, Graefe, Stellwag	Lidödem
Labor	ASR rasch, ↓ Cholesterin	ASR langsam, ↑ Cholesterin, ↑ CPK, perniziöse Anämie
	↑ T_3, T_4	↓ T_3, T_4
	↑ RT_3U	↓ RT_3U
	↑ FT_4, FT_3, FT_4I, FT_3I	↓ FT_4, FT_3, FT_4I, FT_3I
	Unmeßbares TSH	↑ TSH bei primärer Form ↓ TSH bei sekundärer Form
	TRH-Test: ∅ TSH-Anstieg	TRH-Test: ↑ TSH bei primärer Form ∅ TSH-Anstieg bei sekundärer Form
Therapie	Thyreostatika (Propylthiouracil, Methimazol, Carbimazol), Betablocker, Strumektomie, Radiojodtherapie	Schilddrüsenhormone (Liothyronin: T_3, Levothyroxin: T_4), Kombinationspräparate, Schilddrüsenextraktpräparate

NEBENNIERE

Nebennierenkrankheiten

	Unterfunktion	Überfunktionen		Adrenogenitales Syndrom (Androgene)
	Primärer Addison	Morbus Cushing (Glukokortikoide)	Morbus Conn (Mineralokortikoide)	
Ätiologie	Idiopathisch/ autoimmun 80% Tbc 15% Status nach Adrenalektomie 5% Status nach Bestrahlung Metastasen (Bronchus-Ca.!) Therapie mit Hormonantagonisten Kongenital	NNR-Hyperplasie NNR-Adenom NNR-Karzinom Steroidtherapie ↑ ACTH-Produktion	**Primär** NNR-Adenom 80% NNR-Hyperplasie 15% NNR-Karzinom 5% **Sekundär** Herzinsuffizienz, Leberzirrhose, nephrotisches Syndrom, Nierenarterienstenose	Enzymdefekte (C-11, C-21-Hydroxylase, 3β-Dehydrogenase) NNR-Hyperplasie NNR-Tumor
Symptome	Müdigkeit, Schwäche, Gewichtsabnahme, Anorexie, Nausea, Erbrechen, Hyperpigmentierung, Hypotonie, Salzverlangen, Hyperkaliämie, Azidose, Hyponatriämie, ↑ Kreatinin, Eosinophilie, Lymphozytose, nächtliche Hypoglykämie, Krise: Bauchschmerzen	Stammfettsucht, Vollmondgesicht, Büffelnacken, Hirsutismus, Menstruationsunregelmäßigkeit, Hypertonie, Ödeme, Muskelschmerzen, Osteoporose, Striae, Akne, Ekchymosen, psychische Alteration, Hypokaliämie, Alkalose, Hypernatriämie, Eosinopenie	Diastolische Hypertonie, Hypokaliämie, Alkalose, Hypernatriämie, Muskelschwäche, Polyurie, Polydipsie. Primär: **Keine** Ödeme sekundär: Ödeme	Frauen: Virilisierung, Hirsutismus, Akne, Oligo-/Amenorrhö Männer: Pubertas praecox, Salzverlust (3β-Dehydrogenase), Hypertonie

Kortikosteroide: Relative Potenzen und Äquivalenzdosen

Generic name	Biolog. Halbwertszeit	Relative Potenzen		Äquivalenzdosen in mg				
		Antiinflammatorisch Glukokortikoidwirkung	Natrium-Retention Mineralokortikoidwirkung					
Kortison	Kurz 8–12 h	0,8	0,8	25	50	100	200	500
Kortisol (= Hydrokortison)		1	1	20	40	80	160	400
Fludrokortison		10	125	5	10	20	40	100
Prednison/Prednisolon	Mittel 12–36 h	4	0,8	5	10	20	40	100
Methylprednisolon		5	0,5	4	8	16	32	80
Triamcinolon		5	0	4	8	16	32	80
Paramethason	Lang 36–72 h	10	0	2	4	8	16	40
Dexamethason		20	0	1	2	4	8	20
Betamethason		25	0	0,75	1,5	3	6	15

[Quellen: Haynes RC, Murad F: Adrenocortical steroids: In: Goodman-Gilman A, Goodman LS, Rall TW, Murad F (eds) The pharmacological basis of therapeutics, 7th eds. Macmillan, New York, 1985
Kaiser H, Cortisonderivate in Klinik und Praxis. Thieme, Stuttgart, 1977]

DIABETES

Einteilung des Diabetes mellitus

1. Primärer Diabetes mellitus
   - Typ I, insulinabhängiger Diabetes (juveniler Diabetes)
   - Typ II, insulinunabhängiger Diabetes (Erwachsenendiabetes)

2. Sekundärer Diabetes
   - nach Pankreaserkrankungen
   - hormonell bedingt (Akromegalie, M. Cushing)
   - medikamentös
   - genetische Syndrome
   - Insulinrezeptoranomalien

3. Pathologische Glukosetoleranz (chemischer Diabetes, Diabetes latens)

4. Schwangerschaftsdiabetes

	Insulinabhängiger Diabetes	Insulinunabhängiger Diabetes
Synonyma	Typ I, juvenil	Typ II, Erwachsene
Alter	Unter 30 Jahre	Über 40 Jahre
Ketose	Häufig	Selten
Körpergewicht	Normal bis untergewichtig	Übergewichtig
Insulin	Notwendig	Selten nötig
Zirkulierende Inselzellantikörper	Häufig	Selten
HLA-Assoziation	Vorhanden	Nicht vorhanden

Indikationen für Insulin

Dauernd

Diabetes mellitus Typ I
Diabetes mellitus Typ II (beim Versagen der oralen Antidiabetika)

Ketoazidose

Koma

Auftreten von akralen Läsionen

Vorübergehend

Ersteinstellung bei hohen Blutzuckerwerten

Schwangerschaft

Zusatz bei hochkalorischer parenteraler Ernährung

Zusatz bei hochdosierter Kortikosteroidtherapie

Interpretation der Blutzuckerbestimmungen
[WHO Expert Committee on Diabetes Mellitus. Second Report. Technical Report Series 646. World Health Organization, Geneva 1980].

Orale Glukosebelastung (GTT)

	Entnahmezeit	Vollblut – venös	Vollblut – kapillär	Plasma
Diabetes mellitus	Nüchtern	> 6,7 mmol/l > 120 mg%	> 6,7 mmol/l > 120 mg%	> 7,8 mmol/l > 140 mg%
	2 h nach 75 g oraler Glukose	> 10 mmol/l > 180 mg%	> 11 mmol/l > 200 mg%	> 11 mmol/l > 200 mg%
Verminderte Glukosetoleranz	Nüchtern	< 6,7 mmol/l < 120 mg%	< 6,7 mmol/l < 120 mg%	< 7,8 mmol/l < 140 mg%
	2 h nach 75 g oraler Glukose	6,7–10 mmol/l 120–180 mg%	6,7–11 mmol/l 120–200 mg%	7,8–11 mmol/l 140–200 mg%

Nüchtern	2 h nach 75 g oraler Glukose	Interpretation
↑	↑	Diabetes
→	→	Kein Diabetes
→	Grenzbereich	Verminderte Glukosetoleranz
→	↑	Test wiederholen, da Diabetes möglich

INSULINE

Insuline (Auswahl)
(Angaben der Herstellerliteratur entnommen)

Präparate	Spezies	Wirkungsprofil in h	Wirkungs- Beginn min	Maximum h	Ende h	Bemerkung
Insulin Novo Actrapid MC Insulin Novo Actrapid HM	S H		15–30	2–5	6–7	*Kurz*
Velasulin Nordisk Velasulin Nordisk human	S H		30	1–3	8	Altinsulin Normalinsulin
Insulin Hoechst Insulin S Hoechst	R S			1–2	6–8	
H-Insulin Hoechst	H				5–7	
Huminsulin Normal Lilly	H		15	2–4	5–7	
Insulin Novo Semilente MC	S		90	5–10	15	Zink-Insulin Komplex *Intermediär*
Komb-Insulin Hoechst Komb-Insulin S Hoechst	R S			2–4	9–14	⅓ Normal-Insulin ⅔ Insulin-Surfen-Komplex
Initard Nordisk Initard human	S H		30	4–8	16	½ Normal-Insulin ½ NPH-Insulin
Komb-H-Insulin Hoechst H	H				10–16	50% gel. Humaninsulin 50% NPH-Humaninsulin
Depot-Insulin Hoechst Depot-Insulin S Hoechst	R S			2–6	10–16	Insulin-Surfen-Komplex
Insulin Novo Rapitard MC	R+S		30	4–12	18–22	¼ Normal-Insulin (S) ¾ kristall. Insulin (R)

INSULINE

Insuline (Fortsetzung)

Depot-H-Insulin Hoechst	H			12–18		25% gel. Humaninsulin / 75% NPH-Humaninsulin
Mixtard Nordisk / Mixtard Nordisk human	S / H		30	4–8	20	30% Normal-Insulin / 70% NPH-Insulin
Huminsulin Profil I Lilly	H		30	2–10	16–18	Protamin-Insulin-Kristalle in 1:9 Mischung mit Normalinsulin
Depot-H15-Insulin Hoechst	H				11–20	15% gel. Humaninsulin / 85% NPH-Humaninsulin
Huminsulin Profil II Lilly	H		30	2–10	14–18	Protamin-Insulin-Kristalle in 2:8 Mischung mit Normalinsulin
Insulin Novo Monotard MC / Insulin Novo Monotard HM	S / H	Intermediär	120	6–16	18–22	30% amorph. / 70% kristall. Insulin
Insulatard Nordisk / Insulatard Nordisk human	S / H		90	4–12	24	Protamin-Insulin-Kristalle
Basal-H-Insulin Hoechst	H					Protamin-Insulin-Kristalle
Huminsulin-Basal Lilly	H		30	3–10	17–20	Protamin-Insulin-Kristalle
Insulin Novo Lente MC	R + S	Lang	150	7–15	24	30% amorph. (S) / 70% kristall. Insulin (R)
Insulin Novo Ultralente MC	R		240	10–30	34	Zink-Insulin Komplex
Long Insulin Hoechst	S			3–8	18–25	Insulin-Surfen-Komplex

R = Rind, S = Schwein, H = Human

ORALE ANTIDIABETIKA

Orale Antidiabetika

Sulfonylharnstoffe
Hauptwirkung: setzen Insulin aus β-Zellen frei, verbessern die glukoseinduzierte Insulinsekretion

Generic name	Tagesdosis	Tabl.-Größe	HWZ	Hausintern übliche Präparate
Carbutamid	0,5–1 g	0,5 g	48 h	
Chlorpropamid	0,1–0,5 g	0,1/0,25 g	36 h	
Glibenclamid	2,5–15 mg	5 mg	7 h	
Glibornurid	25–75 mg	25 mg	8 h	
Glipizid	2,5–20 mg	5 mg	4 h	
Tolbutamid	0,5–2 g	0,5/1 g	4–8 h	

Biguanide
Hauptwirkung: verbessern die periphere Glukoseutilisation

Indikation: bei schwer adipösen Patienten mit mangelhafter Diätdisziplin und normaler Nierenfunktion. Cave: Laktazidose

Buformin	0,2–0,3 g	100 mg	6 h	
Metformin	0,5–1,7 g	0,5/0,85 g	2 h	

DIABETES

Klinisches "work up" des nicht entgleisten Diabetikers

Anamnese
Familiäre Belastung (Eltern, Kinder, Verwandte)
Beginn der ersten Symptome, Etablierung der Diagnose, Krankheitsverlauf
Bisher erfolgte Therapie
Diät, Tabletten, Insulin: wie lange, wieviel, mit welchem Erfolg;
Selbstkontrolle von: Blutzucker, Urin
Komplikationen
Hypoglykämie, ketoazidotische oder hyperosmolare Entgleisungen,
Hospitalisationen

Allgemein	Polyurie, Polydipsie, Polyphagie, Gewichtsverlauf, Leistungsfähigkeit
Kardiovaskulär	Koronare Herzkrankheit, zerebrovaskulärer Insult, peripher-arterielle Verschlußkrankheit
Neurologisch	Parästhesien (v. a. nachts an den Füßen), neurogene Blase, Durchfälle (autonome Insuffizienz)
Augen	Blutungen, Katarakte, Glaukom, Visusabnahme
Infektionen	Balanitis, Intertrigo, Periodontitis, Tuberkulose
Genital	Männer: Impotenz Frauen: Schwangerschaftsverlauf, Geburtsgewicht der Kinder, Aborthäufigkeit
Medikamente	Steroide, Diuretika, Antihypertensiva, Ovulationshemmer

Status (ganzer internistischer Status)

Angiopathie	Pulse: Karotis, Femoralis, Poplitea, Fußpulse
Neuropathie	Patellarsehnenreflex, Achillessehnenreflex, Vibrationssinn
Retinopathie	Augenfundus, Visus, Hämorrhagie, Cotton-wool-Herde, harte Exsudate, Netzhautablösung
Nephropathie	Hypertonie, Ödeme
Haut	Läsionen, Dupuytrenkontraktur, Xanthome, Pilzinfektionen, Pyodermien, Insulineinstichstellen (Lipodystrophie)

Labor
Glukosurie
Blutzucker nüchtern, Tagesprofil
Oraler GTT
Kreatinin, Harnstoff, Cholesterin, Triglyzeride, Harnsäure, EKG

DIABETESTHERAPIE

Erfolgskontrolle der Diabetestherapie

Art der Behandlung	Bewertung	Blutzucker in mmol/l (mg%) (Vollblut)				Harnzucker g/24 h	Ketonurie	Cholesterin / Triglyzeride mmol/l (mg%)	Allgemeinbefinden
		Nüchtern, vor Hauptmahlzeiten, vor Bettruhe	Nach dem Frühstück oder Abendessen 1h	2h	Nach dem Mittagessen 3–5h				
	Optimal	4,4–5,5 (80–100)	5,5–7,8 (100–140)	5,5–6,7 (100–120)	4,4–5,5 (80–100)	Neg.	Neg.	3,9–7,3 (150–280) 0,6–2,9 (40–150)	Volle Leistungsfähigkeit, Wohlbefinden
Diät, Diät u. orale Antidiabet.	Gut	5,0–6,7 (90–120)	<10 (<180)	<7,8 (<140)	5,0–6,7 (90–120)	Neg.	Neg.	<6,5 (<220) <1,7 (<150)	Volle Leistungsfähigkeit, Wohlbefinden
	Ungenügend	>7,8 (>140)	>14 (>250)	>10 (>180)	>7,8 (>140)	>10	Neg. oder pos.	>7,8 (>260) >2,3 (>200)	Reduziert
Insulin	Gut	5,0–7,8 (90–140)	<10 (<180)	<10 (<180)	5,0–7,8 (90–140)	<15	Neg.	<6,5 (<220) <1,7 (<150)	Volle Leistungsfähigkeit, Wohlbefinden. Keine oder nur vereinzelte, leichte Hypoglykämien. Bei Kindern: normales Wachstum
	Ungenügend	>8,9 (>160)	>14 (>250)	>10 (>180)	>8,9 (>160)	>25	Neg. oder pos.	>7,8 (>260) >2,3 (>200)	Reduziert; häufige, schwere Hypoglykämien. Bei Kindern: verzögertes Wachstum

(Herrn Prof. Berger, Basel, sei für die Überlassung der Diabetestabellen herzlich gedankt)

KOMA DIABETIKUM/THERAPIE

Therapie des Koma diabetikum

1. Insulin: initial 16 E i.m., anschließend 4 E/h als Dauerinfusion mit Infusionspumpe (falls der Blutzuckerabfall innerhalb 2 h weniger als 10% beträgt, Dosis auf 8 E/h erhöhen).
Infusionslösung: 50 E Altinsulin oder Actrapid in 500 ml NaCl 0,9%. Wegen der initialen Insulinabsorption am Glas werden die ersten 50 ml aus dem Ende des Infusionsschlauchs verworfen. Falls Insulinapplikation als Dauerinfusion nicht möglich ist, soll das Insulin stündlich i.m. oder i.v. verabreicht werden.

2. Flüssigkeit: Zusammensetzung abhängig von Serumnatriumkonzentration:

Serum-Na (mval/l)	Infusionslösung
> 165	2,5% Glukose
145–165	0,45% NaCl
< 145	0,9% NaCl

Infusionsmenge
- Bei unkomplizierten Kreislaufverhältnissen: 1. h: 1 Liter, 2.–7. h: 3 Liter (1 Liter/2 h), nach der 8. h: 1 Liter/5 h
- Bei instabilen Kreislaufverhältnissen: Kontrolle der Flüssigkeitszufuhr mit Hilfe der Zentralvenendruck(ZVD)- und Pulmonalarteriendruck(PAD)-Messung:

ZVD (cm H_2O)	PAD (mm Hg)	Infusionsmenge (l/h)
< 3	10	1
3–8	10–18	0,5–1
8–12	18–24	0,5
> 12	> 24	0,25

Gesamtmenge in den ersten 12 h maximal 10% des Körpergewichts.
Bemerkung: Bei ungenügender Kreislaufwirkung nach 6 Liter Flüssigkeit ist PPL oder Plasmaexpander zuzuführen.

3. Kalium

Serum-K	Menge K (mval/h)	
	pH < 7,1	> 7,1
< 3	30	20
3–3,9	20	15
4,0–4,9	15	10
5–5,9	10	5
> 6	0	0

4. Azidosekorrektur: nur falls Blut-pH unter 7,1. Menge: base excess (mval) · Körpergewicht (kg) · 0,1 (als 1,39%iges $NaHCO_3$ in 2 h).

5. Behandlung nach Blutzuckerabfall unter 17 mmol: 1 Liter Glukose (5%ig) während 5 h mit 20–80 mval Kalium je nach Serumkaliumkonzentration. Insulin: 2–6 E/h als Fortsetzung der Dauerinfusion oder als Zugabe zur Glukoseinfusion (10–30 E/l).

6. Phosphatsubstitution: nur bei intakter Nierenfunktion und nur, falls Serum-P < 0,85 mmol: 1–2 g (= 33–66 mmol) Phosphor als isotonische gepufferte Natriumphosphatlösung als gleichmäßige i.v. Infusion während 8 h verabreichen.

[Berger W, et al. (1979) Schweiz. Med. Wochenschr. 109:1823]

KOMA DIABETIKUM

Diabetische Komata

	Ketoazidose	Hyperosmolare Entgleisung	Hypoglykämie
Ätiologie	Infektionen Therapiefehler Schwangerschaft Steroidtherapie	Infektionen Therapiefehler Pankreatitis Diuretikatherapie	Diätfehler (zu wenig Zufuhr, ↑ Alkohol) Therapiefehler (↑ Insulin) Körperliche Anstrengung Erbrechen/Diarrhö (↓ Nahrungsverwertung)
Klinik	Jüngere Patienten Typ-I-Diabetes Rasche Entwicklung Seltene Erstmanifestation Kußmaul-Atmung Seltener Koma Brauchen viel Kalium	Ältere Patienten Typ-II-Diabetes Langsame Entwicklung Oft Erstmanifestation Schwere Exsikkose Öfters Koma Brauchen viel Flüssigkeit	**Frühsymptome** (Adrenalingegenregulation) Herzklopfen, Hautblässe, Schwitzen, Beinschwäche, Sehstörungen, Konzentrationsschwäche **Spätere Symptome** (ZNS) Apathie bis Koma Psychische Alteration (Erregung, rauschähnlicher Zustand), epileptische Anfälle
Labor	Blutzucker unter 35 mmol/l (550 mg/dl) Serumosmolalität normal pH tief (metabolische Azidose) Natrium normal bis tief	Blutzucker eher über 40 mmol/l (700 mg/dl) Serumosmolalität hoch pH normal Natrium hoch	Blutzucker unter 2,8 mmol/l (50 mg/dl) Serumosmolalität normal pH normal Natrium normal

HYPERLIPIDÄMIEN

Synopsis der Hyperlipidämien
(LDL = low density lipoproteins, VLDL = very low density lipoproteins, MCT = mittelkettige Triglyzeride)

Einteilung (nach Fredrickson/WHO)	II a	II b	IV	I	III	V
Lipoproteinmuster (Ultrazentrifuge)	LDL	LDL + VLDL	VLDL	Chylomikronen	LDL + VLDL Remnants	Chylomikronen VLDL
Lipidelektrophorese	↑ Betalipoproteine	↑ Beta- + ↑ Prä-betalipoproteine	↑ Präbeta-lipoproteine	↑ Chylomikronen	↑ Beta- + ↑ Prä-beta-LP Remnants	↑ Chylomikronen ↑ Präbeta-LP
Cholesterin	↑↑↑	↑↑↑	n - ↑	n - ↑	↑↑	n - ↑
Triglyzeride	n	↑↑	↑↑↑	↑↑↑	↑↑↑	↑↑↑
Auftreten	Fam. Hyper-cholesterinämie	Gemischte Hyperlipidämie	Fam. Hyper-triglyzeridämie	Fam. Lipoprotein-lipasemangel	Fam. Dys-β-Lipo-proteinämie	Gemischte Hyperlipidämie
Häufigkeit	Häufig	Häufig	Häufig	Selten	Selten	Selten
Sekundäre Hyperlipidämie (folgende Krankheiten jeweils ausschließen)	M. Cushing Hypothyreose Anorexie Steroidtherapie Nephrot. Syndrom Hepatom	M. Cushing Steroidtherapie Nephrot. Syndrom	Diabetes mellitus Äthylismus Akromegalie Ovulationshemmer Adipositas Urämie Akute Hepatitis Plasmozytom	System. Lupus erythematodes	Plasmozytom Hypothyreose Diabetes mellitus	
Symptome	Xanthelasmen an Sehnen		Eruptive Xanthe-lasmen	Eruptive Xanthe-lasmen Pankreatitis	Tuberöse palmare Xanthelasmen	
Vorzeitige Atherosklerose	+	+	+		+	
Therapie	Cholesterinarm, reich an ungesät-tigten Fettsäuren, wenig gesättigten Fettsäuren. Nikotinsäure.	Gewichtsreduk-tion, Kalorien- und Alkohol-reduktion	Wenig Kalorien, Kohlenhydrate, Alkohol. Ovulationshemmer absetzen. Clofibrat	Fettfreie Diät, MCT, wenig Alkohol	Gewichts- und Alkoholreduktion, kalorienarme Ernährung. Clofibrat	Gewichtsreduk-tion, kalorien-, und alkohol-arme Ernährung

Parenterale Ernährung

	Nährstoffe	Täglicher Bedarf		Tag 1	Tag 2
Energie	Wasser	20-45ml pro kg KG^d		1000	500
	Kohlenhydrate	3-4 g/kg KG		1000^a 20%^{b} 800^c	1000^a 30%^{b} 1200^c
	Fette Intralipid, 10% und 20%	10 g Essent. Fettsäuren			200^a 10%^{b} 220^c
	Eiweiß Vamina 7% N	0,8 g/kg KG^d		500^a 325^c	1000^a 650^c
	kcal kJ	25-45/kg KG^d 100-190/kg KG^d		1125	2070
Elektrolyt in mmol/l	Natrium Kalium Chlorid Kalzium Phosphor Magnesium	2-3 g 2-3 g 3-5 g 800 mg 800 mg 300 mg		50-100 60- 80 50-100 5- 10 5- 10 10	
Vitamine	K B12 Folsäure Multivitamine	3 µg 400 µg		1 mg 1000 µg 5 mg 1 Amp.	
Spurenelemente	Spurenelemente Eisen	10 mg		1 Amp. 50 mg	
BZ	Insulinzusatz			Ziel: Blutzucker zwischen	
Kontrollen	Bilanz	Körpergewicht Einfuhr Ausfuhr		X	X
	Kathetereintrittsstelle			X	X
	Blutzucker Tagesprofil Urintestung			X X	X X
	Elektrolyte VBGA			X X	
	Albumin, Cholesterin, Triglyzeride, SGOT, SGPT, AP, Quick, Blutbild, Kreatinin, Harnstoff, Eisen			X	

[a] Menge (ml) [b] Konzentration [c] Kalorien [d] Körpergewicht

PARENT. ERNÄHRUNG

Tag 3	Tag 4	Tag 5	Tag 6	Tag 7	Woche 2/3/4	Monat 2/...
500	500	Je nach Bedarf →				
1000^a 40%^{b} 1600^c	1000^a 40%^{b} 1600^c	Je nach Bedarf →				
200^a 20%^{b} 440^c	500^a 20%^{b} 1100^c	Je nach Bedarf → Cave: akute Fettleber				
1000^a 650^c	1000^a 650^c	Je nach Bedarf →				
2690	3350	Je nach Bedarf steigern →				
					→	
1 mg		1 mg		1 mg	1 mal 5 mg	1000 µg
1 Amp.		1 Amp.		1 Amp.	3 mal 1 Amp.	
1 Amp.		1 Amp.		1 Amp. 50 mg	3 mal 1 Amp. 1 mal 50 mg	
5–10 mmol/l (90–180 mg%)						
X	X	X	X	X	X →	
X		X		X	Wechsel nach 2. Woche	
X	X	X	X	X	1–2 mal → X	
X		X		X	3 mal 1 mal →	
	X			X		
	X			X	1 mal →	

ERNÄHRUNG

Berechnungen zur Ernährung

Broca-Formel
Normalgewicht: Körpergröße in cm −100
Idealgewicht: Normalgewicht −10%

Energieberechnungen (70 kg schwerer Mann)
(modifiziert nach FAO/WHO)

	kcal	MJ
Grundumsatz 25–30 kcal/kg KG	1750–2100	7,3–8,8
Leichte Arbeiten Chirurgischer Eingriff ohne Komplikationen	2900	12,1
Mittlere Arbeiten Chirurgischer Eingriff mit Komplikationen	3200	13,5
Schwere Arbeit Polytrauma, Sepsis	3800	16

Umrechnungstabelle

kcal (Kilokalorien)	kJ (Kilojoule)
1000	4186
1200	5023
1500	6279
1700	7116
1800	7534
2000	8372
2200	9209
2400	10046
2600	10883
2800	11720
3000	12558

Umrechnungen

  1 Kcal   = 4,2 J
1000 kcal   = 4,2 MJ
1 g Eiweiß   = 4,1 kcal = 17 J
1 g Kohlehydrat = 4,1 kcal = 17 J
1 g Alkohol   = 7,1 kcal = 30 J
1 g Fett   = 9,3 kcal = 40 J

Umrechnungsformeln (MG = Molekulargewicht)

Gesucht	Gegeben	Umrechnung
mol	g	$mol = \frac{g}{MG}$
mmol/l	mg/100 ml	$mmol/l = mg/100\,ml \cdot \frac{10}{MG}$
mmol/l	g/100 ml	$mmol/l = g/100\,ml \cdot \frac{10000}{MG}$
g	mol	$g = mol \cdot MG$

Stickstoffverlust
N-Verlust (g/24 h) = Urinharnstoff (mmol/24 h · 0,028) + 2

Zusammensetzung der Körperkompartimente
Wasser 60%   Eiweiß 18%   Fett 15%   Mineralstoffe 7%

Volumen	Prozent des Körpergewichts		Anteil des Körperwassers
Extrazellulär	Plasma	5%	1/3 (10–15 l)
	Interstitium	15%	
Intrazellulär	40%		2/3 (20–30 l)

RHEUMA / KLINIK

Check-up des rheumatologischen Patienten

1. Familienanamnese:
Gelenkerkrankungen (Polyarthritis, Spondylarthritis ankylopoetica), Stoffwechselkrankheiten (Gicht), Hauterkrankungen (Psoriasis), Allergie, Augenaffektionen (Iridozyklitis).

2. Eigene Anamnese:
Magen-Darm: Colitis ulcerosa, Crohn. Urogenital: Urethritis, Gonorrhö, Lues. Iridozyklitis. Unfälle, Tbc.
Haut- und Schleimhautaffektionen, Infekte, Racheninfekt. Frühere Gelenkentzündungen und sonstige Erkrankungen des Bewegungsapparates (Verlauf).
Berufsanamnese, Abhängigkeit von Tätigkeit.

3. Jetzige Erkrankungen:
- **Schmerzen**
  Lokalisation: Gelenke: Genaue Lokalisation notieren. Folgende Lokalisation zu erfragen: mono- oder polyartikulär (intra- oder periartikulär), kleine oder große Gelenke, symmetrisch oder asymmetrisch, von Gelenk zu Gelenk „fließend". Schmerzen Sehnenansatz, Muskulatur, Fettgewebe. Rückenschmerzen (bes. Nacken- und Kreuzschmerzen). Andere Lokalisation. Ausstrahlung der Schmerzen.

  Zeitliches Auftreten: Plötzlicher oder allmählicher Beginn, progredient-abklingend-rezidivierend. Intensitätsmaximum: Nachtschmerz, Morgenschmerz, Dauerschmerz.

  Belastungsabhängigkeit: Spontanschmerz. Bewegungsschmerz (Anlauf-, Belastungsschmerz), Schmerzen bei bestimmten Haltungen (Liegen, Sitzen, Stehen), Husten- und Niesschmerz, Kombination des Schmerzes mit anderen Sensationen.

- **Schwellung, Rötung, Überwärmung; Bewegungseinschränkung; Parästhesien; Allgemeinsymptome.**
- **Funktionelle Leistungsfähigkeit:** Voll berufstätig, reduziert berufstätig, selbständig, auf fremde Hilfe angewiesen.

- **Bisherige Behandlung:** Medikamente, besonders: Kortikosteroide (Dauer und Dosis). Orthopädische und chirurgische Maßnahmen.

Rheumatologischer Status

Inspektion
Haltung, Gang, Beckenschiefstand, Beinverkürzung, Muskelatrophien, Fußdeformitäten, Adipositas.
Gelenke: Schwellung, Rötung, Deformationen und Fehlstellungen.
Haut und -anhangsgebilde: Exantheme, Rheumaknoten, Tophi, Erythema nodosum, Orangenhaut, Sklerodermie, Palmarerythem.
Schleimhäute: Aphthen, Ulzerationen, Balanitis.
Augen: Iritis, Konjunktivitis.

Palpation
Gelenke: Schwellung, periartikulär und artikulär (Kapsel, Schleimbeutel, Knochen) oder intraartikulär (Erguß, Synovialschwellung). Bewegungsabhängiges Krepitieren, das auch auskultiert werden kann. Druckschmerz der Gelenke und seine Lokalisation (z. B. Gaenslen-Handgriff), Überwärmung der Gelenke.

Sehnen, Sehnenansätze, Sehnenscheiden, Bänder: Druckschmerz, Schwellungen (Tendosynovitis), Krepitation.

Muskulatur: Tonuserhöhungen (Tendomyosen, Myogelosen). Prüfung bei möglichst entspannter Muskulatur.

Wirbelsäule: Klopf-, Stauchungs-, Schüttel- und Lateralschmerz einzelner Wirbel. Mennell-Handgriff (positiv bei Veränderungen am Iliosakralgelenk).

Funktion
Aktive und passive Beweglichkeit der Gelenke: Messung der Exkursionswinkel für Flexion, Extension, Abduktion, Adduktion, Innen- und Außenrotation (Neutral-0-Methode), Kombinationsbewegungen (Nackengriff, Schürzengriff, Faustgriff, Spitzgriff, Schlüsselgriff). An den Schultergelenken: C_7-Daumen-Abstand, an der Hand Faustschluß und Dynamometerwerte, bewegungsabhängige Gelenkschmerzen (Endphasenschmerz), Instabilität der Gelenke. Gelenkachse, Kniegelenke.

An der Wirbelsäule: Finger-Boden-Abstand, Schober-Maß (LWS), Ott-Maß (BWS), Kinn-Jugulum-Abstand, Seitneigung, Flexion, Extension und Rotation der einzelnen Abschnitte, Blockierungen, bewegungsabhängige Schmerzen. Thoraxumfang insp./exsp., Überprüfung von Muskelfunktionen.

NEUTRAL-NULL-METHODE I

Memorix

Prüfung der Gelenkbeweglichkeit (Neutral-Null-Methode)
nach Empfehlung der deutschen und schweizerischen Gesellschaft für Orthopädie

0-Stellung (aufrecht, Füße parallel, Arme gestreckt an Körper anliegend, Daumen nach vorne)

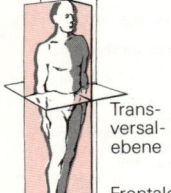

Sagittalebene: Flexion = Beugung, Extension = Streckung (Plantarflexion = Senken der Fußspitze, Dorsalextension = Heben der Fußspitze)

Frontalebene: Abduktion = Abspreizen von der Körpermittellinie, Adduktion = Zuspreizen zur Körpermittellinie

Transversalebene: Außenrotation = Auswärtsdrehung, Innenrotation = Innendrehung (Schulter, Hüfte), Supination = Handfläche nach oben, Fußsohle nach innen, Pronation = Handfläche nach unten, lateraler Fußrand nach oben/außen.

Transversalebene
Frontalebene
Sagittalebene

Notierung nach der Null-Durchgangsmethode
1. **Zahl:** Zum Körper hingeführte Bewegung (Flexion, Adduktion, Innenrotation, Anteversion)
2. **Zahl:** 0-Stellung (wenn nicht erreicht, 1. bzw. 3. Zahl)
3. **Zahl:** Vom Körper wegführende Bewegung (Extension, Abduktion, Außenrotation, Retroversion)

Normalwerte Schultergelenk
Anteversion/Retroversion 150-170/0/40
Adduktion/Abduktion 20-40/0/180
Innenrotation/Außenrotation bei anliegendem Oberarm 40-60/0/95
Innenrotation/Außenrotation bei seitwärts um 90 Grad gehobenem Oberarm 70/0/70

Normalwerte Ellbogengelenk
Flexion/Extension 150/0/5-10
Unterarmdrehung einwärts/auswärts 80-90/0/80-90

242

Memorix **NEUTRAL-NULL-METHODE II**

Normalwerte Handgelenk

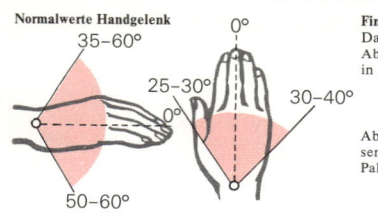

Palmarflexion/Dorsalextension 50-60/0/35-60
Radialabduktion/Ulnarabduktion 25-30/0/30-40

Finger
Daumensattelgelenk
Abduktion/Adduktion
in Palmarebene 70/0

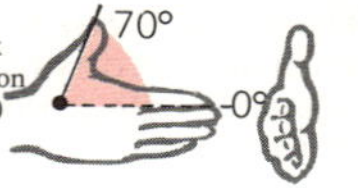

Abduktion/Adduktion
senkrecht zur
Palmarebene 70/0

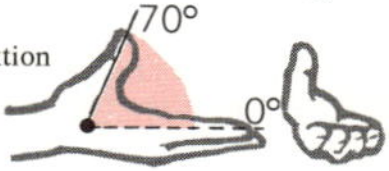

Daumengrundgelenk
Flexion/Extension 50/0

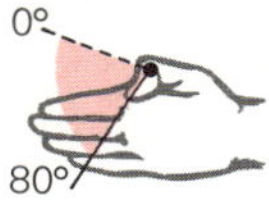

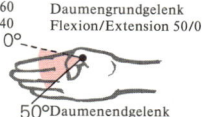

Daumenendgelenk
Flexion/Extension 80/0

Fingerkuppen-
Hohlhand-
abstand (in cm)

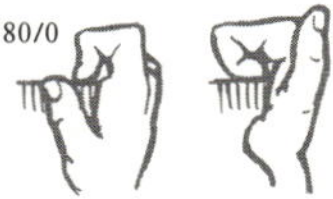

Normalwerte Hüftgelenk

Beugung/Streckung 130-140/0/10
Innenrotation/Außenrotation bei
Beugung der Hüfte um 90 Grad 40-50/0/30-45
Innenrotation/Außenrotation
bei gestrecktem Hüftgelenk 30-40/0/40-50
Adduktion/Abduktion 20-30/0/30-45

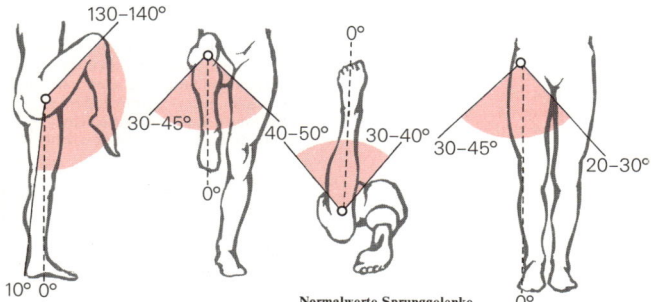

Normalwerte Kniegelenk
Beugung/Streckung 120-150/0/5-10

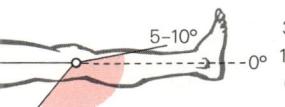

Normalwerte Sprunggelenke
Plantarflexion/Dorsal-
extension 40-50/0/20-30
Pronation/Supination (bei fixiertem Kalkaneus) 15/0/35
Eversion/Inversion (gesamt) 30/0/60

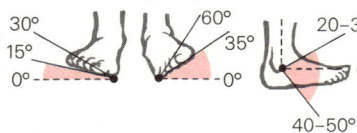

243

EINTEILUNG RHEUMA I

Übersicht zur Einteilung und Nomenklatur rheumatischer Erkrankungen.

[Hartl PW (1985) in: Hornbostel H, Kaufmann W, Siegenthaler W (Hrsg) Innere Medizin in Praxis und Klinik, II. Thieme, Stuttgart, S 10.2]

I. Entzündliche Rheumaformen

Rheumatisches Fieber
Polyarthritis rheumatica acuta
   engl.: rheumatic fever
   franz.: rhumatisme articulaire aigu,
      maladie de Bouillaud

Rheumatoide Arthritis
   (primär-, progredient-, progressiv-)
   chronische Polyarthritis
   engl.: rheumatoid arthritis
   franz.: polyarthrite chronique évolutive,
      maladie de Charcot

   Vaskulitissyndrom
   (sekundäre Kryoglobulinämien)
   Sjögren-Syndrom
   Felty-Syndrom
   Caplan-Syndrom (Silikoarthritis)

   Palindromer Rheumatismus

Seronegative Spondarthritiden

Ankylosierende Spondylitis
   Spondylitis ankylosans, Pierre Marie-Strümpell-Bechterew-Krankheit
   engl.: ankylosing spondylitis
   franz.: spondylarthrite ankylosante

Psoriasisarthritis
   Psoriasis arthropathica

Reiter-Syndrom
   Urethro-okulo-synoviales Syndrom

Enterokolitische Arthropathien
bei Colitis ulcerosa, Morbus Crohn, Morbus
Whipple und Post-Bypass-Syndrom

Reaktive Spondarthritiden, z. B. nach
Yersinien-, Shigellen- und Salmonelleninfektionen bzw. nach Urethritis,
z. B. durch Chlamydien

Morbus Behçet

Kollagenosen im engeren Sinne

Lupus erythematodes (erythematosus) disseminatus
   Medikamentös induzierte Lupussyndrome (Pseudolupus erythematodes)

Progressive Sklerodermie
   engl.: systemic sclerosis, scleroderma
   CRST-Syndrom
   Eosinophile Fasziitis

(Dermato-)Myositis

Panarteriitis (Polyarteriitis, Periarteriitis) nodosa
   Andere nekrotisierende Vaskulitiden

Arteriis temporalis
   (Polymyalgia rheumatica)

Juvenile chronische Arthritis
   (polyartikuläre, pauciartikuläre Verlaufsform, Still-Syndrom)

Infektarthritiden
   viraler, bakterieller und mykotischer Genese
   Empyeme (iatrogenes Pyarthros)

Symptomatische Arthritiden bei primär
nicht rheumatischen Erkrankungen
Arthritiden bei Stoffwechselerkrankungen
   Kristallinduzierte Synoviitiden
   Arthritis urica (Harnsäuregicht)
   Chondrokalzinose (Pseudo-Gicht)

   Ochronose
   Xanthomatose
   Amyloidarthropathie

Arthritiden bei granulomatösen Erkrankungen
   Sarkoidose (Löfgren-Syndrom)

Arthritiden bei hämatologischen Erkrankungen
   Hämoblastosen
   Koagulopathien
   Hämolytische Anämien
   Hämochromatose
   Retikulose

Arthritiden bei allergischen Zuständen
   (arzneimittelallergisch)

Arthritiden bei Neoplasien
   Paraneoplastische Syndrome

EINTEILUNG RHEUMA II

Übersicht zur Einteilung und Nomenklatur rheumatischer Erkrankungen (Fortsetzung).
[Hartl PW (1985) in: Hornbostel H, Kaufmann W, Siegenthaler W (Hrsg) Innere Medizin in Praxis und Klinik, II. Thieme, Stuttgart, S 10.2]

II. Degenerative Rheumaformen
Arthrosis deformans
engl.: osteoarthritis
Olig- (Mon-, Poly-)arthrosen
Große Gelenke
Kleine Gelenke
Fingergelenkpolyarthrose (Typ Heberden-Bouchard, Rhizarthrose)
Osteochondrose, Spondylarthrose, Spondylosis deformans

Arthropathien bei endokrinen Störungen
Akromegalie, Diabetes mellitus, Hyperparathyreoidismus, Schilddrüsendysfunktionen

Arthropathien auf neurologischer Grundlage
Tabes dorsalis, Syringomyelie
Spondylogene Schmerzsyndrome

III. Neubildungen im Bereich der Gelenke
Villonoduläre Synoviitis
(benignes Synovialom)
Maligne Synovialome, Tumormetastasen

IV. Extraartikuläre Rheumaformen
(Weichteilrheumatismus,
engl.: fibrositis syndrome)

Erkrankungen des Unterhautbindegewebes
Panniculitis nodularis, Pfeifer-Weber-Christian-Krankheit
Pannikulose, Lipomatose

Erkrankungen der Muskulatur
Polymyositis
bei Kollagenosen, Sarkoidose
Infektiöse Myositis
Myalgische Syndrome durch Statikstörungen (Wirbelsäule)
Myopathien verschiedener Genese

Erkrankungen der Sehnen, Sehnenscheiden, Bänder und Faszien
Tendinitis, Tenosynoviitis, Fasziitis

Erkrankungen der Schleimbeutel
Bursitis

Kombinierte Weichteilerkrankungen
Periarthropathien (Periarthritis humeroscapularis, Periarthritis coxae)
Neurodystrophische Störungen (Sudeck-Syndr.) (Poly-)Neuropathien (bei Vaskulitissyndromen)
Nervenkompressionssyndrome (Karpaltunnelsyndrom, Tarsaltunnelsyndrom)
Wurzelkompressionssyndrome (Diskopathien)

V. Erkrankungen des Knochens
Systemische Osteoporose, Osteomalazie

Osteodystrophia deformans
(Morbus Paget)

Fibröse Osteodystrophie, Osteosklerose und weitere Osteopathien

RHEUMA/LABOR

Labordiagnostik rheumatischer Erkrankungen

Laborwerte	Bedeutung (Auswahl)
Humorale Entzündungsparameter	
BSG	Wichtigster Parameter für Unterscheidung entzündliche/nicht entzündliche rheumatische Erkrankung, Indikator für Aktivität
C-reaktives Protein	Reagiert bei Entzündung rascher als BSG
Elektrophorese	Siehe Seite 204
Akute-Phase-Reaktionen (Haptoglobulin, Zäruloplasmin, Alpha-1-Antitrypsin, saures Alpha-1-Glykoprotein, Fibrinogen)	
Blutbild	Mikrozytäre **Anämie** als Parameter der Entzündungsaktivität, Blutungskomplikationen unter Steroiden, immunhämolytische Anämie bei SLE, Knochenmarkaplasie bei Goldbehandlung, **Leukozytose** (selten über 20 000/mm^3) = Krankheitsaktivität **Leukopenie** bei SLE, Felty-Sjögren-Syndrom, medikamenteninduziert **Thrombozytose** = Entzündungsaktivität, **Thrombopenie** medikamenteninduziert, SLE
Serumeisen-/kupfer	Weniger bedeutend → Hämochromatose
Klinisch-chemische Laborbefunde	
Harnsäure	Gicht! Aber nicht jeder mit erhöhter Harnsäure hat Gicht, auch in akuten Fällen kann Harnsäure normal sein, Medikamentenbeeinflussung (Chlorothiazid, Hydrochlorothiazid, Chlortalidon, Furosemid, Etacrynsäure) Sekundäre Gicht bei myeloproliferativer Erkrankung
Kreatinphosphokinase (CPK) Aldolase Lactatdehydrogenase (LDH)	Bei Polymyositis, Dermatomyositis Entzündliche Muskelbeteiligung bei SLE, cP, Sjögren Medikamentöse Myopathie (Triamcinolon, Chloroquin, Penicillamin)
Alkalische Phosphatase Kalzium, Phosphor	Siehe Seite 249 metabolische Knochenerkrankungen
Serologisch-immunologische Untersuchung. Cave! Häufig sind Patienten mit juveniler cP seronegativ	
Rheumafaktoren: Latextest Waaler-Rose-Test	Vorkommen: cP 75–80 % Kollagenosen ca. 30 % Nicht entzündliche rheumatische Erkrankungen ca. 5 %, auch nicht rheumatische Erkrankungen (Endocarditis lenta ca. 60 %, Tbc ca. 15 %, Lues 10–15 %)
Immunglobuline	Besonders Anfangsstadium, nicht behandelter Patient, im akuten Schub; siehe Seite 209 Kontrolle immunsuppressiver Therapie
Antinukleäre Faktoren/ Antikörper (ANF/ANA)	Besonders bei Kollagenosen Spezielle Antikörpermuster: SLE, Sklerodermie, Sharp-Syndrom u. a. zuordbar (siehe Seite 206)
Kollagenantikörper	
Komplementuntersuchung	Serumkomplement als gesamthämolytische Aktivität (CH 50), einzelne Komplementfraktionen (C_3, C_4)
Zirkulierende Immunkomplexe (CIC), C1q-Bindung	Zum Teil Aktivitätskriterien, Verlaufsmessungen
Bakterielle Antikörper	Antistreptolysintiter (bei ca. 80 % Patienten mit rheumatischem Fieber deutlich positiv), Verlaufsmessung, Nachweis von Yersinieninfektion
Immungenetische Untersuchungen	
Histokompatibilitätsantigen (HLA)-Typisierungen	HLA-B-27-Spondylitis ankylosans, Morbus Reiter u. a., siehe Seite 209
Gelenkpunktat	Siehe Seite 253

Synopsis der Skelettradiologie

[Modifiziert nach Voegeli E (1981) Grundelemente der Skelettradiologie, Huber, Bern]

Osteopenie quantitative **Verminderung** des Knochengewebes, erhöhte Strahlentransparenz
(cave: falsche Aufnahme, Überexposition)

Osteoporose
- **Erhöhte Strahlentransparenz** des Knochens („brilliant")
- Zahlenmäßige Reduktion der Spongiosabälkchen (grobsträhnige Spongiosa) außerhalb der Zug- und Drucklinien (**Spongiolyse**)
- Aufsplitterung der Kortikalis von innen her (Spongiosierung der Kortikalis)
- **Verstärktes**, optisches **Hervortreten der Kortikalis** (an der Wirbelsäule dadurch „Rahmenstruktur der Wirbelkörper")
- Herabgesetzte Belastbarkeit des Knochens → **Infraktionen** (an der Wirbelsäule: Keil-, Fisch-, Plattwirbel)

Osteomalazie
- Radiologische Zeichen prinzipiell gleich wie bei Osteoporose

Abweichend:
- **Looser-Umbauzonen** (= Pseudofrakturen, inkomplette Ermüdungsfrakturen, oft symmetrisch im Becken, z. B. Os pubis, Os ischii, Schenkelhals, Rippen, verlaufen senkrecht zur Kortikalis, bei Vielzahl und symmetrischer Anordnung = Milkman-Syndrom)
- **Knochenverbiegungen** (Thoraxglockenform, Kartenherzform Becken, Kyphoskoliose)
- Konturenschärfe der Spongiosabälkchen (schummrig, verwaschen)

Hyperparathyreoidismus
- Subperiostale Knochenresorption (früh: Radialseite der Mittelphalangen Dig. II und III)
- Akroosteolysen („tuft arrosions")
- Osteoporose (s. dort, besonders beim primären Hyperparathyreoidismus)
- Braune Tumoren (besonders beim sekundären Hyperparathyreoidismus)
- Verkalkungen in Arterien, Weichteilen und Gelenkknorpel (Chondrokalzinose)
- Bandförmige Sklerosen an den Wirbelkörpern

Osteolyse Zerstörung von Knochengewebe (Tumor/primär, metastatisch/entzündlich)
- Spongiosa rascher zerstört als Kompakta
- Zeit bis zerstörter Knochen im Röntgenbild sichtbar ungefähr 10 Tage

Osteolyseformen
Geographisch (scharfe Grenze zur Umgebung)
Mottenfraß (unscharfe Grenze zur Umgebung)
Permeativ (schwierig bestimmbare Grenze zwischen krank und gesund)

Osteosklerose Knochenneubildung, Zunahme Knochendichte, verminderte Strahlendurchlässigkeit

1 Reaktive Knochenneubildung (durch schon vorhandene Knochenbildungselemente (Osteoblasten) als Reaktion auf Reize unterschiedlicher Genese (Entzündung, Tumor, Trauma) = unspezifisches Zeichen!
   - Verdichtung schon vorhandener Knochenelemente (Spongiosa, Kompakta), folgt ursprünglichem Organisationsprinzip des Knochens

1a Endostale reaktive Knochenneubildung
(z. B. geographische Lyse mit sklerotischem Randsaum)

1b Periostale reaktive Knochenneubildung
solide
unterbrochen
- lamellär
- radiär (strahlenartig, sun burst)
- amorph

2 Knochenneubildung durch Tumorzellen
(chondrogene, osteogene Tumoren)
Tumormatrix - Mineralisation
- ungeordnete Neubildungsnester unabhängig vom ursprünglichen Organisationsprinzip des Knochens

Osteonekrose Absterben von Knochen
(Ischämie, z. B. Trauma, Embolie, Kompression von Blutgefäßen):
- Änderung der Knochendichte → erhöhte Strahlendurchlässigkeit
- in der Umgebung Osteoporose bzw. Reparation (Sequester)
- fleckförmiges Bild von Osteolyse und Osteosklerosen

ARTHROSE

Arthrose: Abnutzung eines Gelenks bei Mißverhältnis Belastbarkeit/Belastung

Schema der röntgenologisch nachweisbaren Veränderungen
[aus Freye K, Lammers W, (1982), Radiologisches Wörterbuch. de Gruyter, Berlin]

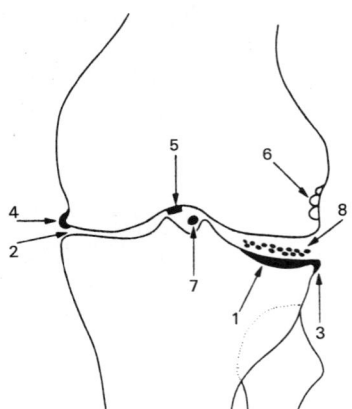

Gonarthrose

1 subchondrale Sklerosierung (Spongiosaverdichtung)
2 Gelenkspaltverschmälerung
3 Entrundung der Gelenkfläche
4 äußerer Randwulst
5 Binnenrandwulst
6 randständige Resorptionsdefekte
7 freier Gelenkkörper
8 Meniskusverkalkungen

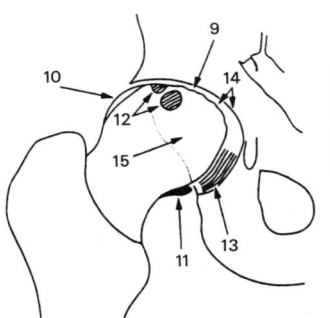

Coxarthrose

9 wellige Kontur der Gelenklinie
10 Verdoppelung der Gelenklinie
11 Verkalkung der Gelenkkapsel
12 Zystoide Defekte
13 reaktive Knorpel-/Knochenneubildung
14 Inkongruenz der Gelenkflächen
15 Deformierung des Gelenkkörpers
   Gelenkspaltverschmälerung

OSTEOPOROSE/KNOCHENMETASTASEN

Der „Osteoporosebaum" des Radiologen
[Nach Haas HG (1983) Klinik und Praxis 37 : 6]

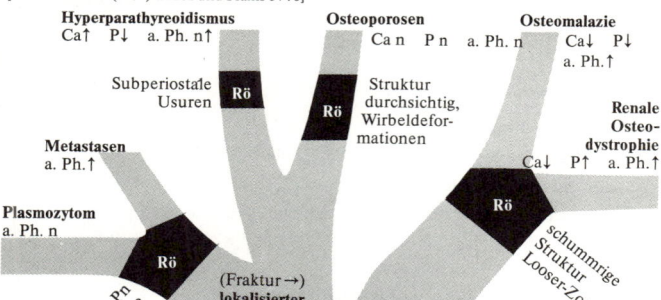

Hyperparathyreoidismus
Ca↑ P↓ a. Ph. n↑

Subperiostale Usuren — Rö

Osteoporosen
Ca n P n a. Ph. n

Rö — Struktur durchsichtig, Wirbeldeformationen

Osteomalazie
Ca↓ P↓ a. Ph.↑

Renale Osteodystrophie
Ca↓ P↑ a. Ph.↑

Rö — schummrige Struktur, Looser-Zonen

Metastasen
a. Ph.↑

Plasmozytom
a. Ph. n

Rö — Ca n P n, Osteolytische Herde

(Fraktur→) **lokalisierter Schmerz**

(Verbiegung→) Belastungsschmerz → **generalisierter Schmerz**

Ca = Kalzium
P = Phosphor
a. Ph. = alkalische Phosphatase

n = normal
↑ = erhöht
↓ = erniedrigt

Radiologische Osteoporose

Knochenmetastasen
- Osteosklerotische (osteoplastische) Metastasen (häufig Prostata, Mamma, Magen, Pankreas u. a.)
- Osteolytische (osteoklastische) Metastasen (häufig Bronchial-, Schilddrüsen-Ca., Hypernephrom, Mamma-Ca., Ovarial-, Kolon-, Gallenblasen-Ca., primäres Leber-Ca.
- Gemischt osteolytisch-osteoplastische Metastasen

Primärtumor in:	Knochenmetastasen (% der Fälle)
Mamma	61
Prostata	50
Lunge (Bronchial-Ca.)	33
Niere	25
Schilddrüse	20
Leber	17
Pankreas	14
Harnblase	12
Magen	12
Corpus und Cervix uteri	11

Vorzugslokalisation
- Wirbelsäule 70 % (LWS mehr als BWS oder HWS)
- Femur 50 %
- Humerus 17 %
- Rippen 10 %
- Schädelkalotte 9 %
- Becken 9 %
- Schultergürtel 6 %
- Tibia 1 %

Solitäre Knochenmetastasen ~ 25 %

RÖ/WIRBELSÄULE

Prinzipielles Vorgehen bei der Beurteilung von Wirbelsäulenröntgenaufnahmen

[Modifiziert nach Dihlmann W (1982) Topographische Röntgendiagnostik III. Thieme, Stuttgart New York]

1. Stellung und Haltung

Segmentale Fehlstellung

- Streckstellung einzelner Segmente (reflektorisch durch Muskelzug)
- dorsales Klaffen des Diskusraumes?
- Güntz-Zeichen = abnorme Stellung mehrerer Winkel oberhalb eines gelockerten Segmentes

Abschnittsfehlhaltung

- Kyphose der Brustwirbelsäule (verstärkt/abgeflacht)
- Lumballordose
- Kyphose der Lendenwirbelsäule
- Skoliose = Abweichung der WS-Achse aus der Frontalebene

2. Relationen

- $\dfrac{\text{Wirbelkörperhöhe}}{\text{Diskushöhe}}$ = alters- und krankheitsabhängig

- Normale Diskushöhensequenz (kontinuierlich, harmonisch)
  C2 < C3 < C4 < C5 < C6 ≥ C7
  L1 < L2 < L3 < L4 ≥ L5
  ← Sprunghafte, diskontinuierliche Diskushöhenabnahme?
  (scheinbare) Zunahme des benachbarten Segmentes?

- Intrasegmentale Dystopien, meß- und vergleichbare Dysmorphien (Wirbel, Diskus)
- Ventrale Wirbelverschiebung
- Vertebrale Dorsaldislokation
- Drehgleiten
- Diskusverlagerung (anterior, retromarginal, intraspongiös (Schmorl'sches Knorpelknötchen) dorsal
- Alignement und Abstand der Dornfortsätze
  (Baastrup-Zeichen = Kontakt der Dornfortsätze untereinander mit Schliffzeichen)
- Querfortsatzgröße (L3 am größten)
- Psorasrand (Seitenvergleich)
- Paravertebrallinie

RÖ/WIRBELSÄULE

Prinzipielles Vorgehen bei der Beurteilung von Wirbelsäulenröntgenaufnahmen (Fortsetzung)

3. Röntgenmorphologie

- Intervertebrallochform
  (zervikal: Tropfen oder Schuhsohle; dorsal: eiförmig; lumbal: Ohrmuschel)
  a.-p. Pedikelprojektion

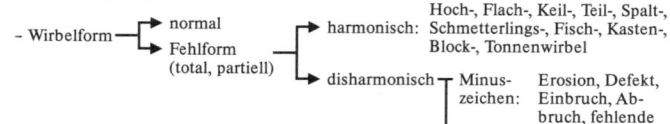

- Wirbelform
  - normal
  - Fehlform (total, partiell)
    - harmonisch: Hoch-, Flach-, Keil-, Teil-, Spalt-, Schmetterlings-, Fisch-, Kasten-, Block-, Tonnenwirbel
    - disharmonisch
      - Minuszeichen: Erosion, Defekt, Einbruch, Abbruch, fehlende Verknöcherung
      - Pluszeichen: Auftreibung, marginale(r) Osteophyt(en)

- Wirbelstruktur
  - normal (Kortikalis, Spongiosa)
  - „Verdünnung" (extrem: Glaswirbel), strähnig-streifig, Verdichtung (umschrieben, Rahmenstruktur, „Elfenbeinwirbel"), wabig, (poly)zyklische Osteolyse

Die wichtigsten Elemente des Wirbels schematisch im a.-p. Bild.

[Nach Schinz HR et al. (1979) Lehrbuch der Röntgendiagnostik Band III. Thieme Stuttgart]

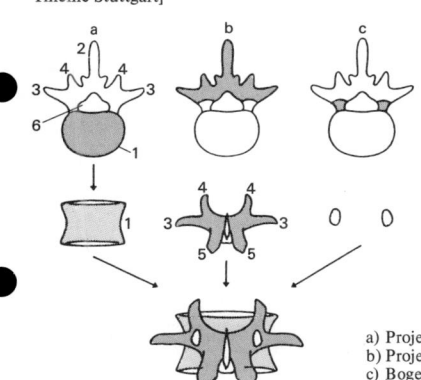

1. Wirbelkörper
2. Processus spinosus
3. Processus transversus
4. Oberer Gelenkfortsatz
5. Unterer Gelenkfortsatz
6. Foramen vertebrale

a) Projektion des Wirbelkörpers
b) Projektion der hinteren Bogengebiete
c) Bogenwurzeln, welche a mit b verbinden
d) Summationsbild von a–c

RHEUMATISCHES FIEBER / STADIEN cP

Revidierte Jones-Kriterien zur Diagnose des rheumatischen Fiebers

[Stollermann GH et al. (1965) Jones criteria (revised) for guidance in the diagnosis of rheumatic fever. Circulation 32: 664–668]

Hauptkriterien
Karditis
Polyarthritis
Chorea minor (Sydenham)
Erythema (marginatum)
Subkutane Knoten

Nebenkriterien

klinisch
Vorausgegangenes rheumatisches Fieber
 oder rheumatische Herzkrankheit
Arthralgien
Fieber

Labor:
Akute-Phase-Reaktionen
 Erhöhte Blutsenkung
 Erhöhter Wert des C-reaktiven Proteins
 Leukozytose
Verlängertes PQ-Intervall (EKG)

plus

Hinweis auf vorausgegangene Streptokokkeninfektion
(erhöhte Titer der Antistreptolysin-0-Reaktion oder anderer Streptokokkenantikörper, positiver Rachenabstrich für Streptokokken A, vorausgegangener Scharlach)

Rheumatisches Fieber sehr wahrscheinlich:

2 Hauptkriterien
oder
1 Hauptkriterium und 2 Nebenkriterien,
 wenn vorausgegangener Streptokokkeninfekt gesichert!

Stadieneinteilung der chronischen Polyarthritis.

[Nach Steinbrocker O et al. (1949) Therapeutic criteria in rheumatoid arthritis. Jama 140: 659–662]

Stadium	Röntgen-befund	Muskel-atrophie	Extraartikuläre Veränderungen (subkut. Knoten) Tendovaginitis	Gelenk-deformation	Ankylose
I Früh-stadium	Evtl. Osteoporose **Keine destrukt. Veränderungen**[a]	–	–	–	–
II Mäßig fortge-schritten	**Osteoporose**[a] (evtl. geringe Destruktion des Knorpels oder subchondr. Knochens)	Umge-bung	Evtl. vorhanden	–[a]	–
III Stark fortge-schritten	**Osteoporose**[a] Knorpel- und Knochen-destruktion	Ausge-prägt	Evtl. vorhanden	Subluxation, ulnare Deviation, Hyperextension	–[a]
IV End-stadium	Wie III, mit knöcherner Ankylose	Ausge-prägt	Evtl. vorhanden	Wie III	**Fibröse oder knöcherne Ankylose**[a]

[a] obligatorische Kriterien

ARA-Kriterien cP

ARA (American Rheumatism Association)-Kriterien zur Diagnose einer chronischen Polyarthritis (cP); (engl./amer. „rheumatoid arthritis") [JAMA (1973) 224: 799]

Diagnostische Kriterien

Durch den Arzt festgestellt:
1. Morgendliche Steifigkeit
2. Bewegungs- oder Druckschmerz in mind. 1 Gelenk
3. Weichteilschwellung und/oder Erguß in mind. 1 Gelenk (nicht nur exophytäre Knochenverdickung)
4. Schwellung eines weiteren Gelenks. Freies Intervall nicht mehr als 3 Monate
5. Bilateral-symmetrische Gelenkschwellung (nicht Fingerendgelenke!). Bei Fingermittel- und -grundgelenken und Zehengrundgelenken keine absolute Symmetrie verlangt

} Ununterbrochene Dauer > 6 Wochen

6. Subkutane Knoten über Knochenvorsprüngen, Strecksehnen oder juxtaartikulär
7. Typische Röntgenbefunde, mindestens gelenknahe Osteoporose
8. Positiver Rheumafaktor mit Methode, die bei normaler Kontrollgruppe nicht mehr als 5% pos. Resultate ergibt (z. B. Latex-, Waaler-Rose-Test)
9. Schwache Muzinausfällung im Gelenkpunktat (Trübung und Fetzenbildung)
10. Charakteristische histologische Veränderungen der Synovialmembran. Mind. die 3 folgenden Kriterien:
    a) starke Zottenbildung
    b) Proliferation der oberflächlichen Synovialzellen (palisadenartige Anordnung)
    c) starke Infiltration mit chron. Entzündungszellen. Ausgedehnte kompakte Fibrinoidablagerung an der Oberfläche der Synovialmembran
11. Charakteristische histologische Veränderungen in subkutanen Knoten

„klassische" cP mind. 7 Kriterien
„sichere" cP mind. 5 Kriterien
„wahrscheinliche" cP mind. 3 Kriterien

Ausschlußliste (die Diagnose einer cP schließen aus):
- typischer Hautausschlag des SLE
- hohe Konzentration von LE-Zellen im Blut
- histologischer Nachweis von Periarteriitis nodosa
- klinische Symptome der Dermatomyositis
- sichere generalisierte Sklerodermie
- charakteristisches Krankheitsbild des rheumatischen Fiebers
- akute Attacken wie bei Gicht oder Pseudogicht
- Tophi
- Infektarthritis inkl. Tbc
- Reiter-Syndrom
- Schulter-Hand-Syndrom
- Osteoarthropathia hypertrophica
- neurogene Arthropathie
- Alkaptonurie
- histololgisch oder serologisch nachgewiesene Sarkoidose
- multiples Myelom
- Erythema nodosum
- myelotische oder lymphatische Leukämie
- Agammaglobulinämie
- gesicherte ankylosierende Spondylitis (M. Bechterew)

SLE/GICHT

Systemischer Lupus erythematodes (SLE)
(chronisch-entzündliche Multiorgankrankheit, die in 90% bei Frauen zwischen dem 20. und 40. Lebensjahr auftritt)

Klinische Manifestation. [Nach Dubois]

Häufigste Organmanifestation	%
Arthritis, Arthralgie	92
Fieber	84
Hauterscheinungen (Schmetterlingserythem)	72
Lymphadenopathie	59
Nierenbeteiligung (Herdnephritis)	53
Anorexie, Erbrechen	53
Myalgia	48
Pleuritis	45
ZNS-Manifestation (Krampf, Epilepsie u.a.)	26
Daneben Leber, Herz, Milz, Abdomen, Schilddrüsen, Augen u.a.	

Laborbefunde

Hämatologisch	%
BSR-Anstieg	85
Anämie	72
Leukopenie	61
Thrombozytopenie	15
Direkter Coombs-Test positiv	14

Immunologisch	
Antinukleäre Antikörper (besonders Anti-DNA)	> 90
LE-Zell-Test positiv	60–80
γ-Globuline erhöht (> 1,5 g/100 ml)	60–77
Rheumafaktoren	20

Medikamentös induzierter LE (Auswahl)

Hydralazine	Sulphamethoxypyridazin
Isoniazid	Trimethadion
PAS	Hydantoin
Procainamid	Phenylbutazon
Tetrazykline	Griseofulvin
Streptomycin	Penicillamin
Methyldopa	Carbamazepin

Pathophysiologie und therapeut. Angriffspunkte bei Gicht

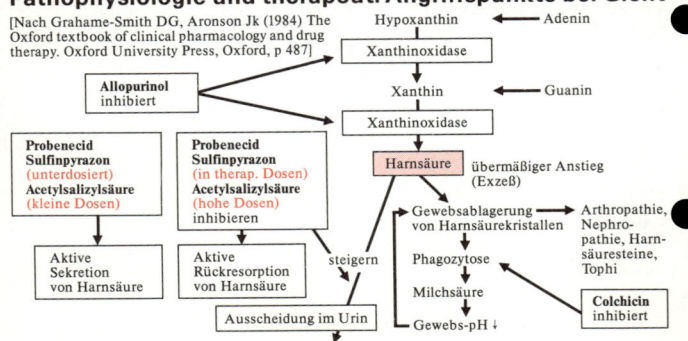

[Nach Grahame-Smith DG, Aronson Jk (1984) The Oxford textbook of clinical pharmacology and drug therapy. Oxford University Press, Oxford, p 487]

Adenin → Hypoxanthin → (Xanthinoxidase) → Xanthin ← Guanin → (Xanthinoxidase) → Harnsäure

Allopurinol inhibiert (Xanthinoxidase)

Probenecid / Sulfinpyrazon (unterdosiert), **Acetylsalizylsäure** (kleine Dosen) → Aktive Sekretion von Harnsäure

Probenecid / Sulfinpyrazon (in therap. Dosen), **Acetylsalizylsäure** (hohe Dosen) inhibieren → Aktive Rückresorption von Harnsäure

steigern → Ausscheidung im Urin

Harnsäure → übermäßiger Anstieg (Exzeß) → Gewebsablagerung von Harnsäurekristallen → Arthropathie, Nephropathie, Harnsäuresteine, Tophi

Gewebsablagerung → Phagozytose → Milchsäure → Gewebs-pH ↓

Colchicin inhibiert (Phagozytose)

GELENKPUNKTAT

Gelenkpunktat Differentialdiagnose des Gelenkpunktats. [Nach Rodman, GP (ed) Primer on the rheumatic diseases. JAMA (1973) 224: 662]

Grundsätzliche Punktatstypen	Normal-werte	Nicht entzündlich (Gruppe I)	Entzündlich (Gruppe II)	Septisch (Gruppe III)	Hämorrhagisch (Gruppe IV)
Volumen (Kniegelenk)	< 3,5 ml	> 3,5 ml	> 3,5 ml	> 3,5 ml	
Trübung	Transparent	Transparent	Trübe	Trübe	Trübe/blutig
Farbe	Klar	Gelb	Gelb/weißlich bis xanthochrom	Gelb bis grünlich	Rötlich
Viskosität	Hoch	Hoch	Vermindert	Vermindert/ unterschiedlich	Vermehrt
Leukozyten (pro µl)	< 200	200–2000	2000–100 000	> 10 000[b]	Erythrozyten
Polymorphkernige Leukozyten	< 25%	< 25%	50% und mehr	75% und mehr[b]	Entsprechend Blutbild
Kulturen	Negativ	Negativ	Negativ	Oft positiv	Negativ
Muzinkoagulation	Fest	Fest	Mangelhaft bis fehlend	Brüchiges Koagulum	
Glukose	Nahezu wie Blutzucker[a]	Nahezu wie Blutzucker[a]	Über 25% tiefer als Blutzucker[a]	Meist wesentlich tiefer als Blutzucker[a]	Nahezu wie Blutzucker[a]
Mögliche Ätiologie		Degenerativ (Arthrose) Trauma (auch hämorrhagisch) Osteochondritis dissecans Osteochondromatosis Neuropathische Gelenkerkrankung (auch Gruppe IV) Hypertrophe Osteoarthropathie Pigmentierte villonoduläre Synovitis (auch Gruppe II oder IV)	Primär-chronische Polyarthritis Reiter-Krankheit Akute Kristallsynovitis (Gicht und Pseudogicht) Ankylosierende Spondylitis (Morbus Bechterew) Arthritis psoriatica Arthritis bei ulzerativer Kolitis und regionaler Enteritis (Crohn) Rheumatisches Fieber (auch Gruppe I) SLE (auch Gruppe I) Progressive systemische Sklerose (Sklerodermie) (auch Gruppe I)	Bakterielle Infektionen	Trauma Hämorrhagische Diathese Neuropathische Gelenkerkrankung (auch Gruppe I) Neoplasma Hämangiom, Synoviom

[a] Gleichzeitig abgenommen im Serum   [b] Bei Anbehandlung/wenig virulentem Keim auch weniger

Viskosität: normal (Tropfen aus der Spritze mit Abtropffaden von über 6 cm Länge); vermindert (kürzerer oder vollständig fehlender Abtropffaden)

Trübung: transparent (gedruckte Schrift kann durch das Reagenzglas mit Synovialflüssigkeit gelesen werden); trübe (gedruckte Schrift kann durch das Reagenzglas mit Synovialflüssigkeit nicht gelesen werden)

Weitere Untersuchungen: Kristallnachweis (Harnsäurekristalle, negativ doppelbrechend: Gicht)
Phagozytennachweis
Zentrifugieren → Sediment → Zytologie
→ Überstand → Immunologie/biochem. Untersuchung

ANATOMIE DER HIRNHÄUTE/PUPILLENGRÖSSE

Anatomie der Hirnhäute

Räume | **Häute**

- Epiduralraum
- Subduralraum
- Subarachnoidalraum (Liquor)

- Schädelkalotte
- Dura mater
- Arachnoidea
- Liquor
- Pia mater
- Kortex

Arachnoidea
Pia mater } Leptomeninx

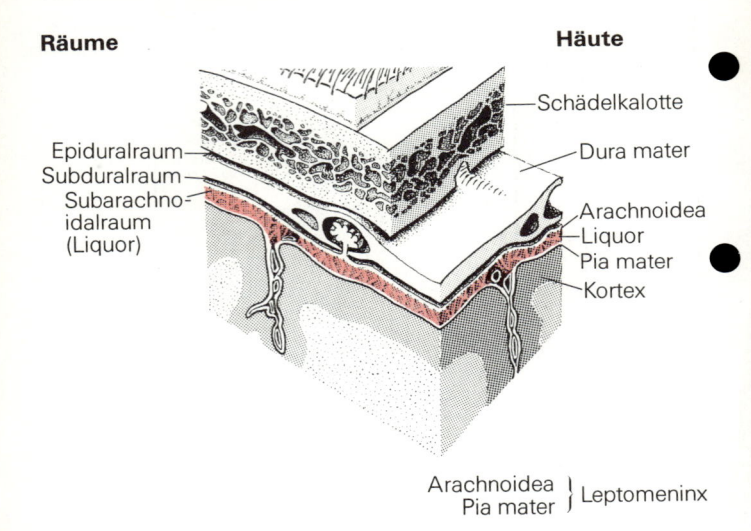

Abschätzskala zur Beurteilung der Pupillengröße [mm]

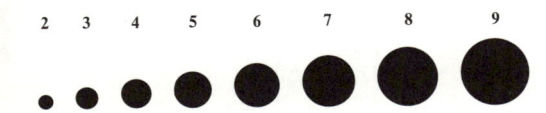

2 3 4 5 6 7 8 9

Memorix CT SCHÄDEL

Computertomogramm des Schädels

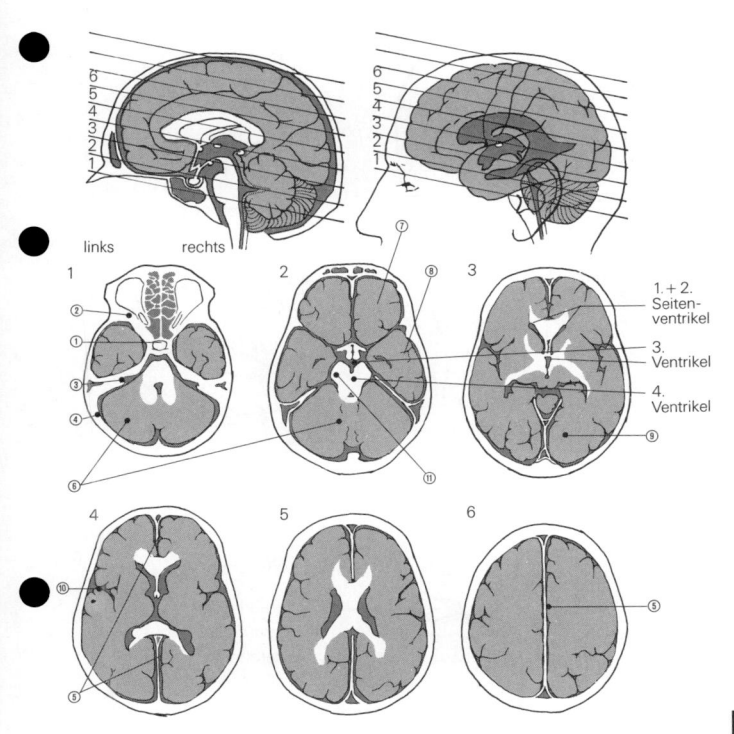

links   rechts

1. + 2. Seitenventrikel
3. Ventrikel
4. Ventrikel

① Hypophyse/Sella
② Os sphenoidale
③ Pyramidenkante
④ Schädelkalotte
⑤ Falx cerebri
⑥ Zerebellum
⑦ Frontallappen
⑧ Temporallappen
⑨ Okzipitallappen
⑩ Sylvius-fissur
⑪ Pons

12

HIRNARTERIEN

Memorix

Anatomie der Hirnarterien

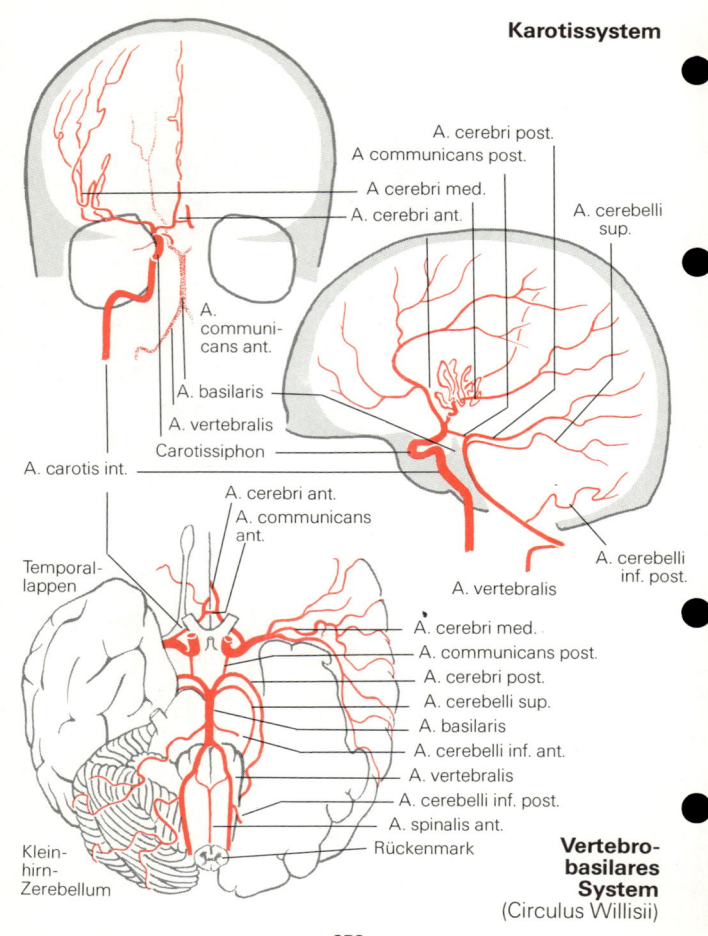

Karotissystem

- A. cerebri post.
- A communicans post.
- A cerebri med.
- A. cerebri ant.
- A. cerebelli sup.
- A. communicans ant.
- A. basilaris
- A. vertebralis
- Carotissiphon
- A. carotis int.
- A. cerebri ant.
- A. communicans ant.
- Temporallappen
- A. vertebralis
- A. cerebelli inf. post.
- A. cerebri med.
- A. communicans post.
- A. cerebri post.
- A. cerebelli sup.
- A. basilaris
- A. cerebelli inf. ant.
- A. vertebralis
- A. cerebelli inf. post.
- A. spinalis ant.
- Rückenmark
- Kleinhirn-Zerebellum

Vertebrobasilares System
(Circulus Willisii)

GESICHTSFELD

Sehbahnläsionen und Gesichtsfeldausfall

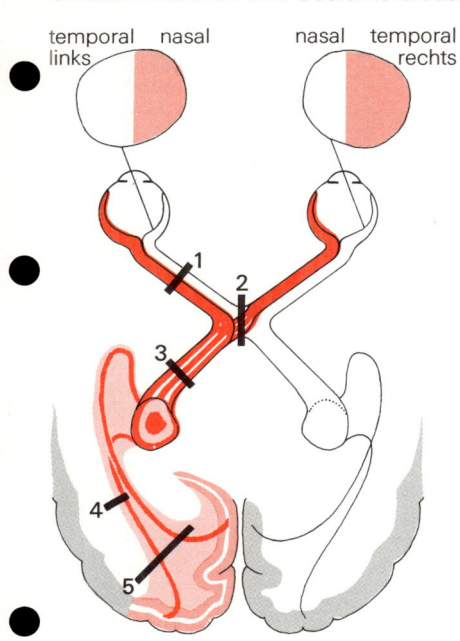

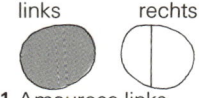

temporal nasal links

nasal temporal rechts

links rechts

1 Amaurose links

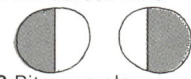

2 Bitemporale Hemianopsie

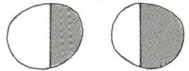

3 Homonyme Hemianopsie rechts

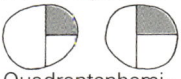

4 Quadrantenhemianopsie oben

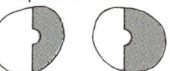

5 Homonyme Hemianopsie rechts mit erhaltenem zentralem Visus

Trigeminusausbreitung

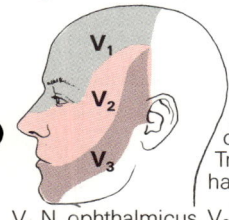

Sensible Versorgung des Gesichts durch die Trigeminushauptäste

V_1 N. ophthalmicus, V_2 N. maxillaris
V_3 N. mandibularis

Auslösen des Kornealreflexes

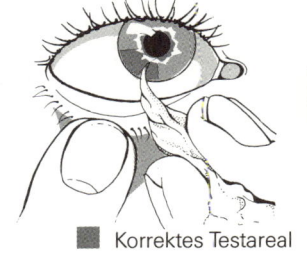

■ Korrektes Testareal

HIRNNERVENSTATUS I

Klinische Hirnnervenprüfung

Nerv / Kernregion	Funktion		Prüfung
I	N. olfactorius	Geruch	Kaffee, Nelken, Pfefferminz
II	N. opticus (Area calcarina)	Sehen	Fernvisus (6 m, korrigiert, unkorrigiert), Gesichtsfeld, Papille (Ophthalmoskop) (vgl. Abb. S. 259)
III	N. oculomotorius (Mittelhirn)	Augenbewegungen: Mm. rectus internus, superior, inferior, obliquus inferior	Augenmotilität (im Rechteck), Ausfälle: Doppelbilder
		Levator palpebrae	Lidheben
		Ziliarmuskel	Pupillen (rund, isokor)
		Sphincter pupillae	Pupillenreaktion (direkt, indirekt, Konvergenz)
IV	N. trochlearis (Mittelhirn)	M. obliquus superior	Richtet Bulbus nach innen und unten. Bei Ausfall: Schiefhaltung des Kopfes auf gesunde Seite
VI	N. abducens (Pons)	M. rectus externus	Abduziert Bulbus nach temporal
V	N. trigeminus (Pons)	Sensibel: Gesicht, vordere 2/3 der Zunge, Nase, Rachen, Augen	(vgl. Abb. S. 259) V_1: Stirn; V_2: Backe; V_3: Kinn
			Kornealreflex (vgl. Abb. 259). Cave: Kornealreflex auch vermindert bei Fazialisparese und zentralen Sensibilitätsstörungen Salmiakgeist (Reizstoff für V_1)
		Motorisch: Kaumuskeln	Masseter (Zähne zusammenbeißen lassen, Palpation der Mm. masseter und temporalis)
			Pterygoidei (Mund öffnen lassen, Abweichung auf gelähmte Seite hin)
VII	N. facialis (Pons)	Motorisch: Gesichtsmuskulatur (Mimik)	Stirnrunzeln, Augenzukneifen, Backenaufblasen, Zähnezeigen, Pfeifen, Naserümpfen, Unterlippe nach außen ziehen (Platysma) (Cave: Ptosis ist Symptom einer N.-III-Läsion)
			Zentrale Fazialislähmung (Läsion im 1. Neuron): Lähmung der unteren Gesichtshälfte, nur Mundast betroffen, Stirnrunzeln und Lidschluß erhalten
			Periphere Fazialislähmung (Läsion im 2. Neuron): Lähmung des ganzen Gesichtes, Stirnrunzeln und Lidschluß unmöglich
		Tränen- und Speicheldrüsen	Tränensekretionstest (nach Schirmer): Test zum Nachweis einer Verminderung der Tränensekretion, Anästhesie der Konjunktiva, dann in jeden Konjunktivasack 5 cm Filterpapierstreifen, normal: nach 5 min. 3 cm befeuchtet)
		Parasympathisch: führt Geschmacksfasern für vordere 2/3 der Zunge	Geschmacksprüfung (20% Zuckerlösung, 10% Kochsalzlösung, 5% Zitronensäure, 1% Chininlösung auf vordere Zunge austupfen)

HIRNNERVENSTATUS II

Klinische Hirnnervenprüfung (Fortsetzung)

Nerv / Kernregion		Funktion	Prüfung
VIII	N. statoacusticus (Pons)	Gehör (N. cochlearis)	Flüsterzahlen, Ticken der Armbanduhr, Stimmgabel (Rinné, Weber, vgl. S. 15)
		Gleichgewichtssinn (N. vestibularis)	Schwindel, Nystagmus, Gang, Stand, Romberg-Versuch*, Unterberger-Tretversuch (**), Barany-Zeigeversuch (***)
IX	N. glossopharyngeus (Med. oblongata)	Sensibel: weicher Gaumen, Rachen, Kehlkopf, hinteres Drittel der Zunge	Innenohrprüfung, Rachenwürgereflex, Schluckakt, näselnde Sprache
X	N. vagus (Med. oblongata)	Motorisch: Pharynx, Gaumensegel, Kehlkopf (N. recurrens)	Heiserkeit (einseitige Stimmbandlähmung) Aphonie (bilaterale Stimmbandlähmung)
		Parasympathisch: Eingeweidemotorik	Gaumensegelstellung (Kulissenphänomen: Verziehung der gelähmten gegen die gesunde Seite hin)
XI	N. accessorius (Med. oblongata)	Motorisch: Mm. sternocleido-mastoideus, trapezius	Kopfdrehen und Schulterheben gegen Widerstand, Schulterstellung (Trapeziusparese bewirkt Schulterschiefstand)
XII	N. hypoglossus (Med. oblongata)	Motorisch: Zungenmuskeln	Zungenmotilität (beim Herausstrecken Abweichen zur kranken Seite), Zunge von innen gegen Backe drücken, Zungenatrophie
Varia			Meningismus, Sprache, Palpation von Karotis- und Temporalispuls, Auskultation der Karotiden

* Romberg-Versuch:
  Patient mit geschlossenen Augen, parallelen Füßen, mit ausgestreckten, nach vorne erhobenen supinierten Armen stehen lassen, pathologisch, wenn Falltendenz

** Unterberger-Tretversuch:
  Mit geschlossenen Augen auf der Stelle treten lassen, normal nach 50 Schritten höchstens 45° Abweichung

*** Barany-Zeigeversuch:
  Hochgehobenen Arm nach Zielen und Augenschluß langsam von oben her senkrecht auf Ziel senken lassen

NEUROSTATUS

Neurostatus (außer Hirnnerven)

	Obere Extremität	Untere Extremität	Rumpf/Statik/Gang
Allgemein	Links-/Rechtshänder, Muskeltonus, Muskelatrophie, grobe Kraft, Motilität, Positionsversuch, Radialispuls	Lasègue, Muskeltonus, Muskelatrophie, grobe Kraft, Motilität, Positionsversuch, Fußpulse	Haltung, Wirbelsäulenkonfiguration, Wirbelsäulendolenzen, freier Stand, Ein-Bein-Stand, freier Gang, Fersen-, Zehen-, Strichgang, Unterberger-Tretversuch
Pyramidenbahn	Mayer	Babinski, Gordon, Oppenheim, unerschöpflicher Klonus	
Sensibilität			
Oberfläche	Berührung, Schmerz, Temperatur, 2-Punkte-Diskrimination	Berührung (Zahlenschreiben), Schmerz, Temperatur, 2-Punkte-Diskrimination	
Tiefe	Vibrationssinn, Lagesinn der Finger (passiv), Stereognosie	Vibrationssinn, Lagesinn der Zehen (passiv)	
Zerebellum	Finger-Nasen-Versuch, Diadochokinese, Rebound-Phänomen, Feinmotorik der Hände	Knie-Hacken-Versuch	Ataxie, Romberg
Eigenreflexe	Radialisreflex C_5 Bizepsreflex C_5, C_6 Trizepsreflex C_6, C_7 Knips und Trömner C_7–Th_1	Patellarsehnenreflex $L_{3,4}$ Achillessehnenreflex L_5, S_1	
Fremdreflexe		Plantarreflex L_5–S_2	Bauchhaut Th_{5-12} Kremaster L_1, L_2 Anal S_3–S_5

RADIKULÄRE DERMATOME

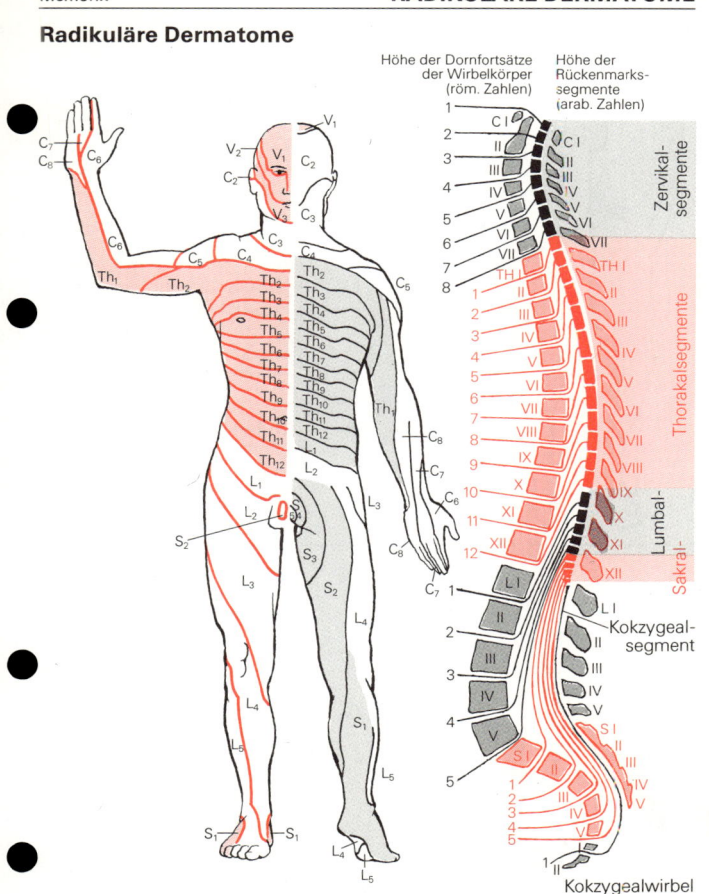

Radikuläre Dermatome

DISKUSHERNIEN

Memorix

Diskushernien

Hernie zwischen	Wurzel-läsion	Dermatomausfälle (Landmarken)
L_3, L_4	L_4	Knie (frontal), Unterschenkel (medial), Malleolus (medial)
L_4, L_5	L_5	Unterschenkel (lateral), Fußrücken, Fußkante (medial), Großzehe Planta pedis
L_5, S_1	S_1	Unterschenkel (dorsal), Malleolus (lateral), Fußkante (lateral), Kleinzehe
C_5, C_6	C_6	Radialseite von Ober- und Unterarm bis Daumen
C_6, C_7	C_7	Dorsalseite des Vorderarms; 2., 3., 4. Finger
C_7, C_8	C_8	Ulnarseite des Vorderarms, Kleinfinger

Diskushernien

Muskelparesen	Reflexausfälle	Funktionsausfall
M. quadriceps, M. tibialis anterior	Patellarsehnenreflex	Fußinversion
M. extensor hallucis longus, M. extensor digitorum brevis		Abgeschwächter Fersengang, Dorsalflexion von Fuß und Zehen
Mm. peronei	Achillessehnenreflex	Abgeschwächter Zehengang, Plantarflexion und Eversion des Fußes
M. biceps brachii, M. brachioradialis	Bizepssehnenreflex	Pronation, Supination des Vorderarms
M. triceps brachii, M. pronator teres	Trizepssehnenreflex	Flexion, Extension des Handgelenks, Thenaratrophie
Kleine Handmuskeln	Trizepssehnenreflex	Flexion, Extension der Finger, Hypothenaratrophie

PERIPHERE NEUROPATHIE

Memorix

Periphere Neuropathien

Legende: ↑ Patient ▲ Arzt ● Muskel

geprüfte Muskelbewegung	Laterale Arm-Rotation	Unterarm Flexion	Arm-Abduktion
untersuchter Muskel	Infraspinatus	Bizeps	Deltoideus
zugehöriger Nerv	Suprascapularis	Musculocutaneus	Axillaris
zugehörige Wurzel	$\mathbf{C_5} - C_6$	$C_5 - C_6$	$\mathbf{C_5} - C_6$
zugehöriger Reflex	Bizeps		

geprüfte Muskelbewegung	Finger-Extension	Distale Daumen-Flexion	Ausgedehnte Daumen-Abduktion
untersuchter Muskel	Extensor digitorum	Flexor pollicis longus	Abductor pollicis brevis
zugehöriger Nerv	Radialis	Medianus	
zugehörige Wurzel	$\mathbf{C_7} - C_8$	$C_7 - \mathbf{C_8}$	$\mathbf{C_8} - Th_1$
zugehöriger Reflex	Trizeps		

geprüfte Muskelbewegung	Oberschenkel Flexion	Bein-Extension	Fuß-Dorsiflexion
untersuchter Muskel	Iliopsoas	Quadrizeps	Tibialis anterior
zugehöriger Nerv	Femoralis		Peronaeus profundus
zugehörige Wurzel	$\mathbf{L_1} - \mathbf{L_2} - L_3$	$L_2 - \mathbf{L_3} - \mathbf{L_4}$	$\mathbf{L_4} - L_5$
zugehöriger Reflex	PSR		

PERIPHERE NEUROPATHIE

Untersuchungsschema

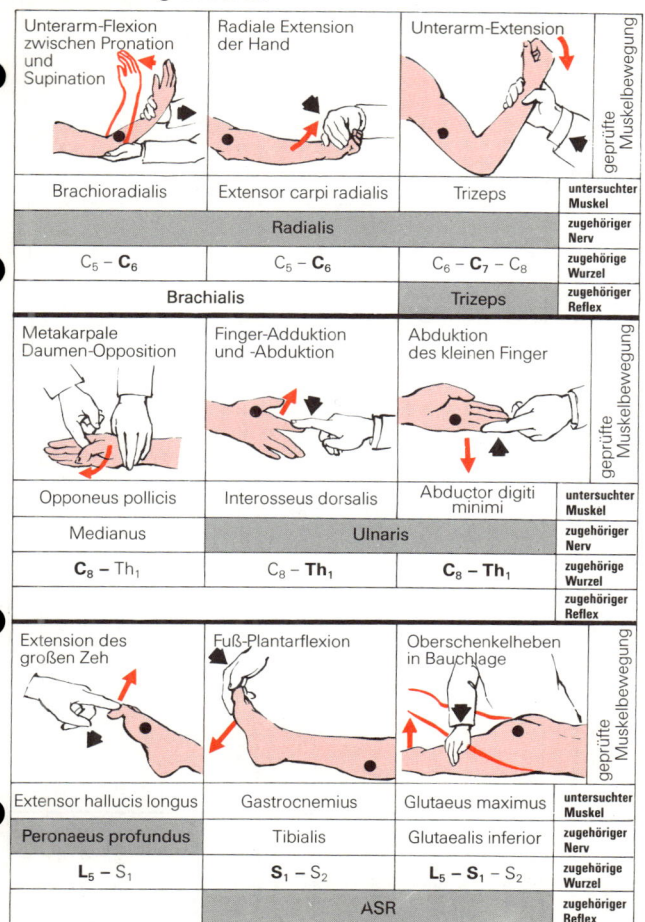

Unterarm-Flexion zwischen Pronation und Supination	Radiale Extension der Hand	Unterarm-Extension	geprüfte Muskelbewegung
Brachioradialis	Extensor carpi radialis	Trizeps	untersuchter Muskel
Radialis			zugehöriger Nerv
C_5 – **C_6**	C_5 – **C_6**	C_6 – **C_7** – C_8	zugehörige Wurzel
Brachialis		Trizeps	zugehöriger Reflex

Metakarpale Daumen-Opposition	Finger-Adduktion und -Abduktion	Abduktion des kleinen Finger	geprüfte Muskelbewegung
Opponeus pollicis	Interosseus dorsalis	Abductor digiti minimi	untersuchter Muskel
Medianus	Ulnaris		zugehöriger Nerv
C_8 – Th_1	C_8 – **Th_1**	**C_8** – **Th_1**	zugehörige Wurzel
			zugehöriger Reflex

Extension des großen Zeh	Fuß-Plantarflexion	Oberschenkelheben in Bauchlage	geprüfte Muskelbewegung
Extensor hallucis longus	Gastrocnemius	Glutaeus maximus	untersuchter Muskel
Peronaeus profundus	Tibialis	Glutaealis inferior	zugehöriger Nerv
L_5 – S_1	**S_1** – S_2	**L_5** – **S_1** – S_2	zugehörige Wurzel
	ASR		zugehöriger Reflex

REFLEXE

Beziehung der Reflexe zu peripheren Nerven und Rückenmarksegmenten

[Aus Mumenthaler M, Topographical diagnosis of peripheral nerve lesions. In: Vinken PJ, Bruyn GW (eds) (Handbook of clinical neurology, vol 2) Localization in clinical neurology. Elsevier, New York 1969, p 16]

Reflex	Auslösungsart und Modus	Effekt	Erfolgsmuskel	Peripherer Nerv	Wurzelsegmente
Skapulohumeralreflex	Schlag auf kaudalen Teil des Margo vertebralis scapulae	Adduktion und Außenrotation des herabhängenden Armes	Mm. infraspinatus und teres minor	N. suprascapularis (N. axillaris)	C4–C6
Bizepsreflex	Schlag auf Bizepssehne	Flexion des Ellenbogens	M. biceps brachii	N. musculocutaneus	C5–C6
Radiusreflex	Schlag auf distales Radiusende	Flexion im Ellenbogen	M. brachioradialis (+ Mm. biceps und brachialis)	N. radialis (N. musculocutaneus)	C5–C6
Trizepsreflex	Schlag auf Trizepssehne proximal vom Olekranon bei gebeugtem Ellenbogen	Streckung im Ellenbogen	M. triceps brachii	N. radialis	C7
Daumenreflex	Schlag auf Sehne des M. flexor pollicis longus im distalen Vorderarmdrittel	Flexion des Daumenendgliedes	M. flexor pollicis longus	N. medianus	C6–C8
Finger- und Handstreckerreflex	Schlag dorsal proximal des Radiokarpalgelenkes	Strecken von Hand und Finger (nicht konstant)	Hand- und Fingerextensoren	N. radialis	C6–C8
Fingerbeugereflex	Schlag auf Daumen des Untersuchers in die Handvola; rascher Schlag auf die Pulpa der gebeugten Finger (Trömner-Reflex)	Beugen der Finger	Mm. flexor digitorum superficialis (und profundus)	N. medianus	C7–C8 (Th1)
Epigastrischer Reflex (Fremdreflex)	Rasches Bestreichen der Haut von der Mamilla abwärts in der Mamillarlinie	Einziehen des Epigastriums	M. transversus abdominis	Nn. intercostales	Th5–Th6
Bauchhautreflex (Fremdreflex)	Rasches Bestreichen der Bauchhaut von lateral nach medial	Verziehen der Bauchhaut mit Nabelverschiebung	Abdominalmuskulatur	Nn. intercostales, N. hypogastricus, N. ilioinguinalis	Th7–Th12

REFLEXE

Beziehung der Reflexe zu peripheren Nerven und Rückenmarkssegmenten (Fortsetzung)

Kremaster-reflex (Fremdreflex)	Bestreichen der Haut an der Oberschenkelinnenseite (Kneifen der Adduktorenmuskeln)	Hochziehen des Hodens	M. cremaster	Ramus genitalis des N. genitofemoralis	L1–L2
Adduktoren-reflex	Schlag auf den Condylus medialis femoris	Adduktion des Beines	Mm. adductores	N. obturatorius	L2-L3-L4
Patellar-sehnenreflex	Schlag auf die Patellarsehne	Strecken im Knie	M. quadriceps femoris	N. femoralis	L2-L3-L4
Glutäalreflex (Fremdreflex)	Bestreichen der Haut über dem Glutäus	Zusammenziehen des Gesäßes (nicht konstant)	Mm. glutaeus medius und maximus	N. glutaeus superior und inferior	L4-L5-S1
Tibialis-posterior-Reflex	Schlag auf Sehne des M. tibialis posterior hinter dem Malleolus internus	Supinationsbewegung des Fußes (nicht konstant)	M. tibialis posterior	N. tibialis	L5
Semimembra-nosus- und Semiendi-nosusreflex	Schlag auf die medialen Kniebeugersehnen (Patient in Bauchlage mit leicht gebeugtem Knie)	Kontraktion der Mm. semitendinosus und semimembranosus	Mm. semitendinosus und semimembranosus	N. ischiadicus	S1
Biceps-femoris-Reflex	Schlag auf laterale Kniebeugersehne (siehe oben)	Kontraktion des M. biceps femoris	M. biceps femoris	N. ischiadicus	S1-S2
Achilles-sehnenreflex	Schlag auf die Achillessehne	Plantarflexion des Fußes	M. triceps surae (und andere Fußbeuger)	N. tibialis	S1-S2
Bulbocaver-nosusreflex (Fremdreflex)	Leichtes Kneifen der Glans oder der Haut des Dorsum penis	An der Peniswurzel tastbare Kontraktion des M. bulbocavernosus	M. bulbocavernosus	N. pudendus	S3-S4
Analreflex (Fremdreflex)	Bestreichen oder Stechen der perianalen Haut beim Patienten in Seitenlage	Sichtbare Kontraktion des Anus	M. sphincter ani externus	N. pudendus	S5

MUSKELINNERVATION

Die Innervation der Muskeln

Kopf				
Hirnnerven				
Temporalis	V			
Masseter	V			
Frontalis	VII			
Orbicularis oculi	VII			
Mund	VII			
Weicher Gaumen	X			
Sternocleidomastoideus	XI			
Trapezius	XI			
Zunge	XII			
Nackenflexoren	C1–6			
Nackenextensoren	C1–Th1			

Rumpf	
Rücken	Th
Rectus abdom.	Th6–12
Schräge Bauchmuskeln	Th6–12

Bein					
Plexus lumbosacralis					
Iliopsoas	L	(2) 3	4		
Adduktoren		3	4		
Abduktoren			(4) 5	(S1)	
Innenrotatoren			4 5	1	
Außenrotatoren			4 5	1 2	
Glutaeus maximus			5	1	
N. femoralis					
Quadrizeps		3 4			
N. ischiadicus					
Kniebeuger med.			5		
Kniebeuger lat.				1 2	
N. fibularis					
Tibialis anterior			4 (5)		
Extensor digit. long.			5		
Extensor hall. long.			5		
Fibularis			5		
Extensor digit. brev.			5		
N. tibialis					
Gastroknemius, Soleus				S1 2	
Tibialis posterior			5		
Flexor digitorum long.			5		
Fußsohlen-Mm.				1 2	

Arm				
Plexus brachialis				
Levator scapulae	C	3 4		
Rhomboidei		4		
Serratus lat.			5 6	
Supraspinatus			5	
Infraspinatus			5	
Pect. major			5 6 7	
Latissimus dorsi			6 7 8	
Teres major			6	
Deltoides			5 6	
Biceps brachii			5 6	
N. radialis				
Trizeps	C		7 8	
Brachioradialis			5 6	
Extensor carpi rad. long.			6 7	
Supinator			5 6	
Extensor digitorum			7 8	
Extensor carpi ulnaris			7 8	
Abductor pollicis long.			7 8	
Extensor pollicis long.			7 8	
Extensor pollicis brev.			7 8	
Extensor indicis			7 8	
N. medianus				
Pronator teres	C		6 7	
Flexor carpi rad.			6 7	
Flexor digit. superfic.			7 8	
Flexor digit. prof.			7 8	
Flexor pollicis long.			7 8	
Abductor pollicis brev.			8	Th1
Opponens pollicis			8	1
Flexor pollicis brev.			8	1
N. ulnaris				
Flexor carpi ulnaris			7 8	
Flexor digit. prof. IV, V			7 8	
Hypothenar			8	1
Interossei			8	1
Flexor pollicis brev.			8	1
Adductor pollicis			8	1

Muskelgruppen	Aktion	Spinalsegmente	Nerven
Hüfte	Flexion	L2, L3, L4	Lumbalnerven und N. femoralis
	Extension	L5, S1, S2	N. glutaeus inferior
	Abduktion	L4, L5, S1	N. glutaeus superior
	Adduktion	L2, L3, L4	N. obturatorius
	Rotation	L5, S1, S2	–
Knie	Flexion	L4, L5, S1, S2	N. ischiadicus
	Extension	L4, L5, S1, S2	N. femoralis
Sprunggelenk	Flexion	L5, S1, S2	N. fibularis und N. tibialis posterior
	Extension	L4, L5, S1	N. tibialis anterior
Fuß	Inversion	L4, L5	N. tibialis anterior und posterior
	Eversion	L5, S1	N. fibularis superficialis
Schulter	Flexion	C5, C6	Nerven zum M. pectoralis major, N. circumflexus
	Extension	C5, C6	Subskapularnerv
	Abduktion	C5, C6	N. circumflexus
Ellbogen	Flexion	C5, C6	N. musculocutaneus
	Extension	C6, C7, C8	N. radialis
Handgelenk	Flexion	C6, C7, C8	N. medianus, N. ulnaris
	Extension	C6, C7, C8	N. radialis
Handbinnenmuskul.		C8, Th1	N. medianus, N. ulnaris

GLASGOW-SKALA

Glasgow-Koma-Skala
(Skala zur Quantifizierung von Bewußtseinsveränderungen, Überwachung, Verlaufsbeurteilung u.a.; maximale Punktzahl 15, minimale Punktzahl 3)

	Reiz	Reaktion	Erläuterung	Punktzahl
Augen	Ansprechen des Patienten (laut bei Schwerhörigkeit)	**spontan**	Augen bleiben nach Ansprechen offen	4
		auf Anruf	Augen fallen nach Ansprechen immer wieder zu	3
		auf Schmerzreiz	Augen fallen nach Schmerzreiz immer wieder zu	2
		nicht	keinerlei Reaktion bzw. lediglich Augenkneifen, Grimassieren, kein Augenöffnen	1
Bewußtsein	Patienten ansprechen, evtl. vorher wecken, wenn notwendig durch Schmerzreiz, gezielte Frage: „Wo befinden Sie sich jetzt?", Tageszeit – Wochentag – Jahr – Name – Vorname – Geburtsdatum – Adresse – Telefonnummer	**orientiert**	örtlich, zeitlich **und** autopsychisch	5
		desorientiert	in einer oder mehreren o.g. Qualitäten nicht orientiert	4
		ungezielte verbale Reaktion	Wortsalat, Worte noch verständlich, aber ohne inneren Zusammenhang	3
		unverständliche Laute	unartikulierte Laute (Stöhnen, Fluchen, Lallen)	2
		keine Antwort	kein Laut	1
Motorik	Standardbefehle	**führt Befehle aus**	Arme/Beine heben, Zunge zeigen, Zähne zeigen u.a.	6
	Auf Schmerzreize: mit Fingerknöchel fest auf Sternum drücken, Kneifen von Hautfalten Oberarm (Seitenvergleich), Oberschenkel, Druck mit Schreibinstrument auf Finger-/Fußnagel	**wehrt gezielt Schmerz ab**	gezieltes Hingreifen zum Schmerzort, Abtasten	5
		ungezielte Schmerzabwehr	Wegziehen der gereizten Extremitäten (Abwehrflexion), ungezielte Abwehr mit anderer Extremität	4
		beugt auf Schmerz (abnormale Flexion)	pathologische Flexion der gereizten Extremität einseitig oder beidseitig, Hinweis für Störungen vom Mittelhirn an aufwärts (Dekortikation), teilweise typisches Schulterhochziehen	3
		streckt auf Schmerz (Extension)	pathologische Extension auf Reize, oft spontan nach Absaugen, Umlagern, Zeichen für fortgeschrittene Mittelhirnstörung, Hirnstammstörung (Dezerebration)	2
		keine Reaktion (auch auf stärksten Schmerz)	V.a. vollständige Hemiplegie bei zerebrovaskulärem Insult, Plexuslähmungen, Paraplegie, Intoxikationen mit Medikamenten (Analgetika, Narkotika, Sedativa, Relaxation)	1

Anmerkungen: Angegeben wird immer die beste Antwort, die erreichbar ist, eventuell Seitenunterschiede notieren, bei der Überwachung von Komapatienten nach Schädel-/Hirntrauma gleichzeitig Pupillengröße und -reaktion rechts und links festhalten.

Definition Koma (nach Score)	AUGEN: geschlossen (1) – BEWUSSTSEIN: unverständliche Laute (2) oder weniger – MOTORIK: gezielte Schmerzabwehr (5) oder weniger
	SCORE: 8 oder weniger
Somnolenz	Patient muß durch Reize geweckt werden, ist aber vollständig orientiert
Sopor	Patient kann nur durch starke Reize kurzdauernd zum Bewußtsein gebracht werden

KOMA

Koma unklarer Ätiologie

Ätiologie		Wichtige klinische Befunde	Wichtige weiterführende Untersuchungen
1. Intrakraniell	Generell:	Meist mit fokalen neurologischen Ausfällen oder Meningismus und meist mit erhöhtem Hirndruck	CT Schädel, Lumbalpunktion nur bei V.a. Meningitis oder Subarachnoidalblutung
Schädel-Hirn-Trauma		Verletzungen, Blutungen aus Nase und Ohren	Röntgen: Schädelfraktur (vgl. Tab. S. 280, 281)
Epilepsie (vgl. Tabelle S. 276)		Krämpfe, Anamnese	EEG, evtl. Alkoholspiegel, evtl. Blutzucker
Vaskulär Blutungen		Subarachnoidal: Meningismus, plötzlicher Kopfschmerz. Subdurales Hämatom: Traumaanamnese, zunehmende Verwirrung und Kopfschmerz	Blutiger Liquor
Embolie, Thrombose		Akute Parese, Anamnese von transienter ischämischer Attacke(n)	EKG (oft Vorhofflimmern)
Hypertensive Enzephalopathie		Kopfschmerz, ↑↑ Blutdruck, Krämpfe, Visusstörungen, zunehmende Bewußtseinstrübung	Augenfundus: III-IV, EKG
Infektion Meningitis		Meningismus, Fieber, Kopfweh, zunehmende Bewußtseinstrübung	Pathologischer Liquor (vgl. Tabelle S. 279)
Enzephalitis		Fieber, zunehmende Bewußtseinstrübung, Meningismus, Paresen	Virusnachweis, pathologischer Liquor (vgl. Tabelle S. 279)
Abszeß		Neurologische Ausfälle von der Lokalisation abhängig	HNO-Status, Thoraxröntgen, Blutkulturen
Tumor primär, Metastasen		Neurologische Ausfälle von der Lokalisation abhängig, Stauungspapille, Hirndruck	Thoraxröntgen, Brustuntersuchung bei Frauen, Haut (Melanom), Gastrointestinaltrakt, Niere

Memorix   **KOMA**

Koma unklarer Ätiologie (Fortsetzung)

Ätiologie		Wichtige klinische Befunde	Wichtige weiterführende Untersuchungen
2. Extrakraniell	Generell:	Meist ohne fokale neurologische Ausfälle oder Meningismus und meist normaler Hirndruck	CT, EEG
Hypoxie		Status nach Herz-Kreislauf-Stillstand, Schaden von der Anoxiedauer abhängig	
Hyperkapnie		Papillenödem, diffuse Myoklonie	Blutgasanalyse, Lungenfunktion
Intoxikation			
Alkohol		Hypotonie, Hypothermie, Foetor aethylicus	Blutalkoholspiegel, Leberenzyme, MCV
Sedativa		Hypotonie, Hypothermie	Toxikolog. Screening: Urin, Blut, Magensaft
Opiate		Miose, Naloxon i.v.	Toxikolog. Screening: Urin, Blut, Magensaft
CO		Kirschrote Haut	CO-Hämoglobin
Salizylate		Krämpfe, Hyperventilation	Blutgasanalyse, Salizylatspiegel im Blut
Metabolisch			
Hypo-, Hyperglykämie		Vgl. Tabelle S. 236	Blutzucker, Blutgase, Elektrolyte
Urämie		Hypertonie, Krämpfe, zunehmende Bewußtseinstrübung, Flapping-Tremor	Harnstoff, Kreatinin, Blutgase, Elektrolyte (vgl. Tabelle S. 146-148)
Hepatisch		Ikterus, Aszites, Leberzirrhose, portale Hypertension, Flapping-Tremor	Leberenzyme, Quick, MCV, Ammoniak, EEG
Elektrolyt-, Wasserhaushaltsstörungen		Vgl. Tabelle S. 155-157	Natrium, Kalium, Chlorid, Magnesium, Kalzium, Blutgase
Säure-, Basenstörungen		Vgl. Tabelle S. 153	
Myxödem, Thyreotoxikose		Vgl. Tabelle S. 225	T_3, T_4, TSH
M. Addison		Hypotonie, Schwäche, Gewichtsverlust (vgl. Tabelle S. 223)	Natrium, Kalium, Blutgase, Kortisol
Hypopituitarismus		Vgl. Tabelle S. 224	Vgl. Tabelle S. 223
Varia			
Hypo-, Hyperthermie		Kerntemperatur, Respiration (Cave: Hirntoddiagnose bei Hypothermie!)	Elektrolyte, Gerinnung, Nierenparameter
Kreislaufschock		Vgl. Tabelle S. 112	
Systemische Infektion		Infektionszeichen	Blutbild, Thrombozyten, Blutkultur
Eklampsie		Schwangerschaft: Ödeme, Proteinurie, Hypertonie	
Hysterie, Hypnose		Anamnese, Ausschluß obiger Ursachen	Normale Laborbefunde

ZEREBRALE ISCHÄMIE

Stadien (und Bezeichnung) zerebraler ischämischer Prozesse

Stadien (Schweregrad)	Bezeichnung
Stadium I	Symptomfrei, Zufallsdiagnose einer Stenose oder eines Verschlusses der Karotiden
Stadium II	**Transitorische ischämische Attacken (TIA)**, d. h. akute Durchblutungsstörungen mit vollständiger spontaner Rückbildung von neurologischen Symptomen innerhalb von 24 h (kann rezidivieren)
Stadium III	"Prolonged reversible ischemic neurologic deficit" **(PRIND)**: wie Stadium II, dabei aber langsamere Rückbildung über Wochen (bis zu 4) noch möglich
Zwischenstadium	Ständige, sich kontinuierlich verschlechternde Symptomatik mit schlechter Prognose **"progressive stroke"**
Stadium IV	Kompletter Hirninfarkt **(completed stroke)**: Endstadium von III, meist innerhalb von Minuten auftretend, bleibende neurologische Symptome über 4 Wochen hinaus
Stadium IVa	– Mit partieller Restitution, leichtere bleibende neurologische Ausfälle
Stadium IVb	– Ohne Restitution, bleibende schwere neurologische Ausfälle

Synkopen und Ohnmachtsanfälle

Ätiologie	Weiterführende Untersuchungen
Ungenügende Vasokonstriktion	
Vasovagal	Anamnese erneut erheben
Orthostatisch	Orthostaseversuch (Schellong-Test, vgl. Seite 80, 81). Therapie mit Diuretika, Vasodilatanzien
Autonome Insuffizienz	Diabetes, Sympathektomie, primäre Formen suchen
Verminderter venöser Rückfluß	
Valsalva (Husten, Miktion)	Valsalva-Manöver unter kontrollierten Bedingungen wiederholen
Spätschwangerschaft	
Vorhofmyxom	Echokardiogramm
Rhythmusstörungen	
Karotissinussyndorm	Karotissinusmassage am Monitor durchführen
SA-, AV-Blöcke (Adam-Stokes)	Langzeit-EKG
Sinusbradykardie	
Asystolie, Kammerflimmern	EKG
Ventrikuläre, supraventrikuläre Tachykardie	
Verminderte Herzleistung	
Aortenstenose, hypertrophe obstruktive Kardiomyopathie, Pulmonalstenose	Auskultation, Echokardiogramm (vgl. Seite 32–35)
Lungenembolie	Lungenszintigraphie
Pulmonale Hypertonie	
Herzinfarkt mit Herzinsuffizienz	EKG
Perikardtamponade	Echokardiogramm
Zerebrovaskulär	
TIA	
Karotisstenose	Doppler-Ultraschall-Untersuchung, Angiographie
Vertebrobasilaris-Stenose, Subclavian-Steal-Syndrom	
Varia	
Epilepsie	EEG
Hypovolämie	Halsvenen, ZVD
Hyperventilation, Angst	Patient kontrolliert hyperventilieren lassen
Hypoxämie	Blutgasanalyse
Anämie	Blutbild
Hypoglykämie	Blutzucker, verlängerter Glukosetoleranztest
Hysterie	Anamnese

EPILEPSIE

Internationale Klassifikation der epileptischen Anfälle

[Nach Gastaut H (1970) Clinical and electroencephalographical classification of epileptic seizures. Epilepsia 11:102; Gastaut H (1981) Proposal for revised seizure classification. Epilepsia 22:493]

A. Partielle (fokale, lokale) Anfälle

1. Einfache partielle Anfälle (Bewußtsein meist nicht gestört)
   a) Motorisch (Jackson)
   b) Sensorisch (somatosensorisch, visuell, auditorisch, olfaktorisch)
   c) Vegetativ
   d) Psychisch, affektiv

2. Komplexe partielle Anfälle (Bewußtsein meist gestört)
   Temporallappenanfälle, psychomotorische Anfälle

3. Partielle Anfälle mit sekundärer Generalisation
   (tonisch, klonisch, tonisch-klonisch)

B. Generalisierte Anfälle (konvulsiv oder nichtkonvulsiv, bilateral, ohne lokalen Anfang, mit Bewußtseinsverlust)

1. Klonisch-tonische Anfälle (Grand mal)
2. Absencen (Petit mal)
3. Myoklonische Anfälle
4. Infantile Spasmen
5. Tonische Anfälle (Kinder)
6. Atonische Anfälle

C. Nichtklassifizierbare epileptische Anfälle (ungenügende Daten)

Internationale Klassifikation der Epilepsien

[nach Merlis JK (1970) Proposal for an international classification of the epilepsies. Epilepsia 11:114]

A. Generalisierte Epilepsien

1. **Primär generalisierte Epilepsien** (genuin, idiopathisch)
   Klinik: Anfälle: Grand mal, Petit mal
   Neurostatus: meist ohne neurologische Ausfälle
   Ätiologie?

2. **Sekundäre generalisierte Epilepsien** (symptomatisch)
   Klinik: Anfälle: Grand mal, myoklonische Anfälle, Kinderanfälle
   Neurostatus: meist mit neurologischen Ausfällen
   Ätiologie: meist erworbene strukturelle Hirnaffektion

3. **Unbestimmbare generalisierte Epilepsien**

B. Partielle (fokale, lokale) Epilepsien
Klinik: Anfälle: vgl. oben 1–3;
Neurostatus: häufig postiktales neurologisches Defizit
Ätiologie: meist zerebrale Herdläsion

C. Unklassifizierbare Epilepsien

ANTIEPILEPTIKA

Antiepileptika

Generic name	Durchschnitt-liche tägliche Dosis in mg	Therapeu-tische Blutspiegel	Indikation	Nebenwirkungen	Präparatenamen (selbst eintragen)
Barbiturate					
Phenobarbital	50–300	10–40 mg/l	Grand-mal-Anfälle, partielle Anfälle (einfach, komplex), Petit mal	Schläfrigkeit, Dermatitis, Ataxie, Abschwächung der Anti-koagulanzienwirkung	
Primidon	750–1500	5–12 µg/ml	Grand-mal-Anfälle, partielle Anfälle (einfach, komplex)	Ataxie	
Hydantoine					
Diphenyl-hydantoin (Phenytoin)	200–600	10–20 mg/l	Grand-mal-Anfälle, partielle Anfälle (einfach, komplex)	Kann Petit mal akzentuieren, Gingivahyperplasie, Lupus-ery-thematodes-ähnliches Syndrom, Abschwächung der Antikoagu-lanzienwirkung, Ataxie, Nystag-mus, Eosinophilie, Lymph-adenopathie	
Mephenytoin	300–600		Grand-mal-Anfälle, partielle Anfälle (einfach, komplex)	Ataxie, Nystagmus, Panzyto-penie, Dermatitis	
Benzodiazepine					
Diazepam	10–150		Petit mal, Status epilepticus	Schläfrigkeit, Ataxie	
Clonazepam	1–10		Petit mal, myoklonische Anfälle	Schläfrigkeit, Ataxie	
Varia					
Ethosuximid	750–1500	40–100 µg/ml	Petit mal	Nausea, Erbrechen, Ataxie, Photophobie	
Methsuximid	500–1000	40–100 µg/ml	Petit mal	Ataxie	
Trimethadion	500–1250		Petit mal	Knochenmarkdepression, Dermatitis, nephrotoxisch	
Carbamazepin	400–1200	4–10 µg/ml	Grand mal, partielle Anfälle (komplex)	Diplopie, Ataxie, Abschwächung der Antikoagulanzienwirkung, Knochenmarkdepression	
Natrium-valproat	1000–3000	50–100 µg/ml	Petit mal, partielle Anfälle (einfach, komplex)	Hepatotoxisch, Thrombozyto-penie, verstärkt Antikoagulan-zienwirkung	
Acetazolamid	250–750		Petit mal, kindliche Anfälle, Grand mal	Parästhesien, metabolische Azidose	

PARKINSONTHERAPIE

Therapie des Parkinson-Syndroms

Prinzipien: Therapeutischer Erfolg von Patient zu Patient verschieden
Medikamente einschleichend dosieren bis zum maximal erwünschten Effekt mit möglichst wenig Nebenwirkungen
Steigerung der dopaminergen Wirkung
Senkung der cholinergen Effekte

Generic name	Wirkung auf			Tägliche Dosis	Nebenwirkungen	Präparatenamen (selbst eintragen)
	Rigor	Tremor	Akinese			
L-DOPA	++	+	+++	3-4 mal 250 mg (max. 2500-3000 mg)	Nausea, Erbrechen, Hypotonie, unwillkürliche choreiforme Bewegungen, „On-off"-Phänomen, Verwirrtheit, visuelle Halluzinationen. Bei psychischen Nebenwirkungen: keine Neuroleptika, evtl. Thioridazin. Cave: Herzinsuffizienz	
L-DOPA mit Dekarboxylasehemmer	++	+	+++	3 mal 62,5 mg (max. 500-750 mg)		
Bromocriptin (Dopaminagonist)	++	+	++	1-3 mal 10 mg (max. 30-60 mg)	Wie L-DOPA. Etwas vermehrt: Psychosen, Verwirrtheit, Libidosteigerung	
Anticholinergika					Mundtrockenheit, Obstipation, Verwirrtheit, Psychose, Akkommodationsstörungen, Mydriase, Tachykardie, Sedierung. Cave: Glaukom, Prostatahypertrophie	
Trihexyphenidyl	++	+++	+	3 mal 2 mg (max. 10 mg)		
Biperiden	++	+++	+			
Amantadin (setzt Dopamin frei)	+	(+)	++	3 mal 50-100 mg	Verwirrtheit, Psychose	

LIQUORPUNKTAT

Liquor: Differentialdiagnose bei Meningitis

Krankheit	Aussehen	Zellen	Eiweiß	Glukose	Laktat	Chlorid	Druck	Mikrobiologische Untersuchung
Normal	Wasserklar, kein Gerinnsel	Max. 2-5·10^6/l Lymphozyten	0,15–0,45 g/l	> 60% des Blutzuckers 50–80 mg% 2,8–4,4 mmol/l	1,5–1,9 mmol/l	120–130 mmol/l	7–18 cm H_2O	Negativ
Bakterien	Gelbliche Trübung, Gerinnsel	80–90% Granulozyten, mehrere Hundert bis mehrere Tausend	↑↑↑	< 35 mg% < 2 mmol/l	↑↑	n–↓	↑↑	Oft positives Direktpräparat (Gram)
Viren	Klar bis leicht gelblich	Initial: Granulozyten. Nach 1.-2.Tag: Lymphozyten, mehrere Hundert	↑	Meist normal	n–↑	n	n–↑	Gewebekulturen, Echo-Viren oft isolierbar
Tuberkulose	Klar, selten trüb	Lymphozyten, wenige Hundert	↑↑	< 45 mg% < 2,5 mmol/l	↑	↓↓	↑	Gelegentlich positives Direktpräparat (Ziehl-Neelsen), Kulturen

SCHÄDEL SEITLICH

Memorix

Normale Röntgenbefunde des Schädels (halbschematisch)
(Nach Gerlach J, Viehweger G, Zeichn. Pupp JS; Abdruck mit freundlicher Genehmigung der Firma Boehringer Ingelheim KG

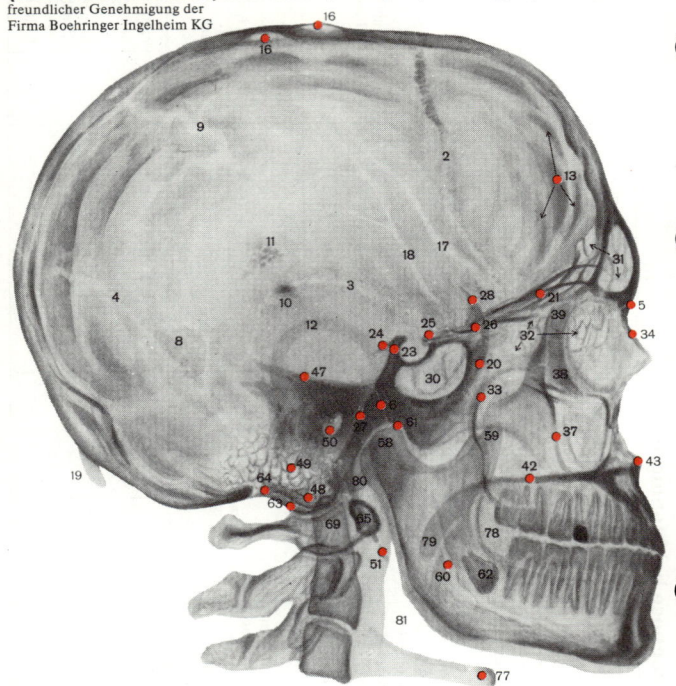

1. Sutura sagittalis
2. Sutura coronaria (z.T. verknöchert)
3. Sutura squamalis
4. Sutura lambdoidea
5. Sutura nasofrontalis
6. Synchondrosis sphenooccipitalis
7. Sutura zygomaticofrontalis
8. Nahtknochen*
9. Canales diploici
10. Verkalkung in der Glandula pinealis*
11. Verkalkung im Plexus chorioideus*
12. Ohrmuschel
13. Juga cerebralia
14. Falxverkalkung*
15. Emissarium frontale*
16. Pacchioni-Granulation (Foveola granul.)*
17. Sulcus sphenoparietalis
18. Sulcus art. mening. med.
19. Okzipitalsporn*
20. Vorderwand der Fossa cranii media
21. Orbitadach
22. Boden der Fossa cranii occipitalis
23. Dorsum sellae
24. Verkalkung am Tentoriumansatz*
25. Proc. alae parvae ossis sphenoidei
26. Planum sphenoideum
27. Clivus
28. Ala magna et parva ossis sphenoidei
29. Crista galli
30. Sinus sphenoideus
31. Sinus frontalis
32. Cellulae ossis ethmoidalis
33. Wand des Sinus maxillaris

SCHÄDEL A.-P.

Normale Röntgenbefunde des Schädels
(halbschematisch) (Nach Gerlach J, Viehweger G, Zeichn. Pupp JS; Abdruck mit freundlicher Genehmigung der Firma Boehringer Ingelheim KG)

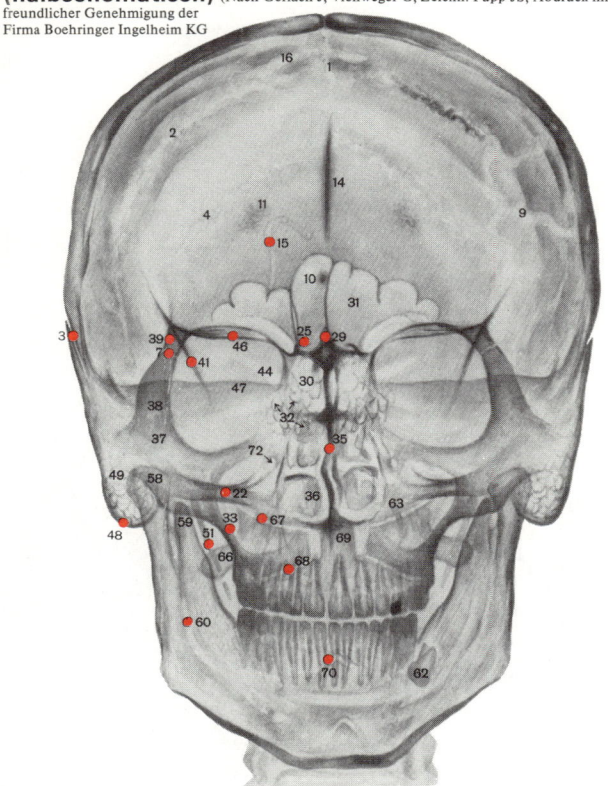

34 Os nasale
35 Septum nasi
36 Concha nasalis inferior
37 Os zygomaticum
38 Proc. frontosphenoideus ossis zygomatici
39 Proc. zygomatic. ossis frontalis
40 Margo aditus orbitae
41 Linea innominata
42 Palatum durum
43 Spina nasalis anterior
44 Fissura orbitalis cerebralis
45 Canalis fasciculi optici
46 Ala parva ossis sphenoidei
47 Pars petrosa ossis tempor.
48 Proc. mastoideus
49 Cellulae mastoideae
50 Meatus acusticus externus
51 Proc. styloideus
52 Eminentia arcuata

NNH/RHESE/STENVERS

Normale Röntgenbefunde des Schädels (halbschematisch)
(Nach Gerlach J, Viehweger G, Zeichn. Pupp JS; Abdruck mit freundlicher Genehmigung der Firma Boehringer Ingelheim KG)

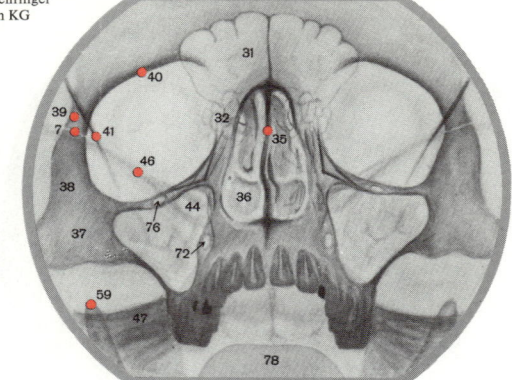

Nasennebenhöhlen

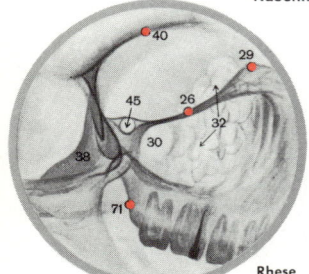

Rhese

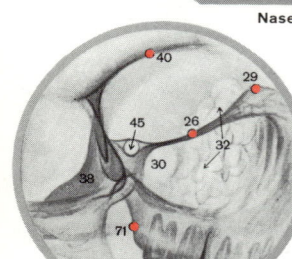

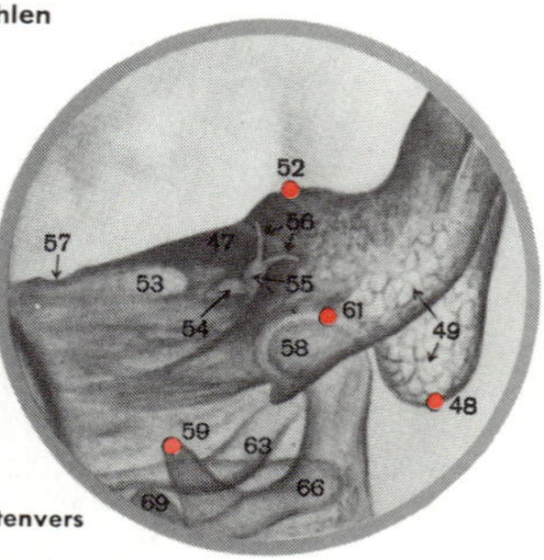

Stenvers

53 Meatus et Porus acusticus internus
54 Cochlea
55 Vestibulum
56 Oberer und seitlicher Bogengang
57 Incisura trigemini
58 Capitulum mandibulae
59 Proc. muscularis mandibulae
60 Canalis mandibulae
61 Articul. mandibularis
62 Dens retentus*
63 Condylus occipitalis

64 Foramen occipitale magnum
65 Arcus ventralis atlantis
66 Proc. transversus atlantis
67 Articul. atlanooccipitalis
68 Articul. atlantoepistrophicus
69 Dens epistrophei
70 Gespaltener Dornfortsatz
71 Proc. pterygoideus
72 Canalis rotundus
73 Foramen ovale
74 Foramen spinae

75 Foramen lacerum
76 Foramen infraorbitale
77 Os hyoideum mit Cornua majora
78 Zunge
79 Uvula
80 Ohrläppchen
81 Cavum pharyngis
82 Trachea

* Inkonstant bzw. variabel

Medikamente – Therapeutische Plasmakonzentrationen

Generic name	Morgendliche Nüchternspiegel	
	Metrisch	Molar
Aminophyllin	10–20 µg/ml	55–110 µmol/l
Carbamazepin	4–10 µg/ml	15–40 µmol/l
Chinidin	2–5 µg/ml	6–15 µmol/l
Digoxin	0,5–2 ng/ml	0,6–2,6 nmol/l
Ethosuximid	40–100 µg/ml	300–700 µmol/l
Gentamicin "Peak"	5–10 mg/l	9–18 µmol/l
Lidocain	1,5–4,5 µg/ml	10–20 µmol/l
Lithium		0,6–1,5 mmol/l
Phenobarbital	15–40 mg/l	60–170 µmol/l
Phenytoin	10–20 mg/l	40–80 µmol/l
Procainamid	3,5–9 µg/ml	15–40 µmol/l
Salicylsäure	200–300 µg/ml	1500–2000 µmol/l
Tobramycin "Peak"	5–10 mg/l	10–20 µmol/l

PSYCHOPHARMAKA/ANTIDEPRESSIVA

Psychopharmakaübersicht

Einteilung	Hauptwirkung	Hauptvertreter
Minor tranquilizer	Hypnotikafreie Beruhigungsmittel **ohne** antipsychotische Wirkung	Benzodiazepine Meprobamat
Major tranquilizer (Neuroleptika)	Hypnotikafreie Beruhigungsmittel **mit** antipsychotischer Wirkung	Phenothiazine Butyrophenone Thioxanthene Reserpin
Thymoleptika	Stimmungsaufhellende Antidepressiva	Trizyklische Antidepressiva
Thymeretika	Hemmungslösende Antidepressiva	MAO-Hemmer
Lithium	„Glättung" bei zyklischen Depressionen	Diverse Salze
Stimulanzien	Antriebssteigernd	Amphetamine

Schematische Darstellung der Wirkungsprofile der Antidepressiva nach Kielholz

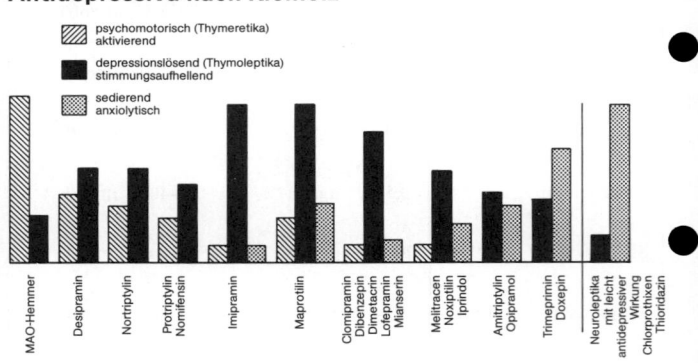

Legende:
- psychomotorisch (Thymeretika) aktivierend
- depressionslösend (Thymoleptika) stimmungsaufhellend
- sedierend anxiolytisch

Substanzen:
MAO-Hemmer, Desipramin, Nortriptylin, Protriptylin, Nomifensin, Imipramin, Maprotilin, Clomipramin, Dibenzepin, Dimetacrin, Lofepramin, Mianserin, Melitracen, Noxiptilin, Iprindol, Amitriptylin, Opipramol, Trimeprimin, Doxepin, Neuroleptika mit leicht antidepressiver Wirkung, Chlorprothixen, Thioridazin

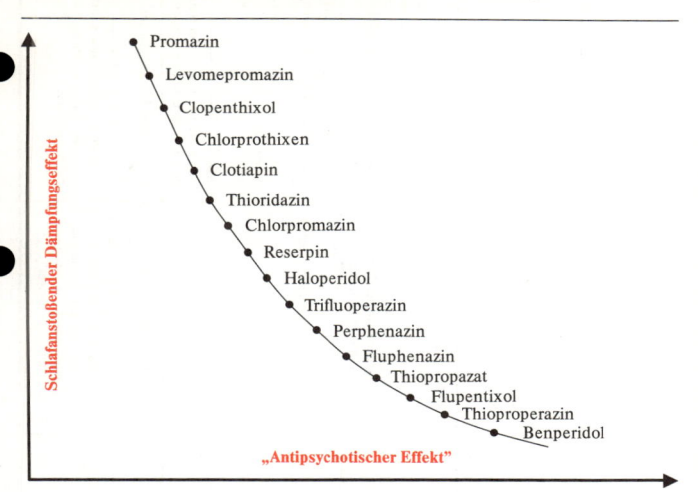

NEUROLEPTIKA

Wirkungsprofil der Neuroleptika nach Pöldinger

Schlafanstoßender Dämpfungseffekt (y-Achse)

- Promazin
- Levomepromazin
- Clopenthixol
- Chlorprothixen
- Clotiapin
- Thioridazin
- Chlorpromazin
- Reserpin
- Haloperidol
- Trifluoperazin
- Perphenazin
- Fluphenazin
- Thiopropazat
- Flupentixol
- Thioproperazin
- Benperidol

„Antipsychotischer Effekt"

SCHLAFMITTEL I

Schlafmittel

Substanz	Präparatenamen (bitte selbst eintragen)	Kurz 5 h	Mittel 5–24 h	Lang 24 h	Bemerkungen
Benzodiazepine					
Triazolam		x			**Bei Einschlafstörungen,** Sofortwirkung, Schlafinduktion rasch, kurze Wirkdauer, Vigilanz am Tag danach kaum beeinträchtigt, Amnesie in Wachphasen möglich	Rebound-Phänomene? frühes Erwachen möglich, evtl. Angst am Morgen, Verstärkung endogener Psychosen möglich
Midazolam		x			
Nitrazepam			x		**Bei Einschlaf-/Durchschlafstörungen, wenn Schlaf/Wachrhythmus gestört,** meist Sofortwirkung, Schlafinduktion rasch, Wirkungsdauer ausreichend, Compliance meist gut, Kumulation geringer, "Hang-over" möglich (→ Dosis ↓) Amnesie in Wachphasen möglich	Auch antikonvulsiv, muskelrelaxierend, Anxiolyse, evtl. auch bei Säuglingen, Kindern indiziert
Oxazepam			x			Tranquilizer/Anxiolyse, gute Sedation
Lorazepam			x			Tranquilizer/Anxiolyse, wie Oxazepam (mehr Nebenwirkungen)
Flunitrazepam			x			Starkes Schlafmittel, evtl. starker "Hang-over"
Lormetazepam			x			
Temazepam			x			Langsame Absorption. **Bei Durchschlafstörungen, frühem Erwachen**
Diazepam				x	**Bei Durchschlafstörungen, frühem Erwachen,** falls Tranquilizereffekt auch am Tag erwünscht, Wirkstoffspiegel gleichmäßig, Schlafinduktion und Anxiolyse, Compliance meist gut, Nachteile: Kumulation! "Hang-over"	Tranquilizer, Muskelrelaxans, antikonvulsiv
Flurazepam				x		Auch für ältere Patienten günstig, maximaler Effekt erst nach mehreren Tagen

SCHLAFMITTEL II

Schlafmittel (Fortsetzung)

Substanz	Präparatenamen (bitte selbst eintragen)	Halbwertszeit s. S. 299 ff. Kurz 5 h	Mittel- 5-24 h	Lang 24 h	Bemerkungen
Barbiturate **Heptabarbital**			x		Sedation, "Hang-over" Störung REM-Schlaf, wird oft präoperativ eingesetzt. Nur kurzzeitiger Gebrauch
Phenobarbital				x	Nur bei schweren Schlafstörungen, eher zur Op-Vorbereitung, Erregungszustände, Entziehungskuren
Andere Substanzen **Chloralhydrat**			x		Mildes Mittel, u.a. geriatrische Patienten, rote Kapsel **Einschlafstörungen**, blaue Kapsel (verzögerte Wirkung) **Durchschlafstörungen**, stört nicht REM-Schlaf, mit Dauer Wirkungsverlust
Methaqualon			(x)	x	Gelegentlich Kopfschmerzen
Diphenhydramin (Antihistaminikum)		x			Relativ sicher
Clomethiazol			x		Altersbedingte Schlafstörung mit Verwirrtheit, bei Alkohollabus
Glutethimid			x		Stört REM-Schlaf, anticholinerger Effekt, Indikation eingeschränkt
L-Tryptophan (essentielle Aminosäure, Vorstufe Serotonin)					Wirksamkeit und Mechanismus in Diskussion

ANTIEMETIKA I

Antiemetika

Substanz	Präparatenamen (bitte selbst eintragen)	Nebenwirkungen
I **Anticholinergika** a Atropin b Scopolamin		Generalisierte anticholinerge Wirkung (Schleim, Speichelsekretion), Akkomodationsstörung, nicht bei Glaukom, Blasenentleerungsstörung, Prostatahyperplasie A. eher zentral erregend, S. zentral dämpfend, bes. bei Reisekrankheit
II **Antihistaminika** a Cyclizin b Dicycloverin c Dimenhydrinat d Diphenhydramin e Meclozin f Promethazin		Zentral dämpfend, Somnolenz (Fahrtüchtigkeit↓), Mundtrockenheit, Obstipation, Diarrhö, u. U. Unruhe, Schlaflosigkeit, Akkomodationsstörungen
III **Neuroleptika** **Phenothiazine** a Chlorpromazin b Levomepromazin c Prochlorperazin d Thiethylperazin e Triflupromazin		Extrapyramidale Symptome, Dyskinesen, Hautreaktionen, Orthostase, intrahepatische Cholestase
IV **Neuroleptika** **Butyrophenone** a Domperidon		Dopaminantagonist, beschleunigt Magenentleerung, sehr selten extrapyramidale Nebenwirkungen
b Droperidol c Haloperidol		Ähnlich wie Phenothiazine, extrapyramidale Symptome, Schläfrig.
V **Varia** a Metoclopramid		Gelegentlich auch zu Neuroleptika gezählt, Dopaminantagonist, extrapyramidale Störungen, antipsychotischer Effekt, beschleunigte Magenentleerung
VI **Steroide** a Dexamethason b Methylprednisolon		s. S. 227
VII **Sedativa/ Tranquillizer** a Diazepam b Lorazepam		s. S. 286

ANTIEMETIKA II

Differentialtherapie Antiemetika

Ursache des Erbrechens	Bewährte Medikamente
Kinetosen (Vestibularisreizung, Reisekrankheit)	**I b** oder Medikament aus Gruppe **II** (z. B. **II e, II c, II f**)
Zentral emetisch wirkende Medikamente (z. B. Opiate, Digitalis)	Medikament aus Gruppe **III** oder **Va** (Dopaminantagonisten) evtl. Medikament aus Gruppe **II**
Metabolisch (z. B. diabetische Ketoazidose, Urämie)	**III, Va** oder **IVa**, auch Medikament aus Gruppe **II**
Endokrin (Östrogene, Antikonzeptiva) (Vorsicht bei Schwangerschaft!)	**II f**, auch Medikament aus Gruppe **III**
Hirnorganisch (Hirndruck)	Druckentlastung **(VI)**, Medikament aus Gruppe **III** oder auch aus Gruppe **II**
Postoperativ	**Va** oder Medikament aus Gruppe **III**
Bei Migräne	z. B. **Va**

Antiemetische Therapie bei Zystostatikatherapie

- möglichst schon prophylaktisch, ausreichend dosieren
- Medikament/e und Dosis nach zu erwartender emetischer Wirkung des Zytostatikums (s. S. 219)

Zu erwartende Übelkeit	Bewährte Therapieschemata
Schwach	Medikament **allein** meist ausreichend, z. B. aus Gruppe **III** (z. B. **III d**), alternativ Gruppe **II** (z. B. **II a, II b**) oder Gruppe **IV** (z. B. **IVa, IVc**)
Mittelstark	Medikament allein meist nicht ausreichend → **Kombinationen:** - z. B. **III d** oder **IVc** mit **IVa**, - alternativ **Va** alleine bzw. - **Va** mit **III b** oder **IVc**, zusätzlich zur Nacht **VII b**
Stark	**Kombinationen:** - z. B. **IVc** mit **IVa + VI** **stationäre Patienten:** - **IVa** mit **III a** alternativ: - **Va als Infusion** mit **IVa i.v.**, - **II d p. o.** evtl. **VII** zusätzlich

ANALGETIKA I

Analgetische Stufentherapie bei Tumorschmerz

Substanz	Präparatenamen (bitte selbst eintragen)	Bemerkungen
Stufe I: mäßiger Schmerz **Acetylsalizylsäure** Alternativ:		Ausreichend dosieren, z. B. 4 · 500–1000 mg, z.T. sehr gute Wirkung bei Knochenmetastasen (z. B. Lysinacetylsalizylat i.v.)
Paracetamol Alternativ:		Ausreichend dosieren, z. B. 4 · 500–1000 mg, wenig Nebenwirkungen, kaum Kontraindikationen
Gut analgetisch wirkendes **nichtsteroidales Antirheumatikum (NSA)** z. B.: Ibuprofen Mefenaminsäure Indometacin Pirprofen u. a.		Ausreichend hoch dosieren, festes ausreichend kurzes Intervall
Stufe II: wenn I nicht ausreichend Medikament aus Stufe I in **Kombination mit: Kodein** Alternativ:		Ausreichend dosieren
Pentazocin Alternativ:		Ausreichend dosieren
Propoxyphen		
Stufe III: wenn II nicht ausreichend **III a** „schwach wirkende Opioide" z. B. **Tilidin** Alternativ:		
Tramadol Alternativ:		
Nefopam		

ANALGETIKA II

Analgetische Stufentherapie bei Tumorschmerz (Fortsetzung)

Substanz	Präparatenamen (bitte selbst eintragen)	Bemerkungen
Alternativ: **IIIb Neuroleptikum/ Antidepressivum** (am günstigsten in Kombination, auch in Kombination mit Stufe I, II, IIIa oder IV sinnvoll)		
Neuroleptikum **Haloperidol** Alternativ:		s. S. 285 (Extrapyramidale Nebenwirkungen)
Levomepromazin Alternativ:		Nebenwirkungen: Somnolenz, Orthostase, Cave: ältere Patienten
Chlorpromazin		Vorteil, daß gleichzeitig antiemetisch, s. S. 288
Antidepressivum **Clomipramin** Alternativ:		Besonders mit Wirkung auf das serotoninerge/noradrenerge System, (Kielholz-Schema, s. S. 284, in der Mitte). **Haloperidol in Kombination mit Clomipramin besonders bewährt**
Imipramin		Auch Maprotilin, Amitryptilin, Trimipramin geeignet
Stufe IV: III nicht ausreichend/ schwerste Schmerzen Stark wirkende Opioide z. B. **Buprenorphin** Alternativ:		
Morphium/ Morphinsulfat		

In Einzelfällen sinnvoll: **Steroide**

PHARMAKADOSIS BEI NIERENINSUFFIZIENZ

Arzneimitteldosierung bei Niereninsuffizienz.

[Mit freundlicher Genehmigung der Autoren: Dettli L, Galeazzi RL (1986) Pharmakokinetische Grundlagen der Arzneimitteldosierung. Documed, Basel (Arzneimittelkompendium der Schweiz)]

Nomographische Schätzung der Eliminationsgeschwindigkeit

Es ist unmittelbar einzusehen, daß die Eliminationsgeschwindigkeit eines Pharmakons um so mehr von der Nierenfunktion abhängig ist, je größer der renal unverändert eliminierte Bruchteil der Dosis, d. h. je kleiner der Wert von Q_0 ist. Es wurde gezeigt, daß die Eliminationsgeschwindigkeit linear mit der endogenen Kreatininclearance Cl abnimmt, bis bei Anurie ein als *minimale Eliminationsfraktion* bezeichneter Bruchteil der Norm erreicht ist, dessen Wert identisch mit demjenigen der normalen extrarenalen Dosisfraktion Q_0 ist. Aufgrund dieser Gesetzmäßigkeit kann für Medikamente, deren Q_0-Wert bekannt ist, die *individuelle Eliminationsfraktion* Q in Abhängigkeit von Cl auf einfache nomographische Weise quantitativ geschätzt werden. Dazu verwendet man das Nomogramm in folgender Weise (S. 293):

1. Der aus Tabelle 3 entnommene Wert von Q_0 des Medikaments wird auf der linken Ordinate aufgetragen und durch eine Gerade mit der rechten oberen Ecke des Nomogramms verbunden.
2. Der Schnittpunkt zwischen dieser Geraden und der individuellen Kreatininclearance Cl (untere Abszisse) oder Kreatininkonzentration c_{cr} im Plasma des Patienten (obere Abszisse) wird auf der linken Ordinate abgelesen.

Der so gefundene Wert entspricht der individuellen Eliminationsfraktion Q. Sie gibt an, bis auf welchen Bruchteil der Norm die Eliminationsgeschwindigkeit des Medikaments beim betreffenden Patienten abgenommen hat, oder anders ausgedrückt, wievielmal länger als normal die *individuelle HWZ* ist:

$$Q = \frac{k}{k_N} = \frac{t\frac{1}{2}N}{t\frac{1}{2}} \quad (1),$$

wobei sich das Subskript N auf einen Patienten mit normaler Nierenfunktion bezieht, die durch die endogene Kreatininclearance Cl = 100 ml/min definiert ist. Aus Gleichung 1 ergibt sich die individuelle HWZ des Medikaments beim betreffenden Nierenkranken:

$$t\frac{1}{2} = \frac{t\frac{1}{2}N}{Q} \quad (2)$$

Kreatininkonzentration im Plasma und Kreatininclearance als Schätzgrößen der Nierenfunktion

Die Messung der endogenen Kreatininclearance Cl ist in der Praxis oft nicht möglich. Sie wird deshalb aus der Kreatininkonzentration c_{cr} im Plasma berechnet. Dabei müssen folgende Sachverhalte berücksichtigt werden:

1. Die Kreatininclearance, die Kreatininkonzentration im Plasma, die Kreatininproduktion und damit auch die Beziehung zwischen c_{cr} und Cl sind stark abhängig von Alter und Körpergewicht sowie, weniger ausgeprägt, vom Geschlecht. Die Umrechnungsskala auf der oberen Abszisse des Nomogramms gilt nur für normalgewichtige Männer mittleren Alters.
Generell anwendbar für die Schätzung von Cl aus c_{cr} ist folgende Schätzgleichung:

$$Cl = \frac{(150 - \text{Alter}) \cdot \text{Gewicht}}{c_{cr}} \quad \begin{array}{l}\text{♂} + 10\,\% \\ \text{♀} - 10\,\%\end{array} \quad (3),$$

wobei c_{cr} in µmol/l anzugeben ist. Die Genauigkeit der Schätzmethode kann wenn nötig noch etwas verbessert werden, indem man den erhaltenen Wert beim Mann um 10 % vergrößert, bei der Frau um 10 % verkleinert.

2. Von grundlegender Bedeutung ist die Tatsache, daß c_{cr} bei *akuter* Niereninsuffizienz kein Schätzmaß der Nierenfunktion ist, weil hier – wie bei einer Dauerinfusion – c_{cr} während etwa 5 Halbwertszeiten des Kreatinins ansteigt, bis ein der verminderten renalen Funktion entsprechender Kumulationsgrenzwert erreicht wird, der dem wahren Schätzwert der Nierenfunktion entspricht. Bei schwerer Niereninsuffizienz kann dieser Kumulationsprozeß wochenlang andauern. Bei akuter Niereninsuffizienz kann deshalb die Verwendung von c_{cr} als Schätzmaß der Nierenfunktion schwerste Fehldosierungen zur Folge haben. Ähnliches gilt bei Patienten unter Hämodialyse.

Memorix **PHARMAKADOSIS BEI NIERENINSUFFIZIENZ**

Nomogramm

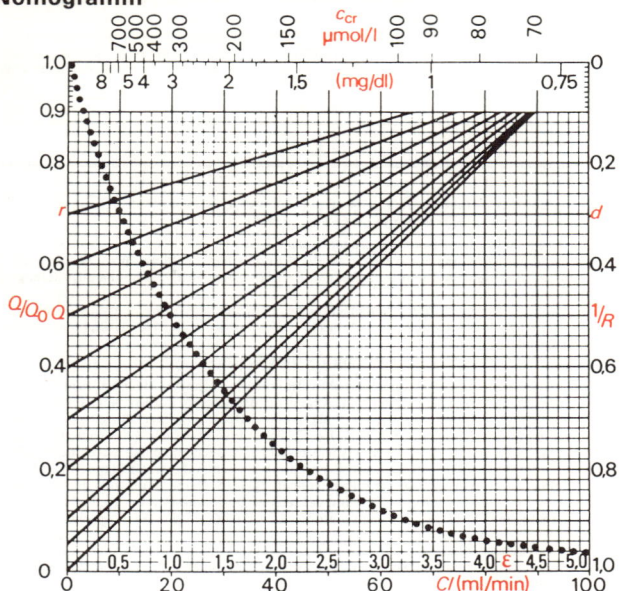

Folgende für die Dosierungsanpassung bei Niereninsuffizienz benötigte Parameter können mit Hilfe dieses Nomogramms graphisch ermittelt werden:
Die endogene Kreatininclearance Cl (Untere Abszisse) aus der Kreatininkonzentration im Plasma (obere Abszisse). Gute Schätzwerte ergeben sich nur bei normalgewichtigen Patienten mittleren Alters; andernfalls muß die Schätzgleichung 3 verwendet werden.
Die individuelle Eliminationsfraktion Q (linke Ordinate) in Abhängigkeit von der minimalen Eliminationsfraktion Q_0 (s. Tabelle 3) und der Kreatininclearane Cl (untere Abszisse) des Patienten. Aus dem so ermittelten Wert von Q kann die individuelle Halbwertszeit $t_{1/2}$ aus der normalen Halbwertszeit $t_{1/2}N$ (s. Tabelle 3) nach Gleichung 4 berechnet werden.
Die Abklingfraktion d (rechte Ordinate) und die Residualfraktion r (linke Ordinate) aus dem relativen Dosierungsintervall $\tau/t_{1/2}$ (untere Abszisse). Der reziproke Wert der Abklingquote d entspricht nach Gleichung 4 dem Kumulationsfaktor R.

Obere Abszisse	c_{cr} (in µmol/l oder mg/dl)	Kreatininkonzentration
Untere Abszisse	Cl (in ml/min)	Kreatininclearance
	ε	relatives Dosierungsintervall
Linke Ordinate	Q	individuelle ⎫ Eliminationsfraktion
	Q_0	minimale ⎭
	r	Residualfraktion
Rechte Ordinate	R	Kumulationsfaktor
	d	Abklingfraktion/Abklingquote

13

PHARMAKADOSIS BEI NIERENINSUFFIZIENZ
Memorix

Arzneimitteldosierung bei Niereninsuffizienz (Forts.)

Dosierungsregeln bei Niereninsuffizienz

Es handelt sich darum, die normale Erhaltungsdosis D_N und/oder das normale Dosierungsintervall τ_N der verlangsamten Arzneimittelelimination beim Nierenkranken so anzupassen, daß bei repetierter Verabreichung die durchschnittliche Plasmakonzentration ähnlich wird wie bei normaler Nierenfunktion. Zu diesem Zweck wendet man eine der folgenden Regeln an:

$D^* = D_N^*$	
$D = D_N \cdot Q$ $\tau = \tau_N$	$D = D_N$ $\tau = \tau_N/Q$
Regel 1	Regel 2

D = Erhaltungsdosis, D^* = Initialdosis, T = Dosierungsintervall, D_N = normale Erhaltungsdosis, D_N^* = normale Initialdosis, T_N = normales Dosierungsintervall.

Verbal ausgedrückt lauten diese Regeln folgendermaßen:
Nach *Regel 1* wird die Dosierung durch Verkleinerung der normalen Erhaltungsdosis D_N angepaßt, indem sie mit der individuellen Eliminationsfraktion Q multipliziert wird. Das normale Dosierungsintervall τ_N bleibt unverändert.
Nach *Regel 2* wird die Dosierung durch Verlängerung des normalen Dosierungsintervalls τ_N angepaßt, indem es unter Beibehalt der normalen Erhaltungsdosis D_N durch die individuelle Eliminationsfraktion Q dividiert wird.
Bei beiden Regeln bleibt die normale Initialdosis D_N^* unverändert.

Beispiel: Digoxindosierung bei einem nierenkranken Patienten mit schwerer Herzinsuffizienz.
Die Kreatininclearance betrage Cl = 30 ml/min. Angesichts der Schwere des Krankheitsbildes betrachtet der Arzt eine Erhaltungsdosis D_N = 0,5 mg in einem Dosierungsintervall τ_N = 24 h als adäquat für einen nierengesunden Patienten. Für Digoxin findet man in Tabelle 3 die Werte Q_0 = 0,3 und $t_{1/2}N$ = 36 h. Im Nomogramm wird eine Gerade zwischen der rechten oberen Ecke und dem Wert Q_0 = 0,3 auf der linken Ordinate gezogen. Der Schnittpunkt zwischen diesen beiden Schrägraden und Cl = 30 ml/min (untere Abszisse) ergibt auf der linken Ordinate Q = 0,5. Damit findet man die individuelle Halbwertszeit $t_{1/2} = t_{1/2}N/Q$ = 36/0,5 = 72 h und das relative Dosierungsintervall $\tau t_{1/2}$ = 24/72 = 0,33.
Nach Regel 1 ergibt sich die angepaßte Erhaltungsdosis $D = D_N \cdot Q$ = 0,5 · 0,5 = 0,25 mg.

Praxis der Dosierungsanpassung

Das praktische Vorgehen bei der individuellen Dosierungsanpassung an die Nierenfunktion kann schematisch in die folgenden 7 Schritte eingeteilt werden:

1. *Überprüfung der Indikation:* Man vergegenwärtige sich stets, daß die hier beschriebenen Methoden im besten Falle approximative Anpassungen liefern. Entsprechend erhöht ist das Toxizitätsrisiko. Bei verminderter Nierenfunktion muß deshalb das Nutzen-Risiko-Verhältnis des Medikaments mit besonderer Sorgfalt abgewogen werden.

2. *Wahl des Medikaments:* Eine scheinbar sehr einfache Methode, alle Schwierigkeiten zu umgehen, besteht darin, möglichst nur Pharmaka mit einem hohen Q_0-Wert, deren Eliminationsgeschwindigkeit kaum von der Nierenfunktion abhängt, zu wählen. Dabei ist jedoch folgendes zu beachten: Pharmaka mit hohem Q_0-Wert sind lipophil; im Gegensatz zu hydrophilen Substanzen mit niedrigem Q_0-Wert hängt ihre Elimination und Verteilung meist ausgeprägt von ihrem Metabolismus und von ihrer Bindung an körpereigene Makromoleküle ab (s. Tabelle 2). Beide Prozesse sind bei Urämie oft abnorm. Außerdem kommt es zu abnormer Kumulation teilweise pharmakologisch aktiver Metabolite. Selbst pharmakologisch inaktive Metabolite können unter diesen Umständen durch kompetitive Verdrängungserscheinungen die Toxizität des Pharmakons erhöhen. Alle diese Anomalien sind in unseren Dosierungsvorschlägen nicht berücksichtigt. Es ist deshalb oft sicherer, ein Pharmakon mit einem gut bekannten niedrigen Q_0-Wert in einem entsprechend angepaßten Dosierungsschema zu verwenden.

3. *Schätzung der Nierenfunktion:* Wird die Kreatininclearance Cl aus der Kreatininkonzentration c_{cr} ermittelt, ist es empfehlenswert, konsequent die einfache Schätzgleichung 3 anzuwenden. Besonders wichtig ist dies beim betagten Patienten. Es wird immer noch zu wenig beachtet, daß die Kreatininkonzentration per se im Greisenalter aus folgendem Grund ein völlig unzureichender Schätzparameter ist: Sowohl die Kreatininproduktion als auch die Kreatininclearance nehmen etwa

Memorix   PHARMAKADOSIS BEI NIERENINSUFFIZIENZ

Arzneimitteldosierung bei Niereninsuffizienz (Forts.)

vom 20. Altersjahr an um etwa 1% pro Jahr ab. Als Folge davon kann die Nierenfunktion bei einem Greis ohne Nierenkrankheit auf weniger als 30% des jugendlichen Standardwerts absinken, ohne daß sich c_{Cr} wesentlich ändert. Bei kritischen Medikamenten (Digoxin!) ist diese Tatsache von entscheidender Bedeutung. Ähnliches gilt für die Berücksichtigung eines abnormen Körpergewichts, während der Geschlechtsunterschied praktisch kaum eine Rolle spielt.

4. *Festlegung des Standarddosierungsschemas:* Unsere Dosierungsregeln gehen davon aus, daß das optimal wirksame Standarddosierungsschema (D_N^*, D_N, τ_N) bekannt sei. Der Therapeut hat deshalb jetzt folgende Frage zu beantworten: „Welches Dosierungsschema würde ich anwenden, wenn ein jugendlicher, normalgewichtiger Erwachsener ohne eingeschränkte Nierenfunktion zu behandeln wäre"?

5. *Die individuelle Eliminationsfraktion* Q wird nun aus der minimalen Eliminationsfraktion Q_0 des Medikaments (s. Tabelle 3) und der Kreatininclearance Cl des Patienten mit Hilfe des Nomogramms in der oben angegebenen Weise ermittelt.

6. *Das individuell angepaßte Dosierungsschema* findet man jetzt auf einfache Weise durch Einsetzen des Wertes von Q in das Standarddosierungsschema nach Regel 1 oder Regel 2. Dazu sei folgendes bemerkt:

   a) Welche der beiden Regeln man bevorzugt, hängt lediglich von praktischen Gegebenheiten ab. So wird man z. B. Regel 2 vorziehen, wenn die galenische Form des Medikaments (z. B. eine Kapsel) die Verkleinerung der Einzeldosis D nicht zuläßt etc.

   b) Aus den Dosierungsregeln 1 und 2 ist ersichtlich, daß für die Ermittlung eines individuell angepaßten Dosierungsschemas ein einziger Paramter, Q_0, benötigt wird. Man mache es sich jedoch auch hier zur Regel „in Halbwertszeiten zu denken". Nur so kann z. B. die Frage beantwortet werden, ob eine Dosierungsanpassung überhaupt indiziert ist. Darüber entscheidet nicht allein der Wert von Q_0, sondern die Indikation zur Dosierungsanpassung ist umso dringender wenn:

   1. je geringer die therapeutische Breite des Medikaments,
   2. je ausgeprägter der Grad der Niereninsuffizienz,
   3. je kleiner der Wert von Q_0 und
   4. je kleiner das Verhältnis $\tau_N/t_{1/2}N$ im Standarddosierungsschema ist

   und umgekehrt. So ist z. B. Piperacillin durch eine große therapeutische Breite ähnlich derjenigen der Penizilline, durch eine minimale Eliminationsfraktion $Q_0 = 0{,}2$ und eine Standardhalbwertszeit $t_{1/2}N = 0{,}8$ h charakterisiert. Daraus ergibt sich nach Gleichung 2, daß selbst im Extremfall der Anurie die $t_{1/2}$ im Mittel nicht länger wird als $t_{1/2}N/Q_0 = 0{,}8/0{,}2 = 4$ h. Das resultierende relative Dosierungsintervall $\tau/t_{1/2} = 8/4 = 2$ ergibt nach Tabelle 1 einen Kumulationsfaktor $R = 1{,}3$. Dies bedeutet, daß selbst beim Anuriker das unveränderte Standarddosierungsschema Plasmakonzentrationen erzeugt, die nur 30 % höher liegen als üblich. Dieser kleine Unterschied ist angesichts der großen therapeutischen Breite unerheblich. Man kann von der Faustregel ausgehen, daß bei Penizillinen und ähnlich gut verträglichen Pharmaka selbst bei kleinem Q_0 erst dann eine Dosierungsanpassung ins Auge gefaßt werden sollte, wenn die individuelle Halbwertszeit $t_{1/2}$ länger wird als das Dosierungsintervall τ, d. h. wenn der Kumulationsfaktor R den Wert $R = 2{,}0$ überschreitet. Anders bei den Aminoglykosiden: Hier ist die Abhängigkeit der Eliminationsgeschwindigkeit von der Nierenfunktion so extrem und die therapeutische Breite so klein, daß das Dosierungsschema schon bei mäßiger Niereninsuffizienz angepaßt werden sollte.

7. *Überwachung des Patienten:* Es sei nochmals darauf hingewiesen, daß bei ausgeprägter Niereninsuffizienz das Toxizitätsrisiko auch bei sorgfältigster Dosierungsanpassung erhöht ist. Diese Patienten sind deshalb besonders sorgfältig zu überwachen. Bei kritischen Pharmaka (Aminoglykoside!) sind Messungen der Plasmakonzentration unumgänglich.

Komplexere Dosierungsregeln

Mit den einfachen Regeln 1 und 2 läßt sich die Dosierug der meisten Medikamente an die Nierenfunktion anpassen. Eine Ausnahme machen Medikamente wie die *Aminoglykoside* sowie die Mehrzahl der *Penizilline* und *Kephalosporine*, die durch folgende Eigenschaften gekennzeichnet sind:

1. Die therapeutische Wirkung beruht auf einem irreversiblen (bakteriziden) Effekt. Daraus folgt, daß die Forderung nicht ausreicht, beim Nierenkranken gleich hohe *Durchschnittskonzentrationen* aufrechtzuerhalten wie bei Patienten mit gesunden Nieren. Vielmehr sollte bei allen Patienten die *Maximalkonzentration* am Anfang der Dosierungsintervalle im bakteriziden Bereich liegen.

PHARMAKADOSIS BEI NIERENINSUFFIZIENZ Memorix

Arzneimitteldosierung bei Niereninsuffizienz (Forts.)

2. Der Wert von Q_0 ist extrem klein, d. h. diese Antibiotika werden fast ausschließlich renal eliminiert. Ihre Eliminationsgeschwindigkeit ist deshalb extrem von der Nierenfunktion abhängig.
3. Während i. allg. in der Pharmakotherapie Dosierungsintervalle üblich sind, die etwa gleich lang sind wie die Halbwertszeit, ist hier das normale Dosierungsintervall um ein Vielfaches länger als die normale Halbwertszeit. Als Folge davon wird bei intermittierender Dosierung die bakterizide Plasmakonzentration meist nicht bis zum Ende des Dosierungsintervalls aufrechterhalten. Dieser Umstand bedeutet eines der fundamentalsten derzeit noch ungelösten Probleme der bakteriziden Chemotherapie, weil die Frage nicht geklärt ist, wie lange und bis zu welchem Grad die bakterizide Konzentration intermittierend unterschritten werden darf. Es mehren sich jedoch die Hinweise darauf, daß eine Dosierungsanpassung durch Verlängerung des Dosierungsintervalls ohne Wirkungseinbuße nur in begrenztem Maße möglich ist. Aus diesem Grund ist Regel 2 bei schwerer Niereninsuffizienz unbrauchbar, da ihre Anwendung, z. B. bei den Aminoglykosiden, zu Dosierungsintervallen von mehr als 2 Wochen führen kann. Auch Regel 1 ist bei schwerer Niereninsuffizienz nicht brauchbar, da sie unter der Bedingung $\tau \gg t_{1/2}$ subtherapeutische Konzentrationen zur Folge hat. Häufig angewendet wird deshalb folgende Dosierungsregel:

$D^* = D^*_N$
$D\ = \frac{1}{2} D^*$
$\tau\ = t_{1/2} = t_{1/2} N/Q$

d. h. als Erhaltungsdosis D verabreicht man die Hälfte der Initialdosis D^*, und das Dosierungsintervall τ ist gleich lang wie die individuelle Halbwertszeit $t_{1/2}$. Auch diese Regel ist nicht allgemeingültig, da sie bei leichter Niereninsuffizienz zu relativer Überdosierung, bei schwerer Niereninsuffizienz zu unerwünscht langen Dosierungsintervallen (bis zu 5 Tagen) führt. Bemerkenswert ist dagegen die Tatsache, daß diese Regel von der HWZ ausgeht. Ihr Prinzip besteht darin, daß man denjenigen Bruchteil der Initialdosis D^*, der während eines Dosierungsintervalls eliminiert wird, als Erhaltungsdosis D verabreicht. Diesen Bruchteil d bezeichnen wir als *Abklingfraktion*. Ist das Dosierungsintervall gleich der Halbwertszeit, gilt definitionsgemäß d = ½ und demnach D = ½D^*. Wendet man wiederum das Prinzip des „Denkens in Halbwertszeiten" an, indem man das Dosierungsintervall τ nicht in Stunden, sondern in Halbwertszeiten ausdrückt, läßt sich vorstehende Regel verallgemeinern. Wählt man beispielsweise τ = 2 $t_{1/2}$, was gleichbedeutend mit $\tau/t_{1/2}$ = 2 ist, findet man D = ¾D^*; mit τ = 3 $t_{1/2}$ ergibt sich D = ⅞D^* usw.

Allgemein gilt:

$$d = 1 - 2^{-\tau/t_{1/2}} = 1/R \quad (4) \qquad\qquad R = \frac{\bar{c}_s}{\bar{c}_1} = \frac{1}{1 - 2^{-\tau/t_{1/2}}} \quad (5)$$

Demnach ist die Abklingfraktion, unabhängig vom Wert der HWZ, nur abhängig vom relativen Dosierungsintervall $\tau/t_{1/2}$, d. h. von dem in Halbwertszeiten ausgedrückten Dosierungsintervall, und ihr Wert ist nach Gleichung 4 und Gleichung 5 gleich dem reziproken Wert des Kumulationsfaktors R. Die für die bakterizide Chemotherapie allgemeingültige Dosierungsregel lautet demnach folgendermaßen:

> $D^* = D^*_N$
> $D\ = d \cdot D^* = \frac{1}{R} \cdot D$
>
> Regel 3

Da Gleichung 5 ohne Hilfsmittel nicht numerisch lösbar ist, sind in Tabelle 1 einige Werte von R in Abhängigkeit von $\tau/t_{1/2}$ dargestellt. Wie im folgenden gezeigt wird, kann R auch graphisch mit Hilfe des Nomogramms ermittelt werden.
Um die Ermittlung der Abklingfraktion d am Krankenbett zu erleichtern, sind in Tabelle 1 einige Werte von d = 1/R aufgeführt und im Nomogramm kann d in Abhängigkeit von ϵ nomographisch mit Hilfe der gebogenen Schätzkurve ermittelt werden.
In der Praxis wird man folgendermaßen vorgehen:
1. Die Kreatininclearance Cl des Patienten wird entweder gemessen oder aus der Kreatininkonzentration c_{cr} im Plasma nach Gleichung 3 berechnet.
2. Die Werte von Q_0 und $t_{1/2}N$ werden Tabelle 3 entnommen. Daraus wird die individuelle Eliminationsfraktion Q mittels des Nomogramms ermittelt und die individuelle Halbwertszeit $t_{1/2}$ nach Gleichung 2 berechnet.

PHARMAKADOSIS BEI NIERENINSUFFIZIENZ

Arzneimitteldosierung bei Niereninsuffizienz (Forts.)

3. Ausgangspunkt für das Dosierungsschema bildet die Frage: „Wie lang soll das Dosierungsintervall sein?" Das gewählte Dosierungsintervall wird in Halbwertszeiten ausgedrückt, d. h. in das relative Dosierungsintrvall $\varepsilon = \tau/t_{1/2}$ umgewandelt. Aufgrund des Wertes von ε wird die Abklingquote d und damit die Erhaltungsdosis D nomographisch oder nach Tabelle 1 ermittelt.

Tabelle 1. Werte des Kumulationsfaktors R nach Gleichung 5 und der Abklingfraktion d nach Gleichung 4 in Abhängigkeit vom relativen Dosierungsintervall $\tau/t_{1/2}$. R und d können auch graphisch ermittelt werden (s. Nomogramm).

$\tau/t_{1/2}$	R	Abklingfraktion
0,1	15,0	0,07
0,2	7,7	0,13
0,3	5,3	0,19
0,4	4,1	0,24
0,5	3,4	0,29
0,6	2,9	0,35
0,7	2,6	0,39
0,8	2,3	0,44
0,9	2,2	0,46
1,0	2,0	0,50
2,0	1,3	0,77
3,0	1,1	0,91

Anmerkung: Besonders wenn die Patienten durch Messung der Arzneimittelkonzentration im Plasma überwacht werden, kann der Therapeut auch von folgender Frage ausgehen: „Wie hoch soll die Arzneimittelkonzentration am Ende des Dosierungsintervalls sein?" Wird diese Konzentration als Bruchteil der Maximalkonzentration am Anfang des Dosierungsintervalls ausgedrückt, erhält man die sog. *Residualfraktion* r. Aufgrund der Beziehung $r = 1 - d$ und Gleichung 4 ergibt sich $r = 2^{-\varepsilon}$. Demnach ist auch die Residualfraktion r nur vom relativen Dosierungsintervall ε abhängig. Der Zusammenhang zwischen ε (untere Abszisse) und r (linke Ordinate) wird im Nomogramm durch die gebogene Schätzkurve beschrieben. Man wird also zunächst r ermitteln; daraus bestimmt man nomographisch ε und nach Regel 3 das Dosierungsintervall und die Erhaltungsdosis D.

Beispiele: Dosierungsanpassung des Gentamicins bei Niereninsuffizienz. Für Gentamicin findet man in Tabelle 3 die Werte $Q_0 = 0,02$ und $t_{1/2}N = 1,9$ h. Das normale Dosierungsschema sei charakterisiert durch die Initialdosis $D_N^* = 80$ mg, die Erhaltungsdosis $D_N = 80$ mg und das Dosierungsintervall $\tau_N = 8$ h.

a) Die Kreatininclearance des Patienten betrage Cl = 15 ml/min. Damit und mit dem Wert $Q_0 = 0,02$ findet man mit Hilfe der entsprechenden Schätzgeraden im Nomogramm die individuelle Eliminationsfraktion Q = 0,18 und daraus nach Gleichung 2 die individuelle Halbwertszeit $t_{1/2}N/Q = 1,9/0,18 = 11$ h. Der Therapeut betrachtet ein Dosierungsintervall $\tau = 24$ h als zweckmäßig. Daraus ergibt sich das relative Dosierungsintervall $\varepsilon = \tau/t_{1/2} = 24/11 = 2,2$. Im Nomogramm ergibt der Schnittpunkt $\varepsilon = 2,2$ (untere Abszisse) mit der gebogenen Schätzkurve die Abklingfraktion d = 0,83 (rechte Ordinate). Mit diesen Werten lautet nach Regel 3 das individuell angepaßte Dosierungsschema folgendermaßen:

$D^* = D_N^* = 80$ mg $D = D_N \cdot d = 80 \cdot 0,83 = 66$ mg $\tau = 24$ h

b) Die Kreatininclearance des Patienten betrage Cl = 45 ml/min. Für Gentamicin findet man daraus nomographisch die individuelle Eliminationsfraktion Q = 0,48 und die individuelle Halbwertszeit $t_{1/2} = 1,9/0,48 = 4$ h. Der Therapeut wünscht ein Dosierungsschema, bei dem die Gentamicinkonzentration im Plasma am Ende des Dosierungsintervalls jeweils auf ⅓ ihres initialen Maximalwerts absinkt. Dies ist gleichbedeutend mit einer Residualfraktion r = 0,33 oder einer Abklingfraktion d = = 1 − r = 0,67. Im Nomogramm ergibt der Schnittpunkt zwischen r = 0,33 (linke Ordinate) und der gebogenen Schätzkurve das relative Dosierungsintervall $\varepsilon = 1,59$ (untere Abszisse). Nach Regel 3 ergibt sich demnach folgendes Dosierungsschema:

$D^* = D_N^* = 80$ mg $D = D_N \cdot d = 80 \cdot 0,67 = 54$ mg $\tau = t_{1/2} \cdot \varepsilon = 4 \cdot 1,59 = 6$ h

PHARMAKADOSIS BEI NIERENINSUFFIZIENZ

Arzneimitteldosierung bei Niereninsuffizienz (Forts.)

Tabelle 2. Kinetische Charakteristika von Medikamenten. Zusammenstellung von Wahrscheinlichkeitsaussagen über kinetische Charakteristika von Medikamenten, deren normale extrarenale Dosisfraktion nahe bei den Extremwerten $Q_O = 0$ (hydrophile Pharmaka) oder $Q_O = 1$ (lipophile Pharmaka) liegt

Kinetischer Prozeß	$Q_O - 0$ (hydrophil)	$Q_O - 1,0$ (lipophil)
Renale Elimination	Praktisch die gesamte Dosis	Nur in Spuren
Extrarenale Elimination	Nur in Spuren	Praktisch die gesamte Dosis
Tubuläre Rückresorption	Fehlend	Annähernd vollständig
Permeation in den Liquor cerebrospinalis	Schlecht	Gut
Gastrointestinale Verfügbarkeit	Meist sehr niedrig wegen Polarität (galenisch kaum beeinflußbar)	Meist hoch; gelegentlich niedrig wegen geringer Wasserlöslichkeit (galenisch beeinflußbar) oder hepatischem „first pass effect"
Abhängigkeit der HWZ vom Urin-pH	Bei Säuren und Basen oft ausgeprägt	Kaum nachweisbar
Bindung an Serumalbumin	Gering oder fehlend	Oft ausgeprägt
Metabolische Transformation	Praktisch fehlend	Meist ausgeprägt
Eliminationsanomalien bei Leberkrankheiten	Fehlen	Können vorkommen
Eliminationsanomalien bei Nierenkrankheiten	Ausgeprägt	Fehlen meist
Pharmakokinetische Arzneimittelwechselwirkungen (Verdrängung aus Albuminbindung, Eliminationshemmung, Enzyminduktion)	Fehlen	Oft ausgeprägt
Hämodialyse	Wirksam	Wirkungslos

Tabelle 3. Normale minimale Eliminationsfraktion (bzw. extrarenale Dosisfraktion) Q_O und normale dominante Eliminationshalbwertszeit $t_{1/2}N$

Es handelt sich um der Literatur entnommene gerundete Mittelwerte. Nichtdominante initiale oder terminale Halbwertszeiten von möglicher klinischer Bedeutung stehen in Klammern. Ein Ausrufezeichen (!) deutet an, daß die Bildung pharmakologisch aktiver Metabolite von klinischer Relevanz nicht ausgeschlossen, ein doppeltes Ausrufezeichen (!!), daß derartige Metabolite nachgewiesen wurden. Sind $t_{1/2}N$ und Q_O eines aktien Metaboliten bekannt, werden sie mit 2 Ausrufezeichen in Klammern angegeben. Derartige Medikamente sind bei schwerer Niereninsuffizienz möglichst zu vermeiden.

Beispiele:
Acetylsalizylsäure $\qquad Q_O = 1,0 \ (0,8 \ !!) \qquad\qquad t_{1/2}N = 0,25 \ (3,0 \ !!)$
Gentamicin $\qquad\qquad Q_O = 0,02 \qquad\qquad\qquad\quad t_{1/2}N = 1,9 \ (> 100)$
Flunitrazepam $\qquad\quad Q_O = 1,0 \ ! \qquad\qquad\qquad\quad t_{1/2}N = (2) \ 16$

Verbal ausgedrückt heißt das: Acetylsalizylsäure wird mit einer Halbwertszeit von 0,25 h vollständig zu ihrem aktiven Metaboliten Salizylsäure hydrolisiert, von welcher 80 % mit einer Halbwertszeit von 3 h extrarenal eliminiert werden. Beim Gentamicin, das eine extrarenale Elimination von nur 2 % aufweist, ist nach einer dominanten HWZ von 1,9 h eine terminale HWZ von über 100 h nachweisbar. Das Flunitrazepam ist durch eine initiale HWZ von 2 h und eine terminale Halbwertszeit von 16 h charakterisiert. Die Elimination ist ausschließlich metabolisch, wobei einige schwächer wirksame Metabolite mit unbekannter HWZ entstehen.

PHARMAKADOSIS BEI NERENINSUFFIZIENZ

Normale minimale Eliminationsfraktion (bzw. extrarenale Dosisfraktion) Q_O und normale dominante Eliminationshalbwertszeit $t_{1/2}N$

[Dettli L, Galeazzi RL (1986) Pharmakokinetische Grundlagen der Arzneimitteldosierung. Documed, Basel (Arzneimittelkompendium der Schweiz)]

Medikament	Q_O	$t_{1/2}N$
A		
Acebutolol	0,8 (0,4 !!)	3 (9) (11 !!)
Acecainid	0,15	6
Acefyllin	0,5	0,8
Acenocoumarol	1,0	10
Acetaminophen	s. Paracetamol	
Acetazolamid	0,2	4
Acetohexamid	0,6 !!	1,3
Acetylcystein	0,9	8
Acetyldigoxin	0,3 (0,3 !!)	24 (36 !!)
Acetylprocainamid	s. Acecainid	
Acetylsalicylsäure	1,0 (0,8 !!)	0,25 (3,0 !!)
Acetylstrophanthidin	?	2,1
Aciclovir	0,1	2,5
Aethylbiscoumacetat	1,0 !	3,0
Aethylchlorvynol	1,0 !	1,4 (25)
Ajmalin	s. Prajmalium	
Alclofenac	0,7	2,0
Alcuronium	0,2	0,25 (3,3)
Alinidin	0,25 (0,4 !!)	3,5 (8 !!)
Allopurinol	0,85 (0,25 !!)	0,8 (12 !!)
Allylisobutyl-barbiturat	s. Butalbital	
Alprazolam	0,9 !	14
Alprenolol	1,0 !!	3
Amantadin	0,1 !	15
Ambroxol	0,9	10
Amezinium	0,2 !	14
Amidotrizoat	0,15	1,5
Amikacin	0,02	1,8 (>100)
Amilorid	0,25 !	10
Aminocapronsäure	0,3	5
Aminoglutethimid	0,6 !	7
Aminophenazon	1,0	2,5
Aminophyllin	s. Theophyllin	
Aminopyrin	s. Aminophenazon	
p-Aminosalicylsäure	0,9	1,5
Amiodaron	1,0 !!	(7) >800
Amitriptylin	1,0 (1,0 !!)	20 (30 !!)
Amobarbital	1,0	30
Amoxicillin	0,06	1,1
Amphetamin	0,5 !!	12
Amphotericin B	0,95 !	20 (>300)
Ampicillin	0,1	0,9
Antipyrin	s. Phenazon	
Aprindin	1,0	30
Aprotinin	1,0	0,7 (7)
Ascorbinsäure	0,05	12
Astemizol	1,0 (1,0 !!)	24 (450 !!)
Atenolol	0,06	6
Atropin	0,45	2
Azapropazon	0,4	12
Azathioprin	1,0 !	4,5

Medikament	Q_O	$t_{1/2}N$
Azidocillin	0,4	1,0
Azlocillin	0,4	1,0
Azosemid	0,8 !	2
Aztreonam	0,3	1,7
B		
Bacampicillin	1,0 (0,1 !!)	(0,9 !!)
Baclofen	0,15 !	4
Bacmecillinam	1,0 (0,4 !!)	0,2 (1,2 !!)
Bamifyllin	1,0 !!	1,0 (18 !!)
Barbital	0,2	70
Bendroflumethiazid	0,7 !	3,5
Benoxaprofen	0,3	30
Benzbromaron	1,0 (1,0 !!)	3 (14 !!)
Benzylpenicillin	0,08	0,5
Betamethason	0,95	6
Betanidin	0,05	9
Betaxolol	0,2 !!	18
Bezafibrat	0,15	2,5
Bleomycin	0,45 !	6
Bredinin	s. Mizoribin	
Bretylium	0,15 !	8
Bromazepam	1,0	12
Bromocriptin	1,0 !	48
Brotizolam	1,0 !!	5
Buflomedil	0,75 !!	3
Buformin	?	6
Bufuralol	0,9 !!	3,5
Bumetanid	0,35 !	0,7 (3)
Bunitrolol	0,9	2
Bupivacain	0,95	2
Buprenorphin	1,0	3
Busulfan	1,0 !	2,5
Butalbital	0,9	36
Butobarbital	1,0	36
Butorphanol	1,0	3
C		
Camazepam	1,0	21
Canrenoat	s. Kaliumcanreonat	
Captopril	0,55 !	2
Carbamazepin	1,0 !!	30
Carbenicillin	0,02	1,2
Carbenoxolon	0,9	20
Carbimazol	1,0 (0,9 !!)	0,5 (4 !!)
Carbocromen	(0,3 !!)	1,0
Carbutamid	0,5	45
Carfecillin	0,1	1,2
Carindacillin	0,1	1,2
Carprofen	0,95	(2) 10
Carteolol	0,3 !!	8
Cefacetril	0,04 !	1,0
Cefaclor	0,25 !	0,7
Cefadroxil	0,1	1,4

PHARMAKADOSIS BEI NIERENINSUFFIZIENZ   Memorix

Eliminationsfraktion/Eliminationshalbwertszeit (Fortsetz.)

Medikament	Q_0	$t_{1/2}N$
Cefalexin	0,04	1,0
Cefaloridin	0,08	1,7
Cefalotin	0,04!!	0,5
Cefamandol	0,04	0,9
Cefapirin	0,4!	1,2
Cefatrizin	0,2	1,4
Cefazedon	0,2	1,5
Cefazolin	0,06	2
Cefmenoxim	0,15	1,1
Cefmetazol	0,15	0,9
Cefonicid	0,03	3,5
Cefoperazon	0,75	2
Ceforanid	0,1	2,4
Cefotaxim	0,4!!	1,1 (22!!)
Cefotetan	0,25!	3,5
Cefotiam	0,35	0,75
Cefoxitin	0,3 (0,1!!)	1,1 (3!!)
Cefradin	0,15	0,7
Cefroxadin	0,05	1,0
Cefsulodin	0,2	2,2
Ceftazidim	0,03	1,8
Ceftezol	0,06	0,7
Ceftizoxim	0,05	1,5
Ceftriaxon	0,5	8
Cefuroxim	0,07	1,1
Chinidin	0,8!!	7
Chloralhydrat	1,0 (1,0!!)	(10!!)
Chlorambucil	1,0!	2
Chloramphenicol	0,95	2,5
Chlordiazepoxid	1,0!!	15 (50!!)
Chlormethiazol	s. Clomethiazol	
Chloroquin	0,3!!	(70) 200 (>500)
Chlorothiazid	0,08	15
Chlorphenamin	0,7!!	25
Chlorphentermin	0,8!	40
Chlorpromazin	1,0!!	5
Chlorpropamid	0,2!!	40
Chlortalidon	0,5!	48
Chlortetracyclin	0,8!	6
Chromonar	s. Carbocromen	
Ciclacillin	0,1	0,7
Ciclosporin	1,0!	1,0 (16)
Cimetidin	0,3	2
Cinnarizin	1,0!	3,2
Cinoxacin	0,3	1,5
Clavulansäure	0,55	0,9
Clenbuterol	0,4!	34
Clindamycin	0,9!	2,5
Clioquinol	1,0	12
Clobazam	1,0!!	18 (50!!)
Clofibrat	0,8 (0,1!!)	(16!!)
Clomethiazol	0,95	6 (18)
Clomipramin	1,0!!	24
Clonazepam	1,0	40
Clonidin	0,4!	8 (24)
Cloprednol	0,75	2
Clorazepat	s. Dikaliumclorazepat	
Cloxacillin	0,25!!	0,6
Cloxazolam	(1,0!!)	(50!!)
Cocain	0,7	2,5

Medikament	Q_0	$t_{1/2}N$
Codein	1,0 (1,0!!)	3 (2,5!!)
Co-dergocrin	?	14
Coffein	0,8!!	5
Colchicin	1,0!	20
Colistin	0,1	3,0
Cortisol	s. Hydrocortison	
Cromoglicinsäure	0,6	1,4
Cyclobarbital	1,0	12
Cyclofenil	1,0!	24
Cyclophosphamid	(0,5!!)	7
Cycloserin	0,4!	10
Cylosporin	s. Ciclosporin	
Cytarabin	0,9!	2

D

Medikament	Q_0	$t_{1/2}N$
Dacarbazin	0,3	5
Dantrolen	0,95!!	9
Dapson	0,9!	24
Daunorubicin	0,9!!	18
Demeclocyclin	0,6	14
Desipramin	1,0!!	15
Desmethyldiazepam	s. Nordazepam	
Desmopressin	1,0	1,2
Dexamethason	1,0	3
Dextran 1000	0,25	2
Dextran 40 000	?	10
Dextran 60 000	?	40
Diazepam	1,0!! (1,0!!)	30 (50!!)
Diazoxid	0,8!	28
Dibekacin	0,01	1,9 (>100)
Dibenzepin	?	4
Diclofenac	1,0!	1,5
Dicloxacillin	0,5	0,7
Dicoumarol	1,0	48
Diethylcarbamazin	0,15!	3,5
Diflunisal	0,95	8
Digitoxin	0,7!	180
Digoxin	0,3	36
Dihydroergotamin	1,0!!	2 (20)
Dihydroergotoxin	s. Co-dergocrin	
Dikaliumclorazepat	1,0!! (1,0!!)	2,0 (50!!)
Diltiazem	1,0	6
Dimethyltubo-curarinium	0,4	0,3 (4,5)
Dinatriumcromo-glykat	s. Cromoglicinsäure	
Diphenhydramin	0,9!	6
Diphenoxylat	1,0!!	2,5
Diphenylpyralin	0,9!	32
Diprophyllin	0,04	2
Dipyridamol	?	0,75
Disopyramid	0,4!!	6
Domperidon	1,0!	(1,5) 8
Doxepin	1,0!!	18 (40!!)
Doxorubicin	0,6!!	30
Doxycyclin	0,7	15 (22)

E

Medikament	Q_0	$t_{1/2}N$
Edrophonium	0,3	2
Emepronium	0,7!	1,0

PHARMAKADOSIS BEI NIERENINSUFFIZIENZ

Eliminationsfraktion/Eliminationshalbwertszeit (Fortsetz.)

Medikament	Q_0	$t_{1/2}N$
Enprofyllin	0,25	3
Ephedrin	0,3 !	6
Epicillin	0,03	1,1
Ergotamin	0,5	2
Erythromycin	0,8	2,5
Esmolol	1,0	0,15
Estramustin	1,0 (1,0 !!)	1,3 (15 !!)
Etacrynsäure	0,35	3
Ethambutol	0,2 !	4 (15)
Ethchlorvynol	1,0 !	1,4 (25)
Ethionamid	1,0 !	2
Ethosuximid	0,8 !	40
Ethylbiscoumacetat	1,0 !	3,0
Etidocain	1,0	2,6
Etilefrin	0,7	3
Etofyllin	0,8	4
Etomidat	1,0	0,5 (4)
Etoposid	0,5	10
Etozolin	1,0 (1,0 !!)	(8 !!)
Etretinat	1,0 !!	4 (>2000)

F

Medikament	Q_0	$t_{1/2}N$
Fenbufen	0,95 !!	10
Fenclofenac	?	30
Fenclozinsäure	1,0	30
Fenflumizol	1,0 !	15
Fenofibrat	0,2 !!	24
Fenoprofen	0,95 !	2,2
Fenoterol	0,85	2
Fentanyl	0,95 !	0,2 (5)
Flecainid	0,7 !!	15
Flucloxacillin	0,3 !!	0,9
Flucytosin	0,03	5
Flufenaminsäure	1,0	9
Flunisolid	0,95	1,7
Flunitrazepam	1,0 !	(2) 16
Fluocortolon	1,3	1,0
Fluorid	0,55	3
Fluorouracil	1,0 !!	0,25 (70 !!)
Flupentixol	?	30
Fluphenazin	1,0 !	30
Flurazepam	1,0 (1,0 !!)	1,5 (50 !!)
Flurbiprofen	0,85	4
Fluvoxamin	0,95	15
Fortimicin A	0,1	1,8
Fosfomycin	0,02	2,0
Furagin	s. Furazidin	
Furazidin	?	1,0
Furazlocillin	s. Fuzlocillin	
Furosemid	0,25	0,9
Fusidinsäure	1,0	6
Fuzlocillin	0,7	0,1

G

Medikament	Q_0	$t_{1/2}N$
Gallamin	0,05	(0,1) 2,5
Gentamicin	0,02	1,9 (>100)
Glibenclamid	1,0 !!	8
Glibornurid	1,0 !	10
Gliclazid	1,0	12
Glipizid	1,0 !	4
Gliquidon	1,0 !	17
Glisoxepid	0,05	2
Glutethimid	1,0 !!	12
Glymidin	0,05 !!	4
Griseofulvin	1,0	20
Guanabenz	0,95	15
Guanethidin	0,5 !!	40 (>100)
Guanfacin	0,75	20

H

Medikament	Q_0	$t_{1/2}N$
Halofenat	0,65	24 (48)
Haloperidol	1,0	20
Harmin	1,0	3,0
Heparin	0,8	2
Heptabarb	1,0	8
Heroin	1,0 (0,9 !!)	0,05 (2,5 !!)
Hetacillin	0,1	1,2
Hexobarbital	1,0	5
Hydralazin	0,85 !!	2,5
Hydrochlorothiazid	0,05	2,5
Hydrocortison	1,0	1,5
Hydromorphon	1,0 (1,0 !!)	2,5 (2,5 !!)

I

Medikament	Q_0	$t_{1/2}N$
Ibuprofen	1,0	2
Idrocilamid	1,0 !!	1,0
Ifosfamid	0,5 !!	14
Imipramin	1,0 (1,0 !!)	12 (15 !!)
Indapamid	0,95 !!	(2) 18
Indometacin	0,85	2,0 (6)
Indoprofen	0,85	2,0
Indoramin	1,0 !	4
Insulin	0,4	0,25 (2)
Interferon	?	3
Iodohippurat	0,45	1,3
Iodoxaminsäure	<0,9	1,1
Ioglicinsäure	0,15	1,5
Ioglycaminsäure	0,8	1,9
Iotalaminsäure	0,15	1,9
Iotroxinsäure	<0,85	1,4
Ipratropium	0,7	3,5
Iproniazid	0,95 !!	9 (20 !!)
Isoniazid	0,6	2,3
Isophosphamid	s. Ifosfamid	
Isoprenalin	0,9	5
Isoproterenol	s. Isoprenalin	
Isosorbiddinitrat	1,0 (1,0 !!) (0,8 !!)	0,4 (2,5 !!) (4,5 !!)
Isosorbidmononitrat	0,8	4,5
Isotretinoin	1,0 !!	20
Isoxicam	1,0 !	25

J

Jodchloroxychinolin s. Clioquinol

K

Medikament	Q_0	$t_{1/2}N$
Kaliumcanrenoat	1,0 !!	20 (30 !!)
Kanamycin	0,03	2,0
Ketamin	1,0 !	0,25 (3)
Ketanserin	0,95 !	12

PHARMAKADOSIS BEI NIERENINSUFFIZIENZ

Eliminationsfraktion/Eliminationshalbwertszeit (Fortsetz.)

Medikament	Q_0	$t_{1/2}N$
Ketazolam	1,0 (1,0!!) (1,0!!)	2 (30!!) (50!!)
Ketobemidon	0,95	4
Ketoconazol	1,0	8
Ketoprofen	0,75	1,8
Ketotifen	1,0!!	0,7
Kreatinin	0,02	2,5

L

Medikament	Q_0	$t_{1/2}N$
Labetalol	0,95	4
Lamoxactam	s. Latamoxef	
Lanatosid C	0,3 (0,3!!)	36 (36!!)
Latamoxef	0,05!!	2,5
Levamisol	?	4
Levodopa	1,0!!	2
Levomepromazin	1,0!	50
Levorphanol	1,0	15
Levothyroxin	1,0	130
Lidocain	0,95!!	2 (0,9!!)
Lincomycin	0,6!	5
Liothyronin	1,0	22
Lisurid	1,0!	2
Lithium	0,02	(6) 20
Lividomycin	0,02	3,5
Lofepramin	1,0!	4,5
Loperamid	1,0	12
Loprazolam	1,0!!	8
Lorazepam	1,0	15
Lorcainid	1,0!	6 (20!!)
Lormetazepam	0,85	(2) 10

M

Medikament	Q_0	$t_{1/2}N$
Maprotilin	1,0!!	45
Mebendazol	0,95!	1,2
Mecillinam	0,4!	1,2
Meclofenaminsäure	0,95!!	3
Medazepam	1,0!!	2 (50!!)
Medroxalol	0,9!	11
Medroxyprogesteron	0,55!	40
Mefenaminsäure	0,95	4
Mefloquin	1,0!	>400
Mefrusid	1,0	6
Melperon	0,9	5
Melphalan	0,9!!	1,5
Meperidin	s. Pethidin	
Mepindolol	1,0	4
Mepivacain	0,95	3,0
Meprobamat	0,9!	8
Meproscillarin	0,8!	36 (48)
Meptazinol	0,95	3,0
Mercaptopurin	0,8!	0,5
Mesuximid	1,0!!	2,5 (40!!)
Metacyclin	0,3	11
Metamizol	1,0	7
Metformin	00,1	1,5 (9)
Methadon	0,6	15 (55)
Methapyrilen	1,0!	1,6
Methaqualon	0,9!	(2) 24 (75)
Methimazol	s. Thiamazol	
Methioprim	s. Metioprim	

Medikament	Q_0	$t_{1/2}N$
Methohexital	1,0	0,1 (1,5)!
Methotrexat	0,06!!	>12 (70)
β-Methyldigoxin	s. Metildigoxin	
Methyldopa	0,4!!	2 (8)
Methylergometrin	0,95!	2
Methylergonovin	s. Methylergometrin	
Methylphenidat	0,95 (0,1!!)	1,0 (7!!)
Methylphenobarbital	1,0 (0,7!!)	50 (80!!)
Methylprednisolon	1,0	2
Methylsalicylat	?	18
Methyltestosteron	?	4
Meticillin	0,12	0,8
Metildigoxin	0,35 (0,3!!)	40 (70)(36!!)
Metioprim	0,95	10
Metipranolol	(0,9!!)	(2,5!!)
Metoclopramid	0,3!	6
Metocurin	s. Dimethyltubocurarinium	
Metolazon	0,2	20
Metoprolol	0,95!!	3,5 (8)
Metronidazol	0,8!!	7 (10!!)
Mexiletin	0,8!	10
Mezlocillin	0,4	0,8
Mianserin	0,95!!	18
Miconazol	1,0!	24
Midazolam	1,0	(0,5) 2,5
Minocyclin	0,85	17 (21)
Minoxidil	0,9!!	1,5
Mizoribin	0,04	2
Mofebutazon	0,9	3,5
Morphin	0,9!	2,5
Moxalactam	s. Latamoxef	
Muzolimin	0,9!	14

N

Medikament	Q_0	$t_{1/2}N$
Nadolol	0,25	17
Nafcillin	0,6	0,6
Nalbuphin	0,9!!	5
Nalidixinsäure	0,8!!	1,5
Naloxon	1,0!	1,2
Naproxen	0,9	14
Natriumthiosulfat	0,75	1,3
Nefopam	0,95!	4
Neostigmin	0,45	1,2
Netilmicin	0,01	2,6 (>100)
Nicotin	0,95	2
Nicotinsäure	0,1	0,5
Nicotinylalkohol	1,0	0,8
Nifedipin	1,0	3
Nifluminsäure	0,85!	2
Nitrazepam	1,0	30
Nitrofurantoin	0,7!!	0,3
Nitroglycerin	1,0!!	0,5 (2,0!!)
Nitroprussid	1,0 (0,01!!)	0,1 (170!!)
Nomifensin	0,6!	5
Noradrenalin	1,0	0,03
Nordazepam	1,0 (1,0!!)	50 (8!!)
Norethisteron	?	6
Norfloxacin	0,7!!	4
Nortriptylin	1,0!!	30
Noscapin	0,9	2,5

PHARMAKADOSIS BEI NIERENINSUFFIZIENZ

Eliminationsfraktion/Eliminationshalbwertszeit (Fortsetz.)

Medikament	Q_0	$t_{½}N$
O		
Obidoxim	0,85	1,4
Ornidazol	0,95!!	14
Ouabain	s. Strophanthin G	
Oxacillin	0,6	0,5
Oxandrolon	0,7	9
Oxatomid	1,0	14
Oxazepam	1,0	10
Oxazolam	(1,0!!)	(50!!)
Oxiracetam	0,07	7,5
Oxisuran	1,0!!	1,2 (55)
Oxmetidin	0,95!	2,5
Oxolinsäure	0,95	14
Oxprenolol	0,95	1,5
Oxyphenbutazon	1,0	48
Oxytetracyclin	0,2	9
P		
Pancuronium	<0,4!!	(0,2) 2
Papaverin	1,0	1,8
Paracetamol	1,0!!	2,5
PAS	s. Aminosalicylsäure	
Pemolin	0,5	12
Penbutolol	0,95!!	(2) 18
Penfloxacin	0,85	12
Penicillamin	0,85	2,5
Penicillin G	s. Benzylpenicillin	
Penicillin V	s. Phenoxymethylpenicillin	
Pentazocin	0,8	2,5
Pentobarbital	1,0!	(4) 30
Pentoxifyllin	1,0!!	1,5
Perphenazin	?	10
Peruvosid	0,8!	55
Pethidin	0,9!	6 (10)!!)
Phenacetin	1,0 (1,0!!)	1,0 (2,5!!)
Phenazon	0,95	12
Pheneturid	1,0	40
Phenformin	0,3	4
Phenobarbital	0,7	80
Phenoxymethyl-penicillin	0,6	0,7
Phenprocoumon	1,0	150
Phenylbutazon	1,0 (1,0!!)	70 (48!!)
Phenylephrin	0,85	2,5
Phenytoin	1,0	20
Phosphomycin	s. Fosfomycin	
Pinacidil	0,95!!	2,0
Pinazepam	1,0 (1,0!!)	15 (50!!)
Pindolol	0,5	3,5 (8)
Pipemidsäure	0,1	4
Piperacillin	>0,25	1,4
Pirenzepin	0,2	12
Piretanid	0,45	0,6
Pirmenol	0,7!	8
Piroxicam	0,9	40
Pirprofen	0,95!	6
Pivampicillin	1,0 (0,1!!)	0,2 (0,9!!)
Pivmecillinam	1,0 (0,4!!)	0,2 (1,2!!)
Polymyxin B	0,12	4,5

Medikament	Q_0	$t_{½}N$
Polythiazid	0,75	24
Prajmalium	0,85!	6
Pralidoxim	0,2	0,75
Prazepam	1,0 (1,0!!)	1,2 (50!!)
Praziquantel	1,0!	1,5
Prazosin	1,0	2,5
Prednisolon	1,0	3
Prednison	1,0	3,5
Premazepam	0,3	8
Prenalterol	0,4	2
Primaquin	0,95 (1,0!!)	7 (20!!)
Primidon	0,6 (0,7!!)	8 (80!!)
Probenecid	0,9!!	6
Procainamid	0,3 (0,2!!)	3 (6!!)
Procetofen	s. Fenofibrat	
Propafenon	1,0!	3
Propanthelin	0,85!	3
Propoxyphen	0,5!!	5 (18)(35!!)
Propranolol	1,0!!	3,5 (6)
Propylthiouracil	0,9	1,5
Propyphenazon	0,9	12
Proquazon	1,0!!	1,0 (10!!)
Proscillaridin	1,0	40
Protriptylin	1,0!!	75
Proxyphyllin	0,75	8
Pyrazinamid	1,0!	10
Pyridostigmin	0,25!	2
Pyridylcarbinol	s. Nicotinylalkohol	
Pyrimethamin	1,0!	80
Q		
Quazepam	1,0 (1,0!!)	40 (50!!)
R		
Ranitidin	0,3!!	2,5
Reserpin	1,0	250
Rifampicin	0,85!!	2,8
Ritodrin	?	2,0 (15)
Rolitetracyclin	0,3	12
S		
Saccharin	0,01	8
Salazosulfapyridin	s. Sulfapyridin u. Aminosalicylsäure	
Salicylsäure	0,9	2,5
Scopolamin	0,9	1,5 (10)
Secobarbital	1,0	20
Sisomicin	0,01	1,8 (>100)
Sobrerol	0,5	20
Sotalol	0,2	7 (15)
Spartein	0,7!	3
Spectinomycin	0,08	1,7
Spironolacton	s. Kaliumcanrenoat	
Streptomycin	0,04	2,8
Streptozocin	0,9	0,7
Strophanthin G	0,25!!	14
Strophanthin K	0,25!!	17
Succinylcholin	s. Suxamethonium	
Sulbenicillin	0,15	0,7
Sulfachlorpyridazin	0,2	3,6

PHARMAKADOSIS BEI NIERENINSUFFIZIENZ

Eliminationsfraktion/Eliminationshalbwertszeit (Fortsetz.)

Medikament	Q_O	$t_{1/2}N$
Sulfaclomid	0,4	100
Sulfadiazin	0,45	10
Sulfadimethoxin	0,9	40
Sulfadimidin	0,2	14
Sulfadoxin	0,6	>200
Sulfafurazol	0,5	8
Sulfalen	0,8	80
Sulfamerazin	0,6	24
Sulfamethazin	s. Sulfadimidin	
Sulfamethizol	0,5	2,5
Sulfamethoxazol	0,8	10
Sulfamethoxypyridazin	0,5	36
Sulfametopyrazin	s. Sulfalen	
Sulfametrol	0,8	7
Sulfamoxol	0,5	10
Sulfapyridin	0,95	10
Sulfasalazin	s. Aminosalicylsäure und Sulfapyridin	
Sulfinpyrazon	0,55!!	3 (6) (18!!)
Sulfisomidin	0,08	4,5
Sulfisoxazol	s. Sulfafurazol	
Sulformetoxin	s. Sulfadoxin	
Sulindac	1,0!	6 (18!!)
Sulpirid	0,3	5,5 (12)
Sultamicillin	1,0 (0,1!!)	0,2 (0,9!!)
Suprofen	0,85!	3
Suxamethonium	1,0!	0,5

T

Talampicillin	1,0 (0,1!!)	(0,9!!)
Teichomycin	0,4	40
Temazepam	1,0	6
Terbutalin	0,45	3,5
Terfenadin	(0,6!!)	5
Tetracyclin	0,12	8
Tetrahydrocannabinol	1,0!!	30
Tetrazepam	1,0!!	15
Tetroxoprim	0,45	7
Theobromin	0,8	9
Theophyllin	0,9!!	8
Thiamazol	0,9	4
Thiamphenicol	0,1	3
Thiopental	1,0!!	0,05 (0,75) (12)
Thioridazin	1,0!!	10
Thiothixen	s. Tiotixen	
L-Thyroxin	s. Levothyroxin	
Tiaprid	0,25	2,3
Tiaprofensäure	0,55!	1,4
Ticarcillin	0,1	1,2
Tienilsäure	0,6!	8
Tilidin	0,9!!	0,5 (10)
Timolol	0,8!	5
Tinidazol	0,8	15
Tinoridin	1,0	8
Tiotixen	?	36
Tizanidin	1,0!	4
Tobramycin	0,02	2,0 (>100)

Medikament	Q_O	$t_{1/2}N$
Tocainid	0,6	12
Tolamolol	?	2,6
Tolazamid	?	8
Tolbutamid	1,0	6
Tolmesoxid	1,0 (1,0!!)	2,5 (12!!)
Tolfenaminsäure	0,9	2,5
Tolmetin	0,95	5
Torasemid	0,75	2,5
Toxogonin	s. Obidoxim	
Tramadol	0,7!!	7 (9!!)
Tranexamsäure	0,03	2,3 (24)
Tranylcypromin	0,95	1,5
Trazodon	1,0	6
Triamteren	0,95 (0,04!!)	4 (3!!)
Triazolam	1,0!! (1,0!!)	2,5 (4!!)
Trichlormethiazid	0,04	2,6
Triclofos	1,0 (1,0!!)	(10!!)
Trijodthyronin	s. Liothyronin	
Trimethadion	1,0!!	15 (>100)
Trimethoprim	0,45	10
Trimipramin	1,0!!	24
TRIS-Puffer	s. Trometamol	
Trometamol	0,1	7
d-Tubocurarin	0,4	(0,3) 3 (30)

V

Valproinsäure	0,95!!	12
Valpromid	(0,95!!)	18
Vancomycin	0,03	6
Vasopressin	1,0	0,1
Verapamil	1,0!!	5
Vidarabin	0,98!!	(3,5!!)
Viloxazin	0,9	3
Vinblastin	0,95!	3
Vincamin	?	0,9
Vincristin	0,95!	3
Vinylbital	1,0	24

W

Warfarin	1,0	40

X

Xamaterol	0,2	2,5
Xipamid	0,7	7

Z

Zimeldin	1,0 (0,95!!)	8 (24!!)
Zopiclon	0,95!	2 (6,5)

MEDIKAMENTE BEI SCHWANGERSCHAFT

Arzneimittel während der Schwangerschaft

[Krauer B, Dayer P (1986) Die Verordnung von Medikamenten in der Schwangerschaft und bei jungen Frauen. Documed, Basel (Arzneimittelkompendiom der Schweiz)]

In Tabelle 1 sind Arzneimittel aufgeführt, deren Gabe während der Schwangerschaft vermieden werden muß. Die Liste ist nicht vollständig, ausführlichere Informationen finden sich in der Literatur. Besteht die Notwendigkeit, ein Arzneimittel zu verabreichen, so soll ein bekanntes Medikament gewählt werden, bei dem gesicherte Erfahrungswerte vorliegen. Tabelle 2 zeigt einige häufig gebrauchte Medikamente, die der Praktiker bei zwingender Indikation verwenden kann. Eine Kombination oder simultane Verabreichung mehrerer Medikamente sollte möglichst vermieden werden.

Tabelle 1. Einige Wirkstoffe, die während der Schwangerschaft vermieden werden müssen

Ganze Schwangerschaft (embryonale und fetale Schäden)
Thalidomid (CG 217)
Vitamin-A-Säurederivate
Kumarinderivate
Folsäureantagonisten
Jodsalze
Mutterkornderivate
Sexualhormone
Tetrazykline
Lithium
Alkohol

Ante partum (neonatale Wirkung)
Chloramphenicol
Nitrofurantoine
Sulfonamide
Hemmer der Prostaglandinsynthese
(z. B. Acetylsalizylsäure, Indometacin)

Tabelle 2. Einige Medikamente, die bei zwingender Indikation in der Schwangerschaft verabreicht werden können[a]

Acetylsalizylsäure	Nicht ante partum (s. Tabelle 1)
Ampicillin, Penicillin	Antibiotika der Wahl
Chlordiazepoxid, Diazepam	Anxiolytika der Wahl
Chloroquin	Nur in prophylaktischer Dosierung
Digoxin	Kontrolle der mütterlichen Blutspiegel
Eisen	Nur bei Eisenmangelanämie
Erythromycin	Alternative der Wahl bei Penicillinallergie
Folsäure	
Heparin	Antikoagulans der Wahl
Hydralazin	Arzneimittel der Wahl bei Blutdruckkrisen
Insulin	Bedarfsänderung!
Meclozin	Antiemetikum der Wahl
Methyldopa	Antihypertonikum der Wahl
Paracetamol	Alternative, wenn Acetylsalizylsäure nicht indiziert ist
Phenobarbital, Phenytoin	Können u. U. bei Krampfkrankheiten trotz teratogenem Risiko unerläßlich sein
Prednison	Steroid der Wahl
Propranolol	Antiarrhythmikum und Antihypertonikum der Wahl
Vitamin D	Cave Hyperkalzämie! (teratogen)

[a] Bei manchen der genannten Medikamente wurden Mißbildungen oder Funktionsstörungen beschrieben. Ihr Risiko scheint jedoch gering. Bei zwingender Indikation ist ihre Gabe gerechtfertigt

ARZNEIMITTEL-WECHSELWIRKUNGEN — Memorix

Arzneimittel-Wechselwirkungen
[Nach Stockley IH, Abdruck mit freundlicher Genehmigung der Firma Boehringer Ingelheim KG]

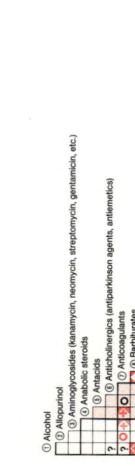

Wie benutzt man diese Übersicht?

Eine Wechselwirkung zwischen zwei Substanzen wird durch ein Symbol bezeichnet, dort wo sich die vertikalen und horizontalen Säulen überschneiden; z. B. Antikoagulanzien und Phenylbutazon.

Das **Symbol** bezeichnet die Wirkungen der Wechselwirkung.
Der **Pfeil** bezeichnet die entsprechende Substanz.
Die **Farbe** bezeichnet seine Bedeutung.

Somit werden die Wirkungen der Antikoagulantien durch Phenylbutazon verstärkt, die Wechselwirkung ist von großer Bedeutung und möglicherweise gefährlich.

Zeichenerklärung

- ⊗ Kontraindiziert, gefährlich
- + Verstärkte Wirkungen
- – Verminderte Wirkungen
- T Toxische Reaktion
- O Vereinzelte Fälle einer Wechselwirkung
- ? Vorsicht! Mögliche Wechselwirkungen

Pfeil bezeichnet die entspr. Substanz

Farbenerklärung

- ■ Stärkere oder potentiell ernste Wechselwirkungen
- ■ Mäßige oder geringere Wechselwirkungen
- ■ Wechselwirkungen von nicht abzuschätzender Bedeutung

Spezielle Begriffe siehe Seite 308

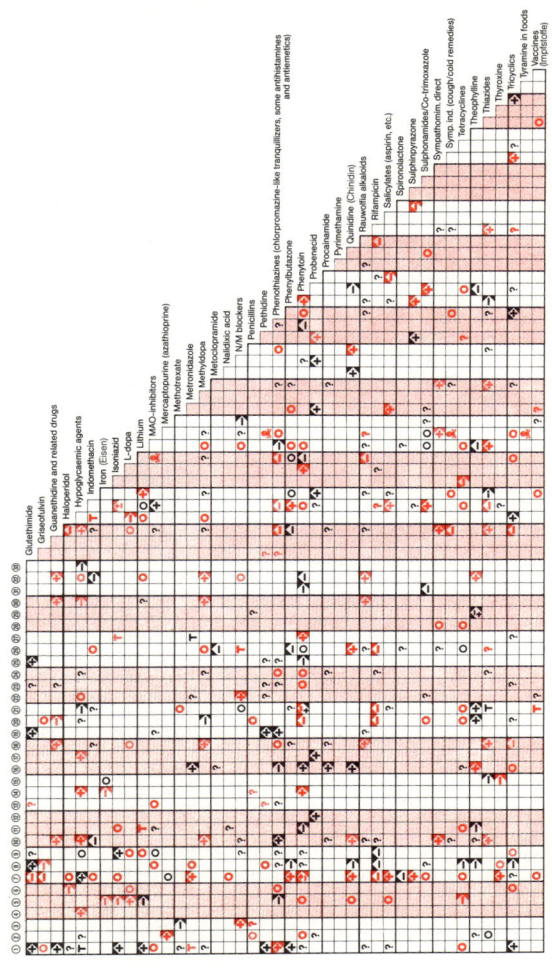

ARZNEIMITTEL-WECHSELWIRKUNGEN

Memorix

ARZNEIMITTEL-WECHSELWIRKUNGEN

Arzneimittel-Wechselwirkungen (Fortsetzung)

Antituberculars: see isoniazid, rifampicin, aminoglycoside antibiotics.

Beta-blockers: propranolol, oxprenolol, alprenolol, etc.

Chlorpromazine-like agents: see phenothiazines.

CNS Depressants: alcohol, barbiturates, benzodiazepines, chloral, dichloralphenazone, glutethimide, antiemetics, antihistamines, haloperidol, hypnosedatives, pethidine, phenothiazines, tranquillizers, etc.

Cytotoxis: see cyclophosphamide, mercaptopurine (azathioprine) methotrexate.

Diuretics: ethacrynic acid, frusemide, spironolactone, thiazides.

Hyperglycaemic agents: diazoxide, glucagon.

Hypno-sedatives: barbiturates, benzodiazepines, chloral, dichloralphenazone, glutethimide, etc.

Hypoglycaemic agents: insulin, sulphonylureas (chlorpropamide, tolbutamide), biguanides (phenformin, metformin) etc.

Substanzen, die sich nicht auf der Übersicht befinden

Wenn Sie eine bestimmte Substanz oder Substanzgruppe auf der Übersicht vermissen, suchen Sie in dieser ausführlichen Liste, ob sie anderswo eingeordnet ist:

Amphetamines: sympathomimetics indirect.

Anabolic steroids: norethandrolone, methenolone, methandrostenolone, oxymetholone, etc.

Analgesics and/or Antirheumatics: corticosteroids, dextropropoxyphene, indomethacin, pethidine, phenylbutazone, salicylates.

Anorectic agents: see sympathomimetics indirect.

Antacids: aluminium-, bismuth-, calcium- and magnesium-containing antacids.

Antiarrhythmic agents: see digitalis, quinidine.

Antibacterials: see agents listed as antibiotics, antituberculars, nalidixic acid, sulphonamides.

Antibiotics: see aminoglycosides (kanamycin, neomycin, streptomycin, etc.), chloramphenicol, cephalosporins, erythromycin, griseofulvin, penicillins (amoxycillin, ampicillin, carbenicillin, talampicillin, etc.), rifampicin, tetracyclines (doxy-, chlortetra-, oxytetracycline, etc.).

Anticoagulants: coumarins (dicoumarol, nicoumalone, warfarin, etc.) and indanediones (diphenadione, phenindione, etc.)

Anticonvulsants: see phenytoin, barbiturates and carbamazepine.

Antidepressants: see lithium carbonate, MAO-inhibitors, tricyclic antidepressants.

Antidiarrhoeals: see some agents listed above as antibacterials.

Antiemetics/antinauseants: see anticholinergics, metoclopramide and phenothiazines.

Antihistamines: see phenothiazines.

Antihypertensive agents: see clonidine, betablockers, diazoxide, guanethidine (bethanidine, bretylium, debrisoquine, etc.), methyldopa, pargyline (an MAOI), rauwolfia and diuretic agents.

Antiparkinson agents: see anticholinergics, L-dopa.

MAO-inhibitors: phenelzine, pargyline (an antihypertensive), nialamide, tranylcypromine, etc.

Penicillins: ampicillin, amoxycillin, cloxacillin, talampicillin, etc.

Phenobarbitone: see barbiturates.

Sympathomimetics direct: adrenaline, noradrenaline, phenylephrine.

Sympathomimetics indirect: phenylpropanolamine, amphetamines, ephedrine; phenylephrine, although a directly-acting sympathomimetic amine, is contraindicated with the MAO-inhibitors.

Thiazide diuretics: chlorothiazide, bendrofluazide, etc.

Tranquillizers: benzodiazepines, butyrophenones (haloperidol, etc.), phenothiazines (chlorpromazinelike agents).

Tricyclic antidepressants: amitriptyline, desipramine, imipramine, etc.

Uricosuric and antigout agents: allopurinol, salicylates, sulphinpyrazone.

Vitamins: folic acid.

Register

A

Abdomen,
- akutes 124–126
- Anatomie 121
- Arterien 74
- Computertomogramm 22, 23
- Gefäße 123

AB0-System 191
abwehrgeschwächte Patienten 165
Afterload 66
AIDS 170, 171
Alkohol, Bestimmung im Blut 133
allergische Reaktionstypen 206
amerikanische Maßeinheiten,
  Umrechnung in metrisches
  System 6
Analgetika 290, 291
Aneurysma, Aorta 72
Angiologie 72–79
Anionenlücke 142
Anämie 193–195
Antiarrhythmika 48, 49
Antiasthmatika 105
Antibiotika 179, 180, 182–185
Antidepressiva 284
Antidiabetika, orale 232
Antidota bei Vergiftungen 118
Antiemetika 288, 289
Antiepileptika 277
Antikoagulation 200, 201
antivirale Substanzen 186
ARA-Kriterien 253
Arbeit 11
Arterien
- Abdomen 74, 123
- Becken 75
- Bein 76
- Blutgase 109
- Gehirn 258
- Koronar- 53
- Lunge 93
- Puls 25

Asthma bronchiale 104, 106
- Antiasthmatika 105
Asystolie 115
Aszites 132
Auskultation 29–37

B

Bakterien, Erkrankung 164
- Angriffspunkte der
  Antibiotika 179
Betarezeptorenblocker 62–65
Bewegungsapparat 241 ff.
Bikarbonatdefizit 142
Bilirubin 12, 133
Blut
- bildung 189
- bild 190
- –, rotes 192
- –, weißes 188
- ersatz 191
- gase 108, 109
- gerinnung 197–199
- senkungsreaktion 203
- zucker 11, 229

Blutung
- gastrointestinale 129
- Ösophagus 130
britische Maßeinheiten,
  Umrechnung in metrisches
  System 6
Broca-Formel 240
bronchopulmonale Segmente 98, 99

C

chemische Normalwerte 8
Child-Klassifikation 130
Cholelithiasis 134
Cholesterin 11, 237

REGISTER

Colitis
- ischämisch 140
- ulcerosa 140

Computertomogramm
- Abdomen 22, 23
- Schädel 257
- Thorax 20, 21

Coombs-Test 205
Crohn 140

D

dermatologische Läsionen 16–19
Diabetis mellitus 228–236
Diskushernien 264, 265
Diuretika 152
Druck 10

E

Echokardiogramm 59
Eisen 10, 196
Eiweißelektrophorese 204
EKG
- Antiarrhythmika 49
- Elektrodenposition 46
- Herzinfarkt 54, 55
- Lagetyp 40, 41
- Linkshypertrophie 42
- Normwerte 39
- Rechtshypertrophie 43
- Reizleitungsblock 44
- Vorhofbelastung 43

Elektrodenposition, EKG 46
Elektrophorese 204
Endokarditisprophylaxe 38
endokrines System 223, 224
Endokrinologie 223 ff.
Energie 11
Enzyme, Normalwerte 9
Epilepsie 276, 277
Ergometrie 60, 61
Ernährung
- Berechnungen 240
- parenterale 238, 239

F

FAB-Klassifikation 208
Familienanamnese 5
Fieber 158, 159
- rheumatisches 252
Fontaine-Stadien 73
Frank-Starling-Kurve 66

G

Gallenblase 122, 134
Gastroenterologie 121 ff.
gastroenterologische Blutungen 129
gastroenterologische Karzinome 128
Gehörprüfungen 14
Gelenkpunktat 255
Gerinnungs
- faktoren 197
- kaskade 199
- teste 198

Gicht 254
Glasgow-Koma-Skala 271
Glukose 11, 229
Gonarthrose 248
Gram-Färbung 162

H

Halsvenendruck 27
Harnsäure 8, 13, 254
Harnstoff 13
Harnwegsinfekt 150, 151
Haut 16–19
Hämatologie 188 ff.
Hämaturie 154
Hämoptoe 107
hämorrhagische Diathesen 202
Hb 10, 190
Hepatitis 136–139
hepatojugulärer Reflux 26
Herz
- infarkt 54, 55
- – Sekundärprophylaxe nach 56
- insuffizienz 66
- klappen 88

REGISTER

– – künstliche 36, 37
– konturen 89
– szintigraphie 52
– vergrößerung im Röntgenbild 90, 91
– vitien 32–36
– zyklus 68
Hirnhäute 256
Hirnnervenprüfung 259–261
Hodgkin 215
Hormonwerte 223
Hyperlipidämien 237
Hyperthyreose 225
Hypertonie
– arterielle 82–87
– pulmonale 92, 93
– portale 131
Hypnotika 286, 287
Hypothyreose 225

I

Ikterus 133
Ileus 126
Immunologie 191, 204–207
Impfungen 173–178
Infektionen 158 ff.
Infektionskrankheiten
– bakterielle 164
– Erreger 182, 183
– Meldepflicht 160, 161
– Übersicht 163
– virale 166, 167
Infusionsnomogramm 3
Injektion, intramuskuläre 2
Insuline 230, 231
Interaktionen von Medikamenten 200, 201, 306–308

J

Jones-Kriterien 252
jugulärer Venenpuls 26

K

Kalium 8, 155
Kalzium 12, 156, 157
Kalziumantagonisten 62, 63
Kammerflimmern 114
Kardiologie 25 ff.
Kardiomyopathie 58
Karzinom, gastroenterologisch 128
Kathetergrößen 4
Koma
– diabetisches 235, 236
– Glasgow-Skala 271
– unklarer Ätiologie 272, 273
Kontrastmittelzwischenfall 120
Kornealreflex 259
koronare Herzerkrankung 62, 63
Koronargefäße 53
Kortikosteroide 227
Körperoberfläche, Nomogramm 1
Koxarthrose 248
Kreatinin 13, 143
– Clearance 142, 143

L

Lagetyp, EKG 40, 41
Laxanzien 127
Leber 122, 136–139
Leukämie 208
Linkshypertrophie 42
Liquor 256, 279
Lown-Klassen 47
Lues 187
Lunge
– Auskultation 100
– Befunde, physikalisch 100, 101
– Lappen 97–99
– Perkussion 100
– Volumina 106, 111
Lungenembolie 57
Lupus erythematodes 254

14

REGISTER

M
Marseille-Klassifikation 135
MCH, MCHC 10, 190
Medikamente
- bei Niereninsuffizienz 292 ff.
- bei Schwangerschaft 306
- Eliminationsfraktion 300 ff.
- Halbwertszeit 300 ff.
- Interaktionen 306–308
- Plasmakonzentrationen 283

Meldepflicht bei Infektionskrankheiten 160, 161
Metastasen 128, 214, 249
metrisches System 6
Milz 123
Muskelinnervation 270

N
Nadelgrößen 4
Nasennebenhöhlen 282
Natrium 8, 155
Nebennieren 123
- krankheiten 226

Nephrolithiasis 149
Nephrologie 141 ff.
Neuroleptika 285
Neurologie 256 ff.
Neuropathie, peripher 266–267
Neurostatus 259–263, 268–270
Neutral-Null-Methode 242, 243
Neutrophile 188
Nieren 123, 141, 142 ff.
Nierenversagen 146, 148
- Medikamente bei 292 ff.

Nitrate 62, 63
Normalwerte
- Blutbild 190
- Blutdruck 82
- Blutgase 108, 109
- Blutzucker 229
- chemische 8
- EKG 39
- Enzyme 9
- Ergometrie 60, 61
- kardiovaskuläre 68, 69
- Körperoberfläche 1
- Urin 144
- Säure-Basen-Status 110
- Vitalkapazität 111

Notfall 112 ff.
NYHA-Klassifikation 28

O
Obstipation 127
Ösophagusvarizen 130
Ohnmachtsanfälle 275
Onkologie 209 ff.
Orthostase 80, 81
Osmolarität 142
Osteoporose 249

P
Pankreas 135
Parkinson 278
periphere arterielle Verschlußkrankheit 73
Perthes-Test 79
Pharmakologie, klinische 283 ff.
Phosphor 12, 156
Plasmakonzentration von Medikamenten 283
Pleuraerguß 102
Pneumothoraxdrainage 103
Polyarthritis 253
Preload 66
Proteinurie 154
Psychopharmaka 284
pulmonalvenöse Kongestion 92, 93
Pupillengröße 256

Q

R
radikuläre Dermatome 263
Ratschow-Test 73
Reanimation 113–115

Rechtshypertrophie 43
Reflexe 268, 269
Reizleitung
- Block 44
- System 45
renale Syndrome 145
Restharn 123
Rinné 14
Rhese 282
Rheuma
- Labor 246
- Übersicht 244, 245
- Untersuchung 241
rheumatisches Fieber 252
Röntgen
- Gonarthrose 248
- Herz 90, 91
- Kontrastmittelzwischenfall 120
- Koxarthrose 248
- Lunge 92, 93, 97–100
- Metastasen 249
- Nasennebenhöhlen 282
- Osteoporose 249
- Positionen 24, 89
- Schädel 280, 281
- Skelettsystem 247–251
- Spiegelbildung im Abdomen 126
- Thorax 94–96
- Wirbelsäule 250, 251

S
Sauerstoff 10
Säure-Basen-Haushalt 109, 110, 153
Schädel
- Computertomogramm 257
- Röntgen 280–282
Schellong-Test 80
Schilddrüse 225
Schlafmittel 286, 287
Schmerzmittel 290, 291
Schock 112
Schrittmacher 50, 51
Schwangerschaft, Medikamente bei 305

Sehbahnläsion 259
Sensitivität 5
SIADH 154
SI-Einheiten 7
Siggaard-Andersen 110
Skelett-Radiologie 247
Soll-Leistung, Ergometrie 61
Sonogramm 122, 123
Spezifität 5
Spiegelbildung im Röntgenbild 126
Stenvers 282
Suizidalität 119
Sympathomimetika 70, 71
Synkopen 275
Szintigraphie, Myokard 52

T
Thorax
- Computertomogramm 20, 21
- Röntgen 90–99
Tiffeneau-Test 106
TNM-System 211
Trendelenburg-Test 79
Trigeminus 259
Triglyceride 11, 237
Tropenreisen 172
Tuberkulin-Hautreaktion 165
Tuberkulostatika 181
Tumor
- einteilung 209
- okkulter 214
- patienten 210, 213
- schmerz 290, 291
- staging 212
- therapie 216, 221, 222

U
Umrechnung 6, 10–13
Urämie 147
Urin
- bei Nierenversagen 146
- Normalwerte 144

REGISTER

V

Vakzine 178
Varikosis 79
Vasodilatatoren 67
Venen
- Bein 77, 78
- Lunge 92, 93
Venenpuls 26
venöse Insuffizienz 79
Verdauungsorgane
- Anatomie 121
- Computertomogramm 22, 23
Vergiftung 116–118
Viruserkrankungen
- antivirale Substanzen 186
- Labordiagnostik 168, 169
- Übersicht 166, 167
Vitalkapazität 111
Vitien 32–36
Vorhofbelastung im EKG 43

W

Wasserdefizit 142
Weber 14
Wirbelsäule 250, 251, 263

X

Y

Z

Zahnstatus 14
zerebrale Ischämie 274
Zytostatika 216–221
- Erbrechen bei 289